Tröstliche Begegnungen mit verstorbenen Kindern

Cherie Sutherland

Tröstliche Begegnungen mit verstorbenen Kindern

Eltern berichten

Aus dem Englischen
von Marion Balkenhol

Scherz

Für meine Freundin Marja Baudish (30. 7. 1939 – 31. 3. 1996)
und ihren geliebten Sohn Patrick (25. 6. 1979 – 16. 1. 1985)

Die Originalausgabe erschien 1997 unter dem Titel
«Beloved Visitors» bei Bantam Books, Sydney.

Erste Auflage 1998

Inhalt

Vorwort 9

Teil eins: Leben und Tod

Einleitung 13
Der Tod eines Kindes 13
Erforschung des «Weiterlebens» 19
Die Eltern und Kinder der Studie 25

1. Erlebnisse vor dem Tod 26
Vorahnungen 26
Visionen auf dem Sterbebett 30
Am Augenblick des Todes teilhaben 34

2. Die Formalitäten überstehen 38
Die Nachricht empfangen 38
Das Kind sehen wollen 38
Die Beerdigung 40
Der Friedhof 41

3. Herzschmerz 44
Symptome der Trauer 45
Selbstmordgedanken und -versuche 48

4. Was hilft? 50
Selbsthilfegruppen 50
Nahtod-Erlebnisse (NTE) 52
Botschaften über ein Medium 57
Nachtod-Besuche 59

5. Nachtod-Kontakte 63
Liebe, Frieden und Freude 63
Unsichtbare Gegenwart 64
Geruch 65
Berührung 67
Manipulation unbelebter Objekte 69
Geräusche und Botschaften 70
Visionen 73
Die Chance, innerlich zu wachsen 77

Teil zwei: Die Erfahrungsberichte

Karina und Jamie 83
Eileen und Jacqueline 94
Lara und Daniel 100
Beverley und Brad 114
Deborah und Giles 125
Edward und Carmen Dora 140
Martine und Françoise 155
Selina und Geoffrey 163
Jean, Desmond und Lindsay 174
Maggie und Michael 184
Rosemary und Kellie 197
Kim, Keith und William 209
Meg und Lisa 224
Glenda und Grant 244
Gary, Lesley und Jaimee 264

Nachwort 279
Danksagung 281
Anmerkungen 282
Bibliographie 286

Vorwort

Obwohl meine Freundin Marja mich zu dem Buch, das Sie in der Hand halten, inspirierte, hatte sie nie das Glück, einen Nachtod-Kontakt mit ihrem verstorbenen Sohn Patrick erleben zu dürfen. Wir haben oft darüber gesprochen. Sie war traurig und zuweilen auch wütend darüber, daß ihr etwas nicht zuteil wurde, was sie sich so sehnlich wünschte. «Warum? Warum? Warum?» fragte sie immer wieder. Manchmal lachten wir gemeinsam über ihre Art – so intensiv, intellektuell unersättlich, stets auf der Suche nach noch mehr Informationen über den Tod und das Leben nach dem Tode. Ich erinnere mich noch, daß wir eines Tages scherzten, Patrick wolle sein Gesicht wahrscheinlich aus Angst vor ihren bohrenden Fragen nicht zeigen!

Tatsache ist, daß wir einfach nicht wissen, warum manche Menschen Nachtod-Kontakte erleben und andere nicht. Wir wissen nicht, warum manche Menschen im Augenblick des Todes von dem Sterbenden kontaktiert werden, während andere erst Jahre später Besuch erhalten. Wir wissen nicht, warum die einen Visionen haben, andere wiederum eine Stimme vernehmen. Eines jedoch ist sicher: Alle diese Dinge geschehen tatsächlich. Nachtod-Kontakte haben die unterschiedlichsten Formen. Aus den Berichten, die in diesem Buch versammelt sind, können wir lernen, unseren Wahrnehmungen und Gefühlen zu vertrauen. Wenn Sie die Gegenwart eines Verstorbenen wahrnehmen oder seine Stimme hören, wenn Sie eine Vision haben oder eine Berührung spüren, wenn Sie lebhaft träumen, daß eine verstorbene, Ihnen nahestehende Person zu Ihnen spricht, nehmen Sie es dankbar als Trost an. Ziehen Sie daraus die Lehre, daß Sie nicht allein sind. Und wenn Ihnen bisher noch keine Erfahrung dieser Art zuteil wurde, verzweifeln Sie nicht und fühlen Sie sich nicht betrogen. Söhnen Sie sich damit aus, und lesen Sie die Berichte derjenigen, die diese Erfahrung gemacht haben; öffnen Sie sich dem Trost und der beruhigenden Wirkung, die sie mit sich bringen.

In den letzten Wochen vor ihrem Tod konnte Marja wegen der anhaltenden Schmerzen nicht schlafen. Oft sprachen wir über Patrick und ob er da sein würde, wenn sie starb. Ein paar Tage vor ihrem Tod war ich unterwegs zu einem Interview. Als ich nach Sydney zurückkehrte und anrief, erfuhr ich von der Schwester, Marja schliefe endlich. Am nächsten Morgen rief ihr Mann mich an, um mir mitzuteilen, daß sie gestorben war.

So leid mir Marjas Familie auch tat und so traurig ich selbst über den Verlust bin, sosehr beruhigt mich der Gedanke ihres glücklichen Wiedersehens mit ihrem kleinen Sohn.

Marja haben Berichte von Nachtod-Erfahrungen, also sogenannten Sterbeerlebnissen, und Nachtod-Kontakten immer fasziniert. Sie seien wie ein Tor zur Spiritualität. Über die Erfahrungen anderer Menschen zu lesen habe nicht nur ihr Leben verändert, sondern ihr auch geholfen, sich dem Tod zu stellen.

Dieses Buch habe ich für Marja geschrieben. Es soll nicht nur informieren und Trost spenden, sondern darüber hinaus noch mehr Menschen anregen, von ihren Erfahrungen zu erzählen, und es soll die gute Nachricht verbreiten, daß der Tod nicht das Ende, sondern ein Übergang ist.

Teil eins

Leben und Tod

Einleitung

Der Tod eines Kindes

Dem Tod eines Kindes gegenüber treffen wir heutzutage in westlichen Gesellschaften auf widersprüchliche Haltungen. Einerseits ist er ein Ereignis, das man kaum anzusprechen wagt, während er andererseits häufig in den Zeitungen, Zeitschriften und im Fernsehen in aller Öffentlichkeit breitgetreten wird.

Wie oft werden wir doch mit Nachrichten über tote oder sterbende Kinder konfrontiert, über die Opfer von Hungerkatastrophen und Bürgerkriegen. Wie oft lesen wir Berichte über Verkehrsunfälle, Brände, Morde und Ertrinkende – sehen wir Bilder von kindlichen Opfern über den Bildschirm flackern. Und wie oft folgen wir Sensationsreportern in die Wohnungen trauernder Eltern, wo uns aufgelöste, tränenüberströmte Mütter vorgeführt werden, die vor Kummer und Fassungslosigkeit wie betäubt sind. Dennoch haben wir Hemmungen, uns solchem Elend allzu lange zuzuwenden. Obwohl wir durchaus unsere Bestürzung äußern, ehe wir das Abendessen fortsetzen, bleibt uns die Gewißheit, daß Hunger oder Krieg nicht unsere Gesellschaft betreffen, daß das Unfallopfer oder das ermordete Kind ja nicht zu unserer Familie gehört.

Was aber, wenn das Kind, das bei dem Brand im Vergnügungspark ums Leben kam, doch unser Kind wäre? Oder das Kind unseres Nachbarn? Oder das Kind eines unserer Arbeitskollegen? Für die trauernden Hinterbliebenen ist der Tod eines Kindes in der Tat kaum in Worte zu fassen. Eine Erfahrung dieser Art liegt jenseits aller Ausdrucksmöglichkeit, und selbst wenn man Worte fände, wollte niemand sie wirklich hören. Trauernden Eltern begegnet man in aller Regel schweigend; man läßt sie mit ihrem Schmerz allein, während andere Eltern schon der Gedanke an die Möglichkeit, es könnte auch ihnen zustoßen, erschaudern läßt.

Marja, deren fünfjähriger Sohn bei einem Unfall ertrank, registrierte bestürzt, wie ihre Umgebung darauf reagierte.

Sie berichtete: «Ich weiß, daß die Leute es gut meinen, aber sie sagen die unglaublichsten Dinge. Am Tag nach dem Tod meines Sohnes sagte doch tatsächlich jemand zu mir: ‹Sie sollten sich eine Katze zulegen, die leisten einem wunderbar Gesellschaft!› Und ein anderer Freund sagte: ‹Du kannst wirklich von Glück sagen, nur noch ein Kind zu haben, denn meine streiten sich die ganze Zeit!› Und es hat Leute gegeben, die die Straßenseite gewechselt haben – Leute, die ich kannte. Ich bemerkte, daß sie auf die andere Straßenseite gingen, als sie mich sahen, damit sie nicht mit mir reden mußten. Aber . . . ich weiß, auch ich war so, ehe Patrick starb.»

Solange es uns gelingt, uns von derartigen Ereignissen innerlich nicht berühren zu lassen, können auch die Betroffenen nicht ausdrücken, welche Bedeutung der ungeheure Verlust für sie hat. Letzten Endes sind wir alle dadurch jedoch ärmer. Solange wir uns auf diese Weise abschirmen, bringen wir uns auch um die Erfahrung des Rätsels, das dem Tod stets innewohnt.

Es ist inzwischen eine allgemein anerkannte Tatsache, daß unsere Gesellschaft den Tod leugnet. Das wahrscheinlich extremste Beispiel dafür ist das Geschäft mit dem Einfrieren. Vor einem Jahr kam nach einem Gespräch mit Menschen, die in Heilberufen tätig sind, eine Krankenschwester zu mir, deren Bruder gestorben war. Sie beschrieb mir entsetzt, eines ihrer anderen Geschwister sei jetzt völlig von der Idee besessen, sich durch Einfrieren zu erhalten.

Die Weigerung, der Realität ins Auge zu sehen, zeigt sich jedoch auch schon beim Gebrauch unserer Sprache, zum Beispiel bei der Verwendung von Euphemismen. Eine Mutter, deren Sohn bei einem Brand ums Leben kam, berichtete, eine Nonne habe ihr gesagt, ihr Sohn sei jetzt «eine Blume in Gottes Garten», eine Erklärung, die sie als wenig hilfreich empfand. Aber wenn wir selbst mit dem Tod eines Menschen, der uns nahesteht, konfrontiert werden, stellen wir fest, daß die Gesellschaft mit der Situation so und nicht anders umgeht, weil sie damit den Schlag zu lindern versucht.

Aber für die betroffene Familie ist es unmöglich, «den Schlag zu lindern». Wenn es auch für alle nicht näher Beteiligten so angenehmer sein mag. Statt dessen muß die Realität der Situation anerkannt werden – immer und immer wieder. Trauernde brauchen das Gespräch über den Verlust, vor allem, wenn sie ein Kind verloren haben.

Anders als früher, als der Tod zum Alltag gehörte, begegnen wir ihm heute fast nur noch in Spielfilmen mit viel Gewalt oder den allabendlichen Schreckensnachrichten, was eher dazu führt, den Betrachter von der Realität zu distanzieren. Wirkliche Todesfälle im Leben echter Menschen werden dagegen heutzutage von anderen ferngehalten. Das macht es in unserer Gesellschaft allen, die ein Kind verloren haben, so unsagbar schwer, mit dem Verlust anders als im stillen umzugehen.

Selbst in medizinischen Einrichtungen können sich Eltern sterbender oder gerade verstorbener Kinder sehr einsam fühlen. Obwohl die meisten Eltern, mit denen ich sprach, die medizinischen Fähigkeiten der Ärzte und Schwestern, die ihr Kind betreut hatten, lobend erwähnten, wurden doch verschiedentlich Schweigen oder wenig trostspendende Worte beklagt. Einige berichteten gar von Wochen oder Monaten, die sie, allein gelassen in ihrer Angst, am Bett ihres Kindes zubrachten, das im Koma lag. In zwei Fällen, die mir berichtet wurden, mußte die schwierige Entscheidung getroffen werden, ob lebenserhaltende Maßnahmen fortgeführt werden sollten oder nicht. Beiden Elternpaaren teilte man mit, daß ihr Kind, sollte es überhaupt weiterleben, «nur so dahinvegetieren» würde. In beiden Fällen hatten die Eltern das Gefühl, man stelle sie vor die Wahl, es entweder rasch hinter sich zu bringen oder das Kind um jeden Preis am Leben zu halten. Eine Unterstützung bei dieser ungeheuer schwierigen Entscheidung wurde ihnen jedoch nicht zuteil.

Wenn das Kind stirbt, wächst das Problem der Isolation noch. Peter war zweiundzwanzig und lebte getrennt, als sein kleiner Sohn in einem Schwimmbecken im Hof ertrank. Er machte die Erfahrung, daß es ihm nicht gelang, seine Gefühle mit jemandem zu teilen. «Ich hatte den Eindruck, als würden mich alle verurteilen.» Sogar sein eigener Vater machte ihm den Vorwurf: «Was bist du für ein Vater, daß du das hast geschehen lassen?»

«Ich wußte nicht, wie ich damit umgehen sollte, aber ich habe getan, was ich konnte. Ich habe versucht, darüber zu reden, aber ich fand es nicht leicht, überhaupt zu reden. Und immer hatte ich das Gefühl, daß ich nicht weinen durfte, denn wenn ich darüber redete oder weinte, hielt ich es für Selbstmitleid, und das durfte ich mir nicht zugestehen. Ich dachte, ein anderer in dieser Lage ... hätte es leichter, damit umzugehen.

Nur wenn ich betrunken war, konnte ich mit meinen Trinkkumpanen darüber reden. Aber es endete immer damit, daß ich wegging, mit all meinen Gefühlen. Am nächsten Tag wachte ich dann auf und schämte mich. Dann habe ich es noch weiter von mir weggeschoben.

Das ist jetzt sechzehn Jahre her. Seitdem bin ich in Therapie, aber selbst da habe ich das Thema nicht sonderlich vertieft. Ich glaube, die Leute, mit denen ich in der Therapie gesprochen habe, wollten sich nicht damit beschäftigen; vielleicht weil sie sich auch nicht imstande fühlten, es durchzustehen.

Die Leute schrecken zurück . . . Sogar meine Freundin scheint anzunehmen, ich sollte es inzwischen überwunden haben.»

Dieser Gedanke, daß sie innerhalb einer gewissen Zeit «darüber hinwegkommen müssen», ist für Eltern sehr schwer nachzuvollziehen, da sie persönlich bezweifeln, daß sie überhaupt jemals in der Lage sein werden, darüber hinwegzukommen.

Jeder Mensch durchläuft seinen persönlichen Trauerprozeß, und es gibt so viele Pfade durch den Kummer, wie es trauernde Eltern gibt. Elisabeth Kübler-Ross hat festgestellt, daß es allen, die ihre Gefühle mit Familienangehörigen und Freunden oder anderen trauernden Eltern teilen können, in der Regel besser geht als denjenigen, die ihre Gefühle zurückhalten und so tun, als könnte das Leben weitergehen wie bisher.[1] Doug Manning macht uns deutlich, daß eine erzwungene, vorgetäuschte Genesung verheerende Folgen haben kann – physisch, psychisch und gefühlsmäßig.[2] Wenn jemand sagt: «Das hast du inzwischen doch wohl überwunden», dann hat das mit Mitleid für den Trauernden wenig zu tun, sondern ist vielmehr ein Ausruf, der Abwehr signalisiert: «Hör auf, mich derart in Verlegenheit zu bringen!»

Der Tod an sich ist bereits ein Tabuthema. Wenn es sich dann noch um den Tod eines Kindes handelt, dem emotionalen Herzstück des Familienlebens, ist dessen Erwähnung unweigerlich, wie meine Freundin Marja es nannte, «ein echter Konversationsblocker».

Marja erzählte: «Ich stelle immer wieder fest, die Leute weichen irgendwie aus, wenn ich etwas über meinen Sohn erzähle. Sie schrecken irgendwie zurück, und ich sehe ihnen an, daß sie denken: ‹Ach du liebe Zeit, diese verrückte Frau spricht ja immer noch über ihr verstorbenes Kind.› Und dann wechseln sie so schnell wie möglich das Thema.»

Eltern dürfen häufig nicht einmal erwähnen, daß ihr Kind gestorben ist. Wer wird ihnen wohl zuhören, wenn sie zum Beispiel berichten, daß sie einen Teil des Wegs in die «Welt des Lichts» mit ihrem Kind gemeinsam zurückgelegt haben oder daß sie dem Kind in einem Nachtod-Erlebnis begegnet sind oder daß sie von dem verstorbenen Kind Besuch erhalten oder seine tröstende Stimme vernommen haben? Menschen, die über ihre Nachtod-Erfahrungen berichten, werden leicht als Spinner oder Lügner abgetan. Trauernde Eltern mit derartigen Erfahrungen haben es erst recht schwer, sich anderen mitzuteilen, sogar Nahestehenden. Diese Erfahrungen sind für die meisten Menschen einfach unvorstellbar. Unsere Gesellschaft ist so zynisch, daß solche Phänomene kurz und bündig als trauerbedingte Halluzinationen beiseite geschoben werden, damit man ungestört zur Tagesordnung übergehen kann. Aber Erfahrungen dieser Art sind und waren unter den Trauernden nicht ungewöhnlich. Bei Bill und Judy Guggenheim lesen wir, schon Cicero habe vor zweitausend Jahren über eine Nachtod-Erfahrung bei Reisegefährten berichtet.[3]

Erforschung des «Weiterlebens»

Seit dem neunzehnten Jahrhundert wurden viele unterschiedliche Phänomene gesammelt, die auf die Existenz eines Lebens nach dem Tod schließen lassen. Besonders sorgfältig wurden Phänomene wie das Erscheinen von Verstorbenen, Visionen im Augenblick des Todes und spirituelle Botschaften, die ein Medium übermittelt, untersucht. Vor allem der Glaube an Geister beschäftigte die Phantasie der Menschen und weckte das Interesse von Forschern. Colin Wilson schreibt in der Einführung zu Sir William Barretts Buch *Death-Bed Visions*, daß um 1850 in Rochester, New York, begonnen wurde, Erfahrungen mit Geistern zu sammeln. Das Interesse breitete sich schon bald über den amerikanischen Kontinent und von dort nach Europa aus. Wilson schreibt: «Medial veranlagte Menschen begannen, Botschaften von Verstorbenen zu übermitteln, und Wissenschaftler beeilten sich, dies als neue Marotte und als Phantasiegebilde abzutun, dem nur Dummköpfe Glauben schenken.»[4]

Aber in den siebziger und achtziger Jahren des neunzehnten Jahrhunderts, so heißt es bei Ian Stevenson in seinem geschichtlichen Abriß über die Erforschung des «Weiterlebens», erkannte eine Gruppe bedeutender englischer Wissenschaftler, der auch Sir William Barrett angehörte, wie wichtig es war, bewährte wissenschaftliche Methoden auf diesem neuen Gebiet anzuwenden. Zu diesem Zweck gründeten sie 1882 die Gesellschaft für Übersinnliche Forschung (Society for Psychical Research, SPR). Die Organisation stellte sich die Aufgabe, die Ergebnisse umfangreicher und mühevoller Forschungsarbeit auf dem Gebiet dieser «zweifelhaften Dinge», wie Wilson sie nennt, zu veröffentlichen. Die Gesellschaft sammelte fortan als authentisch geltende Fälle von Erscheinungen. Viele wurden später als Halluzinationen oder als Ergebnis telepathischer Kommunikation bezeichnet, aber hin und wieder tauchte ein Fall auf, den man nicht so einfach zu den Akten legen konnte. Die Beweise häuften sich, und schließlich waren viele der äußerst skeptischen SPR-Mitglieder davon überzeugt, daß «ein Leben nach dem Tod nicht nur dem Wunschdenken entspringt».[5]

Stevenson untergliedert die Forschung über das «Weiterleben» in drei Hauptperioden, beginnend mit dem Jahr 1880. Er zieht jedoch auch sogenannte «vorwissenschaftliche Beobachtungen» heran, die zum Beispiel durch Plato, Plinius den Jüngeren, die Familie Wesley, Samuel Johnson und Immanuel Kant überliefert sind. In der frühen Forschungsphase (1880–1930), in der die SPR zur Blüte gelangte, habe die Erforschung des «Weiterlebens nach dem Tod» vielfach darin bestanden, nachweisliche, spontane Erfahrungen von Erscheinungen systematisch zu sammeln, zu klassifizieren und zu analysieren. Es wurde auch versucht, medial veranlagte Menschen systematisch zu untersuchen, die sich jedoch zum größten Teil als Betrüger entpuppten.[6] Am Ende dieser ersten Periode waren die Parapsychologen skeptisch geworden. Es spielte keine Rolle, welche Tests durchgeführt wurden oder welche Beweise man erhielt, die Skeptiker behielten die Überhand.

In den folgenden dreißig Jahren interessierten Parapsychologen sich nicht mehr so sehr für die Möglichkeit eines Weiterlebens nach dem Tod, sondern wandten ihre Bemühungen dem Verständnis von außersinnlicher Wahrnehmung zu. Das hatte auch den Grund, daß Telepathie und Hellsichtigkeit mit Hilfe von Tests und statistischen Analysen untersucht werden konnten.

In Amerika begann mit der Arbeit von J. B. Rhine an der Duke University eine neue Phase der Erforschung übersinnlicher Phänomene. Rhine war fest davon überzeugt, daß viele paranormale Phänomene im Labor erforscht werden könnten. Im Jahre 1934 gründete er das Parapsychologische Labor der Duke University. Einer seiner Kollegen war der Lette Karlis Osis, der später Forschungsleiter der Parapsychologischen Stiftung in New York wurde. Osis war fasziniert vom «großen Rätsel des Todes», wie er es nannte. Ihm war aufgefallen, daß Parapsychologen seit 1880 viele Berichte gesammelt hatten, die Unerklärliches enthielten, wenn man nicht von der Existenz eines Lebens nach dem Tod ausging. Besonders interessierte er sich für die Arbeit einiger Forscher, die sich mit den Erfahrungen Sterbender befaßt hatten. Diese Projekte rangierten von äußerst naiven Versuchen (zum Beispiel dem Wiegen der Person vor und nach dem Tod, um herauszufinden, ob das Verlassen der Seele sich auf das Körpergewicht auswirkt) bis hin zu fundierteren, wie sie J. H. Hyslop in Amerika und Sir William Barrett in England durchgeführt hatten. Sie waren zu dem Schluß gelangt, daß es definitiv Beweise für eine Existenz nach dem Tod gab.[7]

Osis hielt es für notwendig, neues, empirisches Material zu sammeln, um der weiteren Arbeit eine faktische Grundlage zu geben. Daher verschickte er Fragebögen an Ärzte und Krankenschwestern mit der Bitte, ihre Beobachtungen an Sterbenden festzuhalten und dabei besonderes Augenmerk auf Patienten zu richten, die vor dem Tod eine Stimmungsaufhellung erlebten, und solche, die von Visionen berichteten. 640 Ärzte und Schwestern schickten Berichte mit über 35 000 Sterbebeobachtungen zurück. Davon bezogen sich etwa zehn Prozent auf Patienten, die zum Zeitpunkt ihres Todes bei Bewußtsein waren. Osis fand heraus, daß nach Ansicht der Ärzte und Schwestern «Angst bei Sterbenden keine wesentliche Rolle spielt... Eine stattliche Anzahl von Patienten begegnete dem Tod nicht mit Furcht und Verzweiflung, sondern eher in freudiger Erwartung!»

Etwa ein Viertel jener Patienten, die im Endstadium ihrer Krankheit bei Bewußtsein waren, berichteten über «unbeschreiblich schöne und friedliche Visionen», und beinahe ebenso viele hatten Menschen gesehen, die bereits verstorben waren. Die Aussagen belegen die Vermutungen Barretts, bei den Visionen auf dem Sterbelager handele es sich in der Hauptsache um Erscheinungen, und zwar um Erscheinungen Verstorbener. Das bestätigen auch die Arbeiten von Elisabeth Kübler-Ross. Im Rahmen ihrer intensiven Beschäftigung mit sterbenden Kindern war ihr aufgefallen, daß diese, wenn sie jemanden sehen wollten, immer nach einer lebenden Person wie Mutter oder Vater fragten. Aber wenn sie über eine Begegnung oder ein Gespräch mit jemandem berichteten, der nicht körperlich anwesend war, dann war es immer jemand, der schon vor ihnen gestorben war. Martin Ebon schreibt dazu: «Wenn das nur Halluzinationen wären, ... dann hätten die Kinder, zumindest in einigen Fällen, ein Elternteil halluziniert, das noch lebte.»[9]

In der dritten Periode, die Anfang der sechziger Jahre begann, stieg die Zahl der Forscher auf diesem Gebiet erheblich.[10] Ende der siebziger Jahre dann tat sich für die Forschung ein neuer Weg auf. Im Jahr 1975 veröffentlichte Raymond Moody das bahnbrechende Buch *Leben nach dem Tod*. In ihm und den Arbeiten der vielen Forscher, die seinem Beispiel folgten, zeigte sich, daß Berichte von Nahtod-Erlebnissen als Belege für die These des «Weiterlebens» interpretiert werden können.

Trotz mannigfaltiger Erklärungsversuche für Nahtod-Erfahrungen gibt es bis heute noch keine physische, psychologische, medizinische oder kulturelle Deutung, die überzeugt. Vielfach wird die Diskussion von einem sogenannten «taktischen Agnostizismus» beherrscht, das bedeutet, die Fragen, ob Gott existiert und ob es ein Weiterleben nach dem Tod gibt, gelten als nicht zu beantworten. Diese Diskussion ist für diejenigen, die ein Sterbeerlebnis hatten, eher abgehoben akademisch, denn die Betroffenen selbst haben keinerlei Zweifel. Sie sind überzeugt, daß sie ihren Körper wirklich verlassen haben, durch einen Tunnel auf ein Licht zugegangen sind und verstorbene Verwandte getroffen haben. Für sie war das Erlebnis real – sie wissen, daß es ein Leben nach dem Tod gibt.

In seinem neuesten Buch *Reunions* konzentriert Raymond Moody seine Forschung inzwischen vor allem auf visionäre Begegnungen mit nahestehenden Verstorbenen. Er ist der Meinung, ein solcher Kontakt erleichtere in aller Regel den Trauerprozeß. Außerdem trage er dazu bei, die Schmerzen, die mit dem Verlust eines nahen Menschen verbunden sind, zu lindern.

Viele Menschen, die im Gesundheitswesen beschäftigt sind, neigen noch immer dazu, diese Visionen zu pathologisieren. Moody beobachtete, daß es inzwischen aber eine Reihe demographischer Studien gibt, die zeigen, wie verbreitet visionäre Erlebnisse in der Bevölkerung sind.[11] Die Zahl derer, die visionäre Erfahrungen gemacht haben, sei unter Trauernden in der Tat sehr hoch und liege bei Eltern, die ein Kind verloren haben, bei 66 %.[12]

Moody kommt zu dem Schluß, daß «visionäre Begegnungen mit nahestehenden Verstorbenen nicht beängstigend sind. Im Gegenteil werden sie eher positiv erlebt. Sie geben den Menschen Hoffnung und vermitteln ihnen das Gefühl, daß es dem oder der Verstorbenen gutgeht und er oder sie glücklich ist und im Geist immer noch bei ihnen weilt.»[13]

Diese Ereignisse gibt es also tatsächlich. Sie sind ein bleibender Trost für alle, die sie erleben. Wie mir meine Gesprächspartner versicherten, sind sie häufig so bewegend, daß sie sogar Dritte veranlassen, festgefahrene Vorstellungen über das, was beim Tod passiert, zu überdenken.

Im zweiten Teil dieses Buches erzählen fünfzehn Eltern von Verlust, Mut und Wandlung. Sie berichten vom Leben ihrer Familie und davon, wie der Tod eines ihrer Kinder ihr Leben verändert hat. Und sie lassen uns an den Nachtod-Kontakten, die sie mit ihren verstorbenen Kindern erleben durften, teilhaben.

Bei Joseph Campbell heißt es:

> Die Krise wirft dich zurück,
> und wenn du Stärke zeigen mußt, hast du sie.
> Der Seele dunkle Nacht
> kommt direkt vor der Offenbarung.
>
> Wenn alles verloren
> und nur noch Dunkelheit zu herrschen scheint,
> dann kommt das neue Leben
> mit allem, was du brauchst.[14]

Die Eltern und Kinder der Studie

Die Eltern, deren Berichte in voller Länge erscheinen, sind mit einem Sternchen markiert.

Eltern	*Kind*	*Todesursache*	*Sterbealter*
Anthea	Susan	Krankheit	10 Tage
Beverley*	Bradley	Selbstmord	32 Jahre
Deborah*	Giles	Stromschlag	22 Jahre
Doreen	Duane	Autounfall	26 Jahre
Dorothy	Petrea	Autounfall	13 Jahre
Edward*	Carmen	Autounfall	9 Jahre
Eileen*	Jacqueline	Mord	37 Jahre
Gary & Lesley*	Jaimee	Strangulieren	2 Jahre
Glenda*	Grant	Herzstillstand	26 Jahre
Glenda*	Susan	Hirnschaden	2 Tage
Jean & Desmond*	Lindsay	Motorradunfall	23 Jahre
Karina*	Jamie	Kindstod	6 Wochen
Kim & Keith*	William	Ertrinken	3 Jahre
Lara*	Daniel	Unfall	3 Jahre
Maggie*	Michael	Motorradunfall	18 Jahre
Marion	Gerard	Totgeburt	
Marja	Patrick	Ertrinken	5 Jahre
Martine*	Françoise	Leukämie	24 Jahre
Matthew	Laura	Hirnschaden	1 Monat
Meg*	Lisa	Autounfall	13 Jahre
Peter	Mitchel	Ertrinken	19 Monate
Rosemary*	Kellie	Autounfall	15 Jahre
Selina*	Geoffrey	Herzstillstand	24 Jahre

1. Erlebnisse vor dem Tod

Vorahnungen

Viele Eltern berichten, daß sie vor dem Tod des Kindes Vorahnungen gehabt hätten. Manche erinnern sich an ein fortwährendes Unbehagen, an eine längere Zeit mit nagenden Sorgen. Diese waren in einigen Fällen durchaus begründet. So war Rosemarys fünfzehnjährige Tochter Kellie zum Beispiel zu Hause ausgezogen und lebte auf der Straße, und Beverleys Sohn Brad hatte länger schon Probleme mit Drogen und Alkohol. Für Desmond und Jean war die Tatsache, daß ihre Tochter Lindsay Motorrad fuhr, Grund genug, sich Sorgen zu machen, und Eileens Tochter wurde von ihrem Mann mißhandelt, was wohl jede Mutter geängstigt hätte. Auch von den Eltern, die keinen naheliegenden Grund hatten, verunsichert zu sein, gaben einige an, sie hätten stets das Gefühl gehabt, diesem speziellen Kind würde etwas zustoßen, eine Sorge, die sie bei ihren anderen Kindern nicht hatten.

Viele erwähnten, wie sehr sich das Kind von seinen Geschwistern unterschied. Laras Sohn Daniel und sein Bruder Jason waren zwar eineiige Zwillinge, aber vom Wesen her ganz verschieden – Jason war eine «echte Nervensäge», während Daniel, der bei einem tragischen Unfall ums Leben kam, nach Laras Beschreibung «ganz süß» und «so sanft» war. Megs Tochter Lisa war auch ein Zwilling, aber in diesem Fall war es Lisa, die «immer mit dem Kopf durch die Wand wollte», ihr Zwillingsbruder Ethan hingegen war ruhig und schüchtern. Jean sagt über ihre Tochter Lindsay, die mit schwererziehbaren Jugendlichen zusammenarbeitete: «Ihr Leben war wie ein einziger Kurzstreckenlauf.»

Wieder andere Eltern meinten, gefühlt zu haben, dieses Kind würde nicht allzu lange leben. Karina, deren Säugling Jamie im Alter von sechs Wochen an plötzlichem Kindstod starb, betonte, bei allen anderen Kindern wäre sie sich mit ihrem Mann lange vor der Geburt über den Namen einig gewesen, nur bei Jamie nicht. Unbewußt sei ihr klar gewesen, daß er nicht bleiben würde.

In ihrem «Brief an Eltern, die um ein Kind trauern» schreibt Elisabeth Kübler-Ross, daß nach ihrer Erfahrung alle Kinder, die dem Tode nahe, sich dessen auf einer spirituellen Ebene bewußt sind.[1] An anderer Stelle heißt es bei ihr: «Jedes Kind, selbst wenn es ermordet wurde ... hat auf jeden Fall eine Botschaft hinterlassen, aus der rückblikkend abzulesen ist, daß es ‹wußte›, sein Leben würde dem Ende entgegengehen. Auch wenn es sich um einen völlig unerwarteten, tödlichen Unfall handelt, ‹wissen› es alle. Nicht bewußt – und deshalb können sie es nicht ansprechen –, sondern intuitiv.»[2]

Zuweilen äußert sich diese Vorahnung der Kinder in spontanen Zeichnungen, in Gedichten, Träumen oder erstaunlichen Äußerungen, deren Bedeutung erst nach dem Tod des Kindes deutlich wird.

Marja erzählte mir von einer erstaunlichen Unterhaltung, die sie mit ihrem kleinen Sohn Patrick geführt hatte: «Er kam oft zu mir und fragte: ‹Mama, weißt du was?› Und ich fragte zurück: ‹Was denn?› Einmal antwortete er: ‹Wir sollten mehr als einen Patrick haben.› Als ich wissen wollte, warum, sagte er: ‹Na ja, wenn dem ersten Patrick was passiert, wäre ein zweiter da. Und wenn dem zweiten Patrick was passiert, wäre ein dritter da.› Und so fuhr er fort, denn er liebte Zahlen. Ich habe mir das aufgeschrieben und war erstaunt, als ich es nach seinem Tod las. Ich dachte: ‹Mein Gott, war der Verstand dieses Kindes noch so unbelastet und rein, daß er imstande war, eine Botschaft aus der Zukunft zu empfangen? Versuchte er, mich darauf vorzubereiten?›»

Maggie erinnert sich an eine Unterhaltung, die sie mit ihrem Sohn Michael über die Beinahe-Unfälle mit seinem Motorrad geführt hatte. Er sagte: «Oh, du mußt dir keine Sorgen um mich machen. Wenn ich gehe, dann gehe ich einfach so!», und er schlug sich an die linke Gesichtshälfte. Und bei einer anderen Gelegenheit, als die Familie über Testamente sprach, sagte Michael: «Wenn ich gehe, Jim, kannst du das Auto haben, Barry, du kannst meine Schußwaffen, und Mama, du kannst meinen Hund haben.»

Wie Maggie sagte, «hat er mit keinem Wort das Motorrad erwähnt». Bald darauf starb Michael ganz plötzlich, weil er von einem von links kommenden Feuerwehrfahrzeug tödlich verletzt wurde. Sein Motorrad wurde völlig zerstört.

Kinder scheinen manchmal zu spüren, daß sie bald irgendwohin gehen, manche haben sogar eine Vision, *wohin* sie gehen. Cassandra Eason schreibt von einem vierjährigen Jungen, der im rechten Auge Krebs hatte. Seine Mutter sagte, sie habe gewußt, daß er sterben würde, weil er ihr wenige Tage vor seinem Tod gesagt habe, er könne «Millionen Blumen» sehen. Er habe sie gefragt: «Mama, kommst du mit?»[3]

Melvin Morse und Paul Perry berichten von einem Dreijährigen, der zu Untersuchungen im Krankenhaus war, als seine Leukämie eine vorübergehende Besserung zeigte. Eines Tages erzählte er von einem Traum, der von einer

Reise handelte: «Ich fahre bald an einen ganz besonderen Ort.» Er starb noch in derselben Woche.[4]

Manchmal hat es den Anschein, als kämen die Botschaften gerade noch rechtzeitig. Elisabeth Kübler-Ross erzählt von einem vierjährigen Kind, das eines Morgens voller Begeisterung aufwachte und seiner Mutter aufgeregt zurief: «Mami, Mami, Jesus hat mir gesagt, daß ich in den Himmel komme! . . . es ist so schön dort, voll Gold und Silber und Glanz, und Jesus und der liebe Gott sind auch da.»

Als die Mutter meinte, das würde wie ein wunderschöner Traum klingen, bestand die Kleine darauf, es sei kein Traum gewesen – es sei wahr. Sie kuschelte sich an die Mutter und sagte, sie solle sich keine Sorgen machen, denn Jesus würde auf sie aufpassen. Dann stand sie auf und ging spielen. Noch am selben Nachmittag wurde sie ermordet.[5]

Zuweilen sind diese Botschaften für die Eltern die letzten Beweise der Liebe und Zuneigung ihrer Kinder. Maggie Callanan und Patricia Kelley schreiben über Michael, einen jungen Mann, der seit seiner Geburt an Muskeldystrophie litt. Trotz der vielen Krankenhausaufenthalte und obwohl er an den Rollstuhl gefesselt war, schaffte er es bis aufs College, aber als eine Grippe-Epidemie auf dem Campus ausbrach, wurde er so krank, daß er ins Krankenhaus eingeliefert werden mußte. Zunächst schien er auf die Behandlung anzusprechen, aber dann berichten Callanan und Kelley: «. . . rief Michael seinen Vater am Arbeitsplatz an, was diesen sehr irritierte. ‹Ich liebe dich, Vater›, sagte Michael, ‹und ich danke dir, daß du ein so guter Vater bist.›

‹Michael, ich komme heute abend nach der Arbeit zu dir›, sagte sein Vater.

‹Ach, Vater, dann kann ich es dir nicht sagen›, antwortete er.»

An jenem Nachmittag rief Michael seine Mutter, seinen

Bruder und seine Freunde an, um ihnen Ähnliches mitzuteilen. Als sie am Abend alle ins Krankenhaus kamen, lag er im Koma. Er kam nicht wieder zu Bewußtsein.[6]

So ein Abschiednehmen äußert sich zuweilen auf überraschende Weise. E. Kübler-Ross zitiert eine Mutter, die beschreibt, wie ihre fünfzehnjährige Tochter den Sommer richtiggehend organisiert hatte, an dessen Ende sie bei einem Autounfall ums Leben kam: «Sie kümmerte sich um alles. Sie machte eine Liste von Leuten, zu denen sie gehen wollte, um sich auszusprechen, und sie tat es auch ... Alles war völlig in Ordnung. Sie verbrachte die letzten beiden Wochen damit, alle ihre Kleider zu bügeln. Ich konnte kaum glauben, wie ordentlich ihr Zimmer war ... Ich staunte nur so.»[7]

Hin und wieder haben Geschwister eine Vorahnung, die unter Umständen geradezu verstörend wirkt.

Wenn zu dem Kind eine sehr starke Bindung besteht, haben Eltern oft Vorahnungen. Cassandra Eason berichtet von einer Frau, die nach siebeneinhalb Monaten Schwangerschaft ein Kind tot geboren hatte: «Eileen, die Mutter, sagte mir, sie habe vom Tag der Empfängnis an das Gefühl gehabt, das Kind sei ein Mädchen, das sie verlieren würde.» Nach Easons Beobachtungen kommt dies bei Müttern immer wieder vor.[8]

Visionen auf dem Sterbebett

Im Jahre 1926 veröffentlichte Sir William Barrett seinen Klassiker zum Thema Visionen auf dem Sterbebett. Er hatte festgestellt, daß viele Sterbende noch mal Kräfte sammeln oder gar zu sich kommen und aufgeregt vor sich hin deuten, so als sähen sie etwas Wunderbares.

Manche reagieren überrascht, andere grüßen verstorbene Verwandte oder Freunde, die gekommen sind, um sie auf die andere Seite hinüber zu begleiten. Barrett stellte fest, daß dieser «klare Moment», wie Elisabeth Kübler-Ross ihn nennt, immer kurz vor Eintreten des Todes lag.

In einem solchen Augenblick zugegen zu sein ist stets ein bewegendes Erlebnis. E. Kübler-Ross zitiert eine Frau, deren elfjährige Tochter Djenab nach Hause gebracht worden war, um dort zu sterben. Die Mutter berichtete: «Dann bat sie mich, mich neben sie ins Bett zu legen und sie aufzusetzen. Plötzlich rief sie: ‹Mami, Mami!› Ich streichelte ihren Arm und sagte: ‹Djenab, beruhige dich, es wird alles gut.› Nach diesem Satz holte sie zweimal Atem und starb ... Um nichts in der Welt möchte ich missen, daß ich im Augenblick ihres Todes bei ihr war.»[9]

Es gibt unzählige solcher Berichte, verbürgt von Menschen, die dabei waren, als der sterbenden Person etwas wie «eine ekstatische Vision» zuteil wurde, kurz bevor sie ins «Unsichtbare» hinüberging.[10] Solche Fälle sind weltweit verbreitet, wie Barrett unter anderem am Beispiel eines zwanzigjährigen Cree-Indianers zeigt, das 1925 von der stellvertretenden Oberschwester eines indianischen Krankenhauses berichtet wurde: «Schließlich kam der letzte Tag. Es war Abend, und ich war bei ihm. Er lag ruhig auf seinem Bett, richtete sich aber plötzlich auf, streckte die Arme in einer sehnsüchtigen Geste nach vorn, und über sein Gesicht breitete sich ein verklärtes Lächeln. Das war nicht nur Freude, es war viel mehr. Der Schleier wurde gelüftet, und keiner, der es sah, konnte umhin zu erkennen, daß er einer herrlichen Vision teilhaftig wurde. Dann legte er sich zurück, sah mich mit einem Lächeln an und verschied.»[11]

Cassandra Eason schildert den Fall eines schwerkranken siebenjährigen Jungen, den seine Mutter gerade an sich drückte, als er plötzlich die Augen aufschlug und sagte: «Mama, ich kann die Engel sehen.» Kurz darauf starb er.[12] Häufiger erzählen sterbende Kinder jedoch, daß sie verstorbene Verwandte oder Freunde sehen.

Hin und wieder versichern Eltern, sie hätten an der Sterbebett-Vision ihres Kindes in irgendeiner Weise teilgehabt. Bei Barrett findet sich ein Fall, wo die Mutter «die makellos weiße Gestalt eines Mannes» gesehen hat, «die sich deutlich vom weißen Vorhang abhob». Später sagte ihre Tochter: «Es ist mein lieber Vater, der mich abholt.»[13]

Barrett berichtet auch über eine Mutter von zwei kleinen Mädchen. Das ältere Kind war wenige Tage zuvor an Pocken gestorben, und die Mutter saß an der Seite ihrer zweiten sterbenden Tochter. Plötzlich wachte das Kind auf und rief: «Oh, Mama, guck mal, die schönen Engel alle!» Die Mutter sagte nichts, vernahm jedoch «leise, wunderschöne Musik, die in der Luft zu schweben schien». Dann rief das Kind aufgeregt, es könne seine Schwester sehen, und die Mutter vernahm deutlich die Stimme ihrer verstorbenen Tochter: «Komm, liebe Ada, ich warte auf dich!», woraufhin das Kind verschied.[14]

Die außergewöhnlichsten Mitteilungen sind sicher jene, in denen sterbende Kinder berichten, jemanden vor sich zu sehen, von dem sie nicht wissen, daß er tot ist. J. H. Hyslop schildert einen solchen Fall, der später sehr bekannt wurde. Es handelte sich dabei um zwei kleine Schulfreundinnen, Jennie und Edith, die beide im Juni 1889 an Diphtherie erkrankten. Als Jennie starb, wurde die Nachricht Edith vorenthalten, um ihren ohnehin schlechten Gesundheitszustand nicht noch zu verschlimmern. Drei Tage später, kurz bevor sie selbst starb, «sprach Edith vom Sterben, und sie hatte offenbar keine Angst davor. Anscheinend sah sie die eine oder andere Freundin, von der sie wußte, daß sie gestorben war ... Doch dann wandte sie sich plötzlich und sichtlich überrascht an ihren Vater und rief: ‹Ach, Papa, ich werde Jennie mitnehmen!› Dann fügte sie hinzu: ‹Aber Papa, du hast mir gar nicht gesagt, daß Jennie hier ist!› Spontan streckte sie die Arme vor, als würde sie jemanden begrüßen, und sagte: ‹Oh, Jennie, ich bin froh, daß du hier bist!›»[15]

Ein Fall, der sich 1924 in Brasilien ereignete, liegt ähnlich. Allem Anschein nach hatte Adamina nur wenige Stunden vor ihrem Tod behauptet, verschiedene verstorbene Verwandte zu sehen. Ihr Vater vermutete zunächst, sie läge in einer Art Delirium, und die Tatsache, daß sie ihren Bruder Alfredo zu den «unsichtbaren Besuchern» zählte, bestätigte ihn in seiner Ansicht. Soweit dem Vater bekannt war, befand sich Alfredo «bei bester Gesundheit» und arbeitete in einem Leuchtturm einige hundert Kilometer entfernt. Adamina starb noch am selben Abend, und am folgenden Tag erhielt der Vater ein Telegramm mit der Nachricht, sein Sohn sei ebenfalls gestorben.[16]

Wie schon Barrett sagt, kann man alle diese Fälle kaum als reine Halluzinationen abtun. Mich überraschen diese Visionen nicht im geringsten. Ich lasse mich auch nicht auf Abwege führen, indem ich nach anderen Erklärungen suche. Ich glaube vielmehr, wie Callanan und Kelley es mit ihrer langjährigen Erfahrung in der Krankenhauspflege ausdrücken, es wäre gut, wenn wir sie als Gegebenheiten akzeptierten.[17]

Eltern, deren Kind plötzlich stirbt – bei einem Unfall unterwegs zum Beispiel –, ist eine gemeinsame Zeit mit ihrem sterbenden Kind selten vergönnt. Doch kann die Verbindung zuweilen auf andere Weise zustande kommen. Von einigen Eltern weiß ich, daß sie den Augenblick des Todes ihres Kindes psychisch miterlebt haben. Für manche Eltern war er wie ein jähes Entsetzen, ein Gefühl, daß etwas geschehen war, daß etwas nicht stimmte. Antheas zehn Tage alte Tochter zum Beispiel war noch im Krankenhaus, und man ging davon aus, daß sie sich nach einer Operation rasch erholen würde. Doch Anthea hatte in der Nacht, bevor sie ihren Säugling abholen sollte, ein sonderbares Erlebnis. Sie erinnert sich: «Ich schlief fest, aber um zwei Uhr morgens saß ich plötzlich kerzengerade im Bett, und mir war klar, daß etwas passiert sein mußte. Ich war sehr in Sorge. Ich wußte nicht, warum ich mich aufgerichtet hatte, und dann spürte ich, wie die Seele über mich hinwegging, um mir mitzuteilen, daß Susan gestorben war. Zwanzig Minuten später klingelte das Telefon. Das Krankenhaus teilte mir mit, sie sei um zwei Uhr gestorben – das war der Augenblick, als ich mich im Bett aufrichtete.»

Selina berichtet von einem Erlebnis ihrer Mutter, als ihre Schwester bei einem Autounfall starb. Damals hielt sich die Mutter gerade auf einem Boot mitten in einer Bucht auf: «Plötzlich hat sie sich an ihren Freund gewandt und gesagt: ‹Mit Helen ist was Schreckliches passiert. Ich glaube, sie ist tot.› Zwanzig Minuten später kam die Wasserschutzpolizei zum Boot, um ihr zu sagen, daß Helen gestorben sei. Da wußte sie es bereits.»

Einige Eltern sehen ihr Kind im Augenblick seines Todes vor sich. Morse und Perry zitieren einen Vater, der aufwachte und seine Tochter am Fußende des Bettes erblickte: «Genau um Mitternacht hatte ich so ein komisches Gefühl, eine Art nervöser Erregung. Ich schlug die Augen auf, und da stand meine Tochter am Fußende des Bettes. Sie strahlte so hell, daß es aussah, als stünde sie lichterloh in Flammen ... Ich weiß nicht warum, aber mir war klar, daß sie gestorben war.» Als er versuchte, sie an ihrem tausendfünfhundert Kilometer entfernten Wohnort anzurufen, erfuhr er, daß sie knapp eine Stunde vorher im Krankenhaus gestorben war.[18]

Bei Camille Flammarion lesen wir einen Bericht von Ereignissen, die 1879 beim Tod eines vierjährigen Kindes stattfanden. Die Mutter erzählte, daß das kleine Mädchen zum Spielen nach draußen gegangen war, und kurz darauf «lief mein Kind wie ein heller Schatten an mir vorbei. Ich ließ alles stehen und liegen, um sie anzusehen. Ich drehte den Kopf nach rechts, und die Vision verschwand. Kurz darauf kam der Bruder meines Mannes, der bei uns wohnt, und rief nach mir: ‹Fanny ist überfahren worden!›»[19]

Auch Geschwistern ist im Augenblick des Todes ihrer Schwester oder ihres Bruders eine Vision zuteil geworden. Unter den von Robert Crookall beschriebenen Fällen stoßen wir auf die Geschichte von Nancy. Ihr Gesundheitszustand war sehr kritisch. Sie teilte das Zimmer mit ihrer zehnjährigen Schwester Mary. Eines Nachts sah Mary mehrfach die Schwester an ihrem Bett stehen und beschwerte sich darüber bei ihrer Mutter mit den Worten: «Nancy will nicht weggehen!» Aber jedesmal fanden sie Nancy schlafend in ihrem Bett. Crookall schreibt dazu: «Mary hatte in der Nacht offensichtlich Nancy gebeten, zurück in ihr Bett zu gehen. Da die Familie wußte, daß Nancy schwach war, ließ man sie am Morgen ausschlafen. Als ihre Mutter schließlich nach ihr rief, erhielt sie keine Antwort. Nancy war tot.»[20]

Zwei enge Jugendfreundinnen hatten sich für den Fall, daß eine von beiden sterben sollte, ein Versprechen gegeben. Wer zuerst starb, sollte der anderen erscheinen, sie küssen und sich von ihr verabschieden. Sechs Monate später trat dieser Fall ein, der bei Raymond Bayless dokumentiert ist: «Eines der beiden Mädchen wachte in der Nacht auf, sah die Freundin vor sich und hörte, wie die Erscheinung ihr Lebewohl sagte ... Das Mädchen schlief wieder ein, wachte zu einer späteren Stunde jedoch noch einmal auf und spürte, wie ihre Freundin sie auf die Stirn küßte ... Das geschah um vier Uhr morgens. Eine Stunde später erfuhr sie, daß ihre Freundin um vier Uhr gestorben war.»[21]

Vor ein paar Jahren berichtete mir die Direktorin eines Sterbehospizes über eine merkwürdige Erscheinung, von der ihr ein Patient erzählt hatte. Das Hospiz wurde sehr krankenhausähnlich geführt. Es verfügte über Mehrbettzimmer, die an einem langen Flur lagen. In jedem Raum standen die Betten rechts und links von der Tür im rechten Winkel zur Wand. Eines Tages bemerkte ein Patient überrascht eine Erscheinung, die durch die Wand über seinem Kopf kam und wieder verschwand. Es stellte sich heraus, daß in dem Moment direkt hinter diesem Patienten (auf der anderen Seite der Wand) ein anderer Patient gestorben war.

Bei meiner Lektüre bin ich öfter auf solche Fälle gestoßen. So bringt Crookall das Beispiel eines siebenjährigen Jungen, der in dem Augenblick, als seine Großmutter starb, «einen weißen Rauchschwaden» sah, der «anscheinend aus ihrem Körper kam und langsam durch den Raum aus dem offenen Fenster hinaus schwebte».[22]

Bayless führt ebenfalls eine Reihe ähnlicher Fälle an, zum Beispiel berichtet er von «einer weißen, wolkenähnlichen Masse, die einer sterbenden Person entweicht» oder von «einer kleinen weißen Wolke ... die von einem blauen Licht erhellt wird».[23]

Crookall wiederum erfuhr von einer Frau, die beim Tod eines Kindes zugegen war: «Ich habe Nebel über dem kleinen Körper gesehen. Er nahm die Form des Körpers an, der auf dem Bett lag. Beide waren durch einen feinen Silberfaden miteinander verbunden ... Das Ebenbild hing etwa einen Meter über dem Körper und richtete sich allmählich auf. Dann schwebte es davon.»[24]

2. Die Formalitäten überstehen

Die Nachricht empfangen

Der Augenblick, in dem Eltern die Nachricht vom Tod ihres Kindes erhalten, ist immer verheerend. Da spielt es keine Rolle, wie die Nachricht überbracht wird oder ob die Eltern bereits Vorahnungen hatten.

Manche Eltern werden telefonisch benachrichtigt, zu anderen kommt die Polizei, wieder andere finden das verstorbene Kind selbst. Bei Eltern, die ihr Kind durch plötzlichen Kindstod verlieren, ist das fast immer so.

Vom gewaltsamen Tod eines Kindes im Radio zu hören ist dagegen unvorstellbar, aber das erlebte Eileen, die davon im zweiten Teil des Buches berichtet.

Das Kind sehen wollen

Elisabeth Kübler-Ross hebt immer wieder hervor, wie außerordentlich wichtig es für Eltern ist, das verstorbene Kind noch einmal zu sehen, vor allem, wenn der Tod plötzlich eingetreten ist.[1] Die meisten Eltern wissen das instinktiv und beeilen sich, zu ihrem Kind zu kommen. Aber es gibt eben auch Fälle, wo, noch ehe die Eltern es erfahren haben, das Kind von Amts wegen bereits in aller Eile von einem Leichenbestatter zu einem Beerdigungsinstitut gebracht worden ist oder von der Polizei zur Untersuchung ins Leichenschauhaus. Erstaunlich viele Eltern berichteten, ihr Kind sei schon in nicht einmal einer Stunde fort gewesen.

Für manche Eltern ist es sehr schwer, ihr verstorbenes Kind anzuschauen. Aber später sind sie sehr froh und bereuen es keinesfalls.

E. Kübler-Ross drückt sich auch im Hinblick auf Kleinkinder sehr klar aus: «Jedes Baby, ob tot geboren oder lebendig, sollte beiden Eltern überlassen werden, damit sie es anschauen, anfassen und als ihren Nachwuchs annehmen können. So können sie sich mit der Realität abfinden, daß sie ein Kind gehabt haben, und können um diesen Verlust in angemessener Weise trauern.»[2]

Genauso wichtig ist es für Eltern eines älteren Kindes, es nach dem Tod noch einmal zu sehen, besonders dann, wenn ihr Kind plötzlich gestorben ist. Sonst verlängert sich der Trauerprozeß unter Umständen um Jahre. So schmerzhaft der Anblick auch sein mag, wenn er verwehrt wird, bleiben unter Umständen eine Menge unbewältigter Gefühle zurück. Eine Mutter sagte mir einmal: «Mir ging es danach so schlecht ... Ich hatte meinem eigenen Sohn nicht einmal Lebewohl sagen können.»

Einigen Eltern wurde erst beim Anblick des Leichnams klar, daß ihr Kind nicht mehr da und dieser Körper nur noch eine Hülle war. Für Elisabeth Kübler-Ross ist der Leichnam ein Kokon und die Seele ein Schmetterling, der im Augenblick des Todes davonfliegt – ein wunderbares Bild. Sie zitiert in diesem Zusammenhang eine Mutter, deren halbwüchsiger Sohn gestorben war. Die beiden jüngeren Töchter waren entsetzt, wie kalt und hart sich der Körper ihres Bruders nun anfühlte. Die Mutter erklärte ihnen, ihr Bruder habe seinen «irdischen Kokon» verlassen, der deshalb auch nicht mehr warm und weich sein müsse.[4]

Eine ähnliche Stimmung drückt die Aussage eines kleinen Jungen aus, der versuchte, den Tod zu verstehen, nachdem seine Lieblingskatze bei einem Unfall umgekommen war. Nach langem Überlegen sagte er nachdenklich: «Ich glaube, nur das Fell ist gestorben.»[5]

Die Beerdigung

Ein Begräbnis faßt die Erkenntnis, daß eine für uns wichtige Person gestorben ist, in ein Ritual. Wir erkennen damit öffentlich unseren Verlust an, und daher ist die Bestattung ein wichtiger Schritt im Trauerprozeß. Auch wenn für manche Eltern beim Ausrichten der Feierlichkeiten Vorlieben und Abneigungen des verstorbenen Kindes an erster Stelle stehen, so dienen Beerdigungen vor allem dem Wohl der Hinterbliebenen. Diese Zeit kann eine ganz besondere sein.

Kim und Keith sagten: «Uns wurde viel Kraft geschenkt, denn es waren so viele Menschen da, die mit uns fühlten.»

Bei einer Beerdigung können Familie und Freunde allein durch ihre Anwesenheit ausdrücken, was der Verstorbene ihnen bedeutet hat.

Eileen, deren Tochter Jacqueline ermordet wurde, war tief gerührt, als sie sah, wie viele Lehrerkollegen von Jacqueline gekommen waren. Die Eltern von Lindsay, die in einer Sozialstation mit schwererziehbaren halbwüchsigen Jungen arbeitete, schilderten, wie tief es sie berührte, daß alle Jungen eine Rose für den Sarg von ihrem Taschengeld bezahlt hatten.

Es gibt Eltern, die die Zeremonie wie losgelöst von ihren

Gefühlen erleben. Karina, deren Säugling mit sechs Wochen an plötzlichem Kindstod gestorben war, sagte, während der Beerdigung sei sie «ganz ruhig und gelassen» gewesen, empfand das jedoch als unnatürlich. Aber wenigstens konnte sie an der Beerdigung teilnehmen. Glendas Eltern dachten, sie würden ihr einen Gefallen tun, wenn sie die Beerdigung ausrichteten und ihr zwei Tage altes Baby begraben ließen, ehe sie aus dem Krankenhaus kam. Glenda erlitt einen ernsten Schock.

Manche Eltern erzählen, daß ihnen die Anwesenheit ihres verstorbenen Kindes über die Beerdigung hinweg geholfen hat. Als eine trauernde Mutter, deren Sohn zwei Jahre zuvor gestorben war, bei der Beerdigung ihres achtjährigen Neffen ein Gedicht vortrug, spürte sie plötzlich die Gegenwart der beiden Jungen an ihrer Seite. «Ich spürte überwältigende Liebe und Zuneigung und wurde ganz ruhig und heiter. Intuitiv fühlte ich, sie halfen mir, diese schwere Zeit zu überstehen.»[6]

Andere sind schon vor der Beisetzung von ihrem Kind besucht worden. Ein Vater, der seine Tochter kurz nach ihrem tödlichen Verkehrsunfall in einer Vision vor sich sah, erzählt: «Obwohl ich unendlich traurig war, konnte ich die Beerdigung überstehen, ohne mich vor ihr zu fürchten. Ich hatte im Herzen und in meiner Seele Frieden. Ich war felsenfest davon überzeugt, daß ich Becky eines Tages wiedersehen würde.»[7]

Der Friedhof

Es gibt Eltern, für die der Friedhof in ihrem Kummer ein wichtiger Ort ist, den sie jederzeit aufsuchen, an dem sie zur Ruhe kommen und Blumen pflanzen können. Andere hingegen zieht es eher an Orte, die für den Tod oder das Leben ihres Kindes von Bedeutung waren.

Doreen empfand auf dem Friedhof nur Leere. Seit dem Tod ihres Sohnes hatte sie das Gefühl, sie müsse zum Unfallort. Alle waren dagegen, aber es zog sie immer stärker dorthin. Schließlich fuhr sie mit ihren beiden anderen Kindern und einer Nichte zum Unfallort: «Als wir dort ankamen, stiegen wir alle aus und legten unsere Blumen für Duane an den Straßenrand. Von einem Augenblick zum anderen empfand ich Ruhe und Frieden. Der Aufruhr, der innere Kampf, ob ich hinfahren und mir den Unfallort ansehen sollte, war vorüber und wich dem wunderbaren Gefühl von Frieden mit Duane. Den anderen verriet ich nicht, was ich fühlte. Wir standen zu viert am Rand der Straße und blickten auf Bremsspuren, auf Glassplitter, auf zerbrochene und verbeulte Autoteile, die überall herumlagen. Plötzlich sagte mein Sohn Dan: ‹Mir ist so friedlich zumute, und ich fühle mich Duane so nah, als wartete er irgendwo auf uns.› Meine Nichte und meine Tochter äußerten sich ähnlich. Wir alle spürten tiefe Ruhe und fühlten uns friedvoll und Duane nahe. Wenn ich ihn jetzt auf dem Friedhof besuche, spüre ich nichts dergleichen – nur Leere. Aber wenn ich zu der Stelle hinausfahre, wo es passiert ist, fühle ich mich ihm noch immer nah.»

Deborah begrub die Asche ihres Sohnes an einem seiner Lieblingsplätze, in einem Nationalpark an einem Wasserfall. Maggie stellte ein weißes Kreuz an die Ecke der Straße, auf der Michael tödlich verunglückt war, aber sie suchte auch einen besonderen Ort aus, wo er begraben wurde.

Viele Eltern stellen mit der Zeit fest, daß sie immer seltener auf den Friedhof gehen. Glenda erfuhr über ein Medium, ihr Sohn Grant wolle nicht, daß sie zum Friedhof kam. Eine Mutter, die das schlechte Gewissen plagte, weil sie nicht zum Grab ihrer fünfjährigen Tochter ging, erhielt direkt von ihrer Tochter eine Botschaft: «Mach dir keine Sorgen, Mama. Ich bin nicht dort. Mir geht es gut. Ich bin bei Opa und den anderen, die vor mir gestorben sind.»[8]

3. Herzschmerz

Knapp elf Tage nachdem ihr fünfjähriger Sohn ertrunken war, schrieb Marja in ihr Tagebuch: «Schmerz.»

Als wir uns einige Jahre später darüber unterhielten, schilderte sie ihre Empfindung als körperlichen Schmerz im Zentrum ihrer selbst, und dabei drückte sie beide Hände fest auf ihren Solarplexus.

Einundzwanzig Tage nach Patricks Tod notierte sie in ihrem Tagebuch, der Schmerz halte unvermindert an. Und nach fast acht Wochen trug sie ein: «Der Schmerz ist wieder da, qualvoller denn je, und er ist jetzt nicht länger auf einen Punkt beschränkt, sondern füllt mich vom Kopf bis in die Zehenspitzen aus.» Sechs Tage danach: «Ich fühle mich, als hätte mir jemand mit einer großen Axt wiederholt Hiebe in alle lebenswichtigen Organe versetzt, so daß ich langsam ausblute.»

Zweifellos kann sich Trauer neben seelischer Qual und Verzweiflung in physischer Form äußern. Dennis Klass schreibt, der Tod eines Kindes löse bei den Eltern einen «auffälligen Verlust an psychobiologischer Steuerung» aus, das heißt, es finden eine Reihe von physiologischen Veränderungen im endokrinen System, im Immunsystem, im vegetativen Nervensystem und im System der Herzkranzgefäße statt.[1]

Aber für viele Eltern drückt sich ihr Verlust unmittelbar als körperlicher Schmerz aus, der im allgemeinen im Bereich des Herzens oder des Solarplexus konzentriert auftritt, eben als «Herzschmerz». Judy Tatelbaum faßt die Erfahrung mit den Worten zusammen: «Trauer ist eine Wunde.»[2]

Symptome der Trauer

Trauer verläuft in verschiedenen Phasen. Zu den Symptomen dieses Prozesses rechnen unter anderem Desorientiertheit und emotionale Erstarrung, sowie sprunghaftes Schwanken der Emotionen, Appetitlosigkeit und Schlaflosigkeit, ja sogar Verlust des Kurzzeitgedächtnisses.

Bei manchen Eltern bringen die emotionalen Schwankungen dramatische Konsequenzen mit sich, wie zum Beispiel heftige Wutausbrüche oder gar Erkrankungen wie Anorexie. Das veranschaulichen die Berichte in Teil zwei dieses Buches.

Zu den Gefühlen, die durch einen Verlust hervorgerufen werden, rechnet J. Tatelbaum: «Traurigkeit, Kummer, Schmerz, Sorge, Zweifel, Ungläubigkeit, Verzweiflung, Einsamkeit, Schuld, Reue, Ärger, Unruhe, Leere und Erstarrung sowie natürlich Liebe und Zuneigung zu den Verstorbenen, aber auch Sehnsucht nach ihnen.»[3]

Als Glenda nach dem Tod ihres zwei Tage alten Säuglings wieder zu Hause war, stellte sie fest, daß sie damit nicht fertig wurde, denn sie hatte ihr Kind nie in den Armen gehalten. Sie war nicht einmal bei der Beerdigung gewesen, weil ihre Eltern dafür gesorgt hatten, daß diese stattfand, noch ehe Glenda aus dem Krankenhaus kam.

In den Tagebüchern, die Marja in den ersten Monaten nach Patricks Tod schrieb, wird die Berg-und-Tal-Fahrt durch die verschiedenen Phasen und Kennzeichen der Trauer sehr deutlich. Sie zeigen, wie chaotisch der Weg durch die Trauer sein kann.

Patrick starb am 16. Januar, und am 6. Februar heißt es bei ihr: «Ein Teil von mir scheint gestorben zu sein. Ich kann mir nicht vorstellen, daß ich je wieder lächeln werde, daß ich noch einmal glücklich, begeistert oder eifrig sein werde. Nichts kann mich auch nur annähernd trösten. Nicht einen flüchtigen Augenblick lang kann ich mich vergessen. Bitte, lieber Gott, laß mich sterben.»

Am nächsten Tag schrieb sie: «Heute war ich endlich eine Zeitlang allein. Voller Verzweiflung fing ich an zu weinen. Ich ging durch das Haus wie ein Tier auf der Suche nach seinem Jungen.

Das Leben ist grausam, ungerecht, sinnlos, zwecklos. Ich spüre, wie mich erneut Bitterkeit überfällt, und bin entsetzt darüber, wie heftig das Gefühl ist. Ich habe keinerlei Hoffnung mehr, außer Schmerz und Verzweiflung sind alle Gefühle verstummt. Ich versuche, um Kraft zu beten, und vor allem um die Kraft, meine Angehörigen zu lieben, aber ich fühle mich so leer, ich kann nichts geben. Ich will einfach nur allein sein und heulen, schreien, toben. Vielleicht sind eines Tages alle Gefühle aufgebraucht, keine Tränen mehr übrig, und das Leben lohnt sich wieder.»

Am 22. Februar heißt es: «Ich schwanke zwischen tiefster Verzweiflung und Hoffnungslosigkeit und einer ruhigeren Stimmung, in der ich dann tatsächlich einen Hoffnungsschimmer auf zukünftige bessere Tage erblicke.»

Drei Tage später, am 25. Februar, notierte sie: «Das vergangene Wochenende war, wenn das überhaupt möglich ist, noch schlimmer als alles zuvor. Mir war, als könnte ich daran sterben. Das hat mir angst gemacht.»

Auch die Eintragungen der folgenden Tage bezeugen die tiefe Verzweiflung, den Verlust des Zeitgefühls, den Schmerz. Dazu kommen destruktive Gefühle, die von erschreckender Heftigkeit sein können. In Marjas Tagebuch steht am 9. März:

«Ich spüre eine geradezu unfaßliche Aggressivität und Wut. Das fing gestern mit der Geburtsanzeige an, die in der Post war.

Heute morgen ging ich in den Garten, wo vieles, was ich vor Weihnachten eingepflanzt hatte, zu wachsen und zu blühen beginnt. Ich spürte, daß von mir aus jemand den ganzen verdammten Garten in die Luft jagen könnte. Ich betrachtete meine Topfpflanzen, die ich jahrelang gehegt und gepflegt hatte, und dachte: ‹Hoffentlich verwelkt ihr alle und geht ein.›

Ich empfinde keine Liebe, kein Mitleid, keine Toleranz, keinen guten Willen für irgendein Lebewesen auf dieser Welt. Niemandem fühle ich mich verbunden, ich bin für nichts dankbar. Ich hasse alle meine Freunde, die zwei Kinder haben. Warum muß ausgerechnet ich diese absolute Scheiß-Erfahrung machen. Ich schreibe das alles auf, damit ich weiß, wie abscheulich und ungerecht ich sein kann. Vielleicht kann ich eines Tages jemandem helfen, wenn ich diesen Tag voller Haß nicht vergesse.»

Am 15. März: «Heute abend bin ich in einer seltsam friedvollen, ruhigen, heiteren Stimmung, beinahe glücklich.»

Am 15. April: «Zum ersten Mal wieder ein bißchen Lippenstift. An der Oberfläche fühle ich mich besser, aber darunter lauert die Verzweiflung.»

Selbstmordgedanken und -versuche

Viele trauernde Eltern erleben Augenblicke, in denen sie am liebsten sterben wollen. Sie erwägen sogar, sich das Leben zu nehmen. Deborah berichtete, sie habe lange nach dem Tod ihres Sohnes Giles an Selbstmord gedacht. Jeden Abend auf dem Heimweg von der Arbeit habe sie auf die Eisenbahngleise geschaut und sich überlegt, wie einfach es wäre, sich vor einen Zug zu werfen. Lesley sprach von dem «Todeswunsch», der sie erfaßte, nachdem ihre zweijährige Tochter gestorben war. Ein paar Monate nachdem ihr dreijähriger Sohn Daniel bei einem Unfall umgekommen war, nahm Lara eine Überdosis Tabletten, um dem Schmerz ein Ende zu bereiten.

Auch andere Familienmitglieder denken bisweilen an Selbstmord, wenn ein geliebter Bruder, eine Schwester oder ein Enkel gestorben ist. Drei Monate nachdem Doreens Sohn bei einem Verkehrsunfall ums Leben gekommen war, nahm sich ihr Vater das Leben. Er hinterließ eine Nachricht, in der es hieß, er könne den Tod seines ältesten Enkels nicht verwinden.

Marjas zweiter Sohn, Patricks älterer Bruder, sagte, er wolle sich erstechen, um Patrick im Himmel zu treffen. Als Marja ihn fragte, was sie und sein Vater dann tun sollten, schlug er vor, sie sollten sich alle miteinander erstechen, damit sie alle zusammen zu Patrick gehen könnten.

Marja sagte dazu: «Es dauert lange, diesen Selbstmordwünschen Einhalt zu gebieten. Die Heilung beginnt, wenn man anfängt, über sich selbst, über den eigenen Schmerz und den eigenen Kummer hinaus zu schauen, und wenn man wieder merkt, daß es anderen Menschen noch schlechter geht als einem selbst. Natürlich gibt es auch Menschen, denen es besser geht. Aber so ist das Leben!»

Richtig zu trauern und auch die häßlichsten Gefühle ehrlich zum Ausdruck zu bringen ist heilsam und notwendig. Menschen mit Nahtod-Erfahrung haben hingegen immer wieder betont, daß Selbstmord niemals die Antwort ist.[4] Immer wieder berichten medial veranlagte Menschen von dem Schmerz, den wir nicht nur den Menschen hier, sondern auch unseren Verstorbenen bereiten, wenn unsere Verzweiflung uns zu Selbstmordgedanken treibt. George Anderson schildert, daß er häufig vom Geist eines Verstorbenen, der Selbstmord begangen hatte, gehört habe, er bereue es: «Es mag wie ein Ausweg aussehen, wie eine Flucht vor all den Schmerzen und den Problemen hier, aber das ist es nicht.»[5]

Davon einmal abgesehen – Judy Tatelbaum faßt das Entscheidende in wenigen Worten zusammen: «Das Leben und die Liebe aufzugeben ist nicht als Denkmal für die Liebe geeignet.»

4. Was hilft?

Selbsthilfegruppen

Daß trauernde Eltern sich verzweifelt nach ihren verstorbenen Kindern sehnen, ist selbstverständlich. Gibt es irgend etwas, das ihnen hilft?

Zum Thema Trauer liegt eine Fülle von Büchern vor. Ich will hier nur wiederholen und betonen, wie ungemein wichtig es für Eltern ist, über den Tod ihres Kindes reden zu können. Nimmt man ihnen diese Möglichkeit, folgen unweigerlich Isolierung, Fremdheitsgefühle, Einsamkeit[1] und ein wesentlich längerer Trauerprozeß. Selbsthilfegruppen können dabei von enormer Hilfe sein, denn sie unterstützen trauernde Eltern bei der Erkenntnis, daß sie nicht allein sind und daß andere vor ihnen einen ähnlichen Weg gehen mußten und überlebt haben.

In vielen Ländern gibt es eine Selbsthilfegruppe, die sich «Compassionate Friends», die «anteilnehmenden Freunde» nennt. Eine solche Gruppe gibt es im deutschsprachigen Raum nicht, dafür aber regional organisierte Gruppen, die man zum Beispiel über das Rote Kreuz, über Tumorzentren oder Krankenhäuser erfragen kann.

Eine Selbsthilfegruppe besonders für Familien, die Fehlgeburten, Totgeburten und plötzlichen Kindstod erlebt haben, ist «SANDS» (Stillbirth and Neonatal Death Support). Eltern brauchen einen Ort der Trauer, betont «Regenbogen – glücklose Schwangerschaft», eine Initiative, die in der Bundesrepublik Familien in dieser schweren Situation begleiten und unterstützen hilft.

Deborah beschrieb die Wärme und das Verständnis, die ihr bei den Compassionate Friends entgegengebracht wurden. Die Einrichtung sei für sie ein sicherer Ort gewesen, wohin sie sich in der Mittagspause zurückziehen konnte, ein Ort, wo sie weder reden noch lächeln noch nett sein oder irgend etwas Bestimmtes tun mußte. Am meisten gefiel ihr daran, daß man sie einfach akzeptierte, ganz gleich wie ihr gerade zumute war.

Marja, eine der ersten, die Deborah dort kennenlernte, hatte selbst kurz nach dem Tod von Patrick begonnen, die Compassionate Friends aufzusuchen, und sagte, das habe ihr von Anfang an geholfen: «Es war ein Ort, an dem ich nach Belieben reden, schreien und toben konnte. Will sagen, uns dort überrascht nichts. Gar nichts. Wir haben es alle durchgemacht. Die ganze Wut und den ganzen Ärger und den Neid und den Haß und die Verbitterung und alle die negativen Gefühle, die man niemandem so recht erklären kann. Wir haben zum Beispiel alle den Wunsch gehabt zu sterben. Das ist normal. Man fühlt sich nur halb so einsam, wenn man ein halbes Dutzend Mütter sagen hört: ‹O Gott, ich wünschte, ich könnte einfach sterben!›

Ich durchlebte eine lange Phase, in der ich alle schlechten Nachrichten in den Zeitungen las und dachte: ‹Ja, jetzt sind wir wieder ein Stück näher dran. Bald wird alles zu Ende sein.› Ich hätte mich nie umbringen können, weil ich Verpflichtungen hatte und ein zweites Kind. Diese Alternative gab es für mich nicht, deshalb wollte ich auf andere Weise sterben. Der Rest der Welt war mir scheißegal. So egoistisch ist Trauer. Woanders würden die Leute denken: ‹Mein Gott, jetzt dreht sie vor lauter Kummer durch.› Aber bei den Compassionate Friends lachten wir immer gemeinsam über Gedanken an das Ende der Welt, an riesige Katastrophen. Und wir sprachen auch endlos über unsere Kinder, weil klar war, daß die anderen sich wirklich dafür interessierten.»

Nahtod-Erlebnisse (NTE)

Zweifellos kann alles, woran wir glauben und was wir wissen, Art und Dauer des Trauerprozesses entscheidend beeinflussen. Für alle, die nur an materielle Güter glauben, muß der Tod eines Kindes ein endgültiger und niederschmetternder Augenblick sein. Aber allen, die an ein Leben nach dem Tod glauben, stellt sich die Situation anders dar. Natürlich lastet der Verlust des Kindes auch dann schwer auf den Betroffenen, aber sie empfinden die Trennung zumindest nicht als endgültig. Eltern erzählen häufig, wie tröstlich die Gewißheit für sie ist, daß ihr Kind auf sie warten wird, wenn es für sie an der Zeit ist zu sterben.

Aber auch Menschen, die nie an ein Leben nach dem Tod geglaubt haben, beginnen zuweilen ihre Einstellung zu ändern, wenn sie etwas über Nahtod-Erlebnisse gelesen haben. Selbstverständlich ist die Vorstellung, ein sterbendes Kind lasse den Körper hinter sich wie ein abgelegtes Kleidungsstück und reise in eine Welt des Lichts, wo es von verstorbenen Verwandten oder Freunden oder engelgleichen Wesen empfangen wird, weitaus ansprechender als der Gedanke «wenn man tot ist, ist man tot, und damit basta». Aber es handelt sich nicht um ein Märchen, das erfunden wurde, um Trauernde zu trösten. Millionen Menschen in aller Welt hatten schon einmal ein Nahtod-Erlebnis, und alle schildern den Ablauf ähnlich. Das Erlebnis ist so lebendig, daß alle, denen das Glück einer solchen Erfahrung zuteil wurde, danach keine Angst vor dem Tod mehr hatten, weder für sich selbst noch für einen anderen.

Acht Monate nach Patricks Tod stieß Marja in einer Zeitschrift zufällig auf den Bericht über ein sechsjähriges Kind, das beinahe ertrunken wäre, und sein Nahtod-Erlebnis. Sie meinte: «Das war der erste Hoffnungsstrahl für mich. Das war mein Zugang zur geistigen Welt.»[2]

Es gibt häufig Berichte von Menschen, denen das Nahtod-Erlebnis den festen Glauben an ein Leben nach dem Tod geschenkt hat und sogar eine erhöhte psychische Sensibilität, die ihnen den Kontakt mit nahestehenden Verstorbenen erleichtert. Fünf der fünfzehn Geschichten im zweiten Teil enthalten Beispiele von Menschen mit Nahtod-Erfahrung, die Besuche von einem Verstorbenen erhielten. Natürlich können Begegnungen mit verstorbenen Kindern oder Geschwistern auch während eines Nahtod-Erlebnisses vorkommen.

Eine Mutter hatte ihr Nahtod-Erlebnis während einer Operation, der sie sich, vier Jahre nachdem ihre Tochter bei einem Autounfall ums Leben gekommen war, unterzog. Bis dahin hatte sie nie viel über solche Dinge nachgedacht, ihrer Meinung nach lebte ihre Tochter Petrea in ihrem Herzen und in Erinnerungen weiter. Aber bei ihrem NTE erschien ihr die Tochter.

Dorothy berichtete: «Auf einmal stand ich in hellem Licht vor meiner verstorbenen Tochter, hielt ihre Hand und erklärte ihr, daß ich wieder zu ihrer kleinen Schwester zurückkehren müsse, weil sie mich noch brauchte. Sie trug die Sachen, in denen sie auch beerdigt worden war, ihr Ballettkleid, war körperlich unversehrt und wirkte gesund. Sie sagte mir, sie verstehe das, und ich wußte, daß sie auf mich warten würde. Ich empfand Ruhe und Frieden. Das Licht zog sich in sich selbst zurück, und ich war wieder in meinem Körper.

Ich hatte keine Angst und spürte nur Frieden und Zufriedenheit. Als letztes sagte ich meiner Tochter, daß ich später, wenn ihre Brüder und Schwestern mich nicht mehr brauchten, zu ihr kommen würde, und sie nickte. Ich fürchte mich nicht mehr vor dem Tod. Ich weiß, daß meine Tochter auf mich wartet und daß ich wieder mit ihr zusammen sein kann.»

In den Jahren, in denen ich mich mit Nahtod-Erlebnissen befaßte, bin ich auf viele ähnliche Geschichten gestoßen, sowohl aus erster Hand als auch in Büchern. Robert Crookall zum Beispiel berichtet von einer Frau, die 1953 «am Rande eines Zusammenbruchs in die Klinik eingeliefert wurde». Bei ihrem Nahtod-Erlebnis spielte sich ihr Leben vor ihr ab, und sie schwebte auf ein «himmlisches Tor» zu, wo sie, wie sie sagte, «drei Menschen sah, die mir nahestanden. Sie trugen blaue Kleidung und kamen durch einen blauen Dunstschleier auf mich zu, lächelten und riefen: ‹Komm her, Mama! Hier oben ist es wunderschön!› Ich antwortete: ‹Ich komme!› Stellen Sie sich vor, wie enttäuscht ich war, als ich wieder zur Erde zurückkehrte!»[3]

Archie Matson erzählt von einem Vater, der während eines Nahtod-Erlebnisses seiner verstorbenen Frau Mary begegnete sowie der Tochter Emma, die mit vier Jahren gestorben war. Sie sagten ihm, seine Zeit sei noch nicht gekommen, aber sie würden auf ihn warten. Matson schreibt, der Mann habe noch viele Jahre gelebt, «immer in der Gewißheit, daß seine geliebte Mary und die kleine Emma lebendig waren und auf ihn warteten.»[4]

R. Moody und P. Perry schreiben von einer Frau, die ihre jüngere Schwester bei einem Nahtod-Erlebnis sah. Diese war sechs Monate zuvor bei einem Verkehrsunfall ums Leben gekommen. Sie beschrieb diese Begegnung als ein sehr ergreifendes Erlebnis: «Als ich mich außerhalb meines Körpers befand, war mir, als träfen meine Gefühle mit ihren zusammen. Der Kontakt war direkt und emotional.»[5]

Die Berichte dieser Begegnungen können nicht einfach als Wunschdenken abgetan werden. In einigen Fällen sind sehr junge Kinder verstorbenen Verwandten begegnet, von denen sie nie etwas gehört hatten. Bei Martin Ebon finden wir den Fall eines kleinen Mädchens, das verstört reagierte, als es während eines Nahtod-Erlebnisses seinem Bruder begegnete. Sie war verwirrt, weil sie nicht wußte, daß sie einen Bruder hatte. Tatsächlich war er, wie der Vater unter Tränen erklärte, drei Monate vor ihrer Geburt gestorben.[6] Ähnlich erging es Serena, die bei einem Nahtod-Erlebnis eine ihr unbekannte verstorbene Schwester traf. Serena erzählte ihrer Mutter, sie habe in einem wunderschönen Garten mit zwei kleinen Mädchen gespielt, von denen die eine Olivia hieß. Sie war überrascht, wie aufgeregt ihre Mutter reagierte, erfuhr aber erst Jahre später, daß Olivia ihre Schwester war.[7]

Brad Steiger schildert den Fall eines kleinen Mädchens, das dem Arzt und der Krankenschwester erzählte, sie habe in einem wunderschönen Garten mit anderen Kindern gespielt. Das Kind sagte: «Die anderen Jungen und Mädchen sind immer dort, aber Alice hat gesagt, ich müßte wieder fortgehen.» Die Krankenschwester wollte noch mehr über Alice erfahren, und das Kind erzählte: «Sie trug Zöpfe mit gelben Bändern, und sie hatte schwarze Haare. Und ich soll dir ausrichten, du sollst deiner Mutter einen Kuß von ihr geben und ihr sagen, daß es eurem Vater gutgeht.»

Die Krankenschwester sei verblüfft gewesen, heißt es bei Steiger, denn ihre Schwester Alice war mit sieben Jahren gestorben, und der Vater der Krankenschwester war gerade drei Monate vor dem Erlebnis des Kindes gestorben.[8] Das Kind wußte natürlich von beiden Personen nichts, bevor sie Alice in der Welt des Lichts begegnete.

Viele Menschen erfahren bei ihrem NTE Dinge, die sich als richtig herausstellen. Grace hatte ein NTE, als sie ein Kind gebar. In der anderen Welt begegnete sie ihrem verstorbenen Vater, der ihr sagte, sie werde einen Jungen bekommen und sie müsse zurückkehren, da sie ihn allein erziehen müsse. Am selben Tag noch brachte sie einen Sohn zur Welt, den sie in den letzten achtzehn Jahren allein erzogen hat.[9]

Marion, eine andere Mutter, hatte ein NTE, als ihr Sohn Gerard tot zur Welt kam. In der anderen Welt spürte sie die Gegenwart ihres neugeborenen Sohnes.

Sie erinnert sich: «Das letzte, was ich bewußt erlebte, war das körperliche Gefühl, ihn zur Welt zu bringen. Ich weiß noch, daß ich dachte: ‹Das Gefühl kommt mir bekannt vor – das Kind ist da.› Aber dann umfing mich warme, absolute Schwärze, und ich hatte das Gefühl, als bewegte ich mich nach links hinten, mit dem Kopf zuerst, ‹physisch› war ich vollkommen behütet und mit der Umgebung ganz und gar in Einklang.

Dann begann eine Art ‹Gespräch› über das Für und Wider des ‹Weiterlebens›. Es wird als ‹gedanklich-geistige Kommunikation› beschrieben.

Wer könnte dem wundervollen Gefühl des Dazugehörens schon widerstehen?

Ich dachte: ‹Ich könnte bei meinem Kind sein! Ich könnte mich zu ihm und auch zu meiner Großmutter gesellen!›

Ich bin mir nicht sicher, ob ich ihn oder meine Großmutter wirklich gesehen habe. Aber ich habe tatsächlich ein paar Leute vor mir stehen sehen. Mir war, als stünden sie auf einem Hügel, sie zeichneten sich dunkel vor einem blassen Hintergrund ab. Ich glaube nicht, daß ich jemanden im körperlichen Sinne erkannt habe. Aber ich hatte das bestimmte Gefühl, mein Kind und meine Großmutter stünden auf der rechten Seite der Gruppe. Mir war, als würden mich alle verstehen und akzeptieren. Abgesehen von dieser Erfahrung bestand das zentrale Erlebnis meines NTE für mich darin, daß ich wußte, ich würde bei meinem Kind sein.

Ich war froh, ganz und gar bei ihm zu sein. Ich weiß noch, daß ich mich über die Begegnung mit ihm ganz besonders freute. Es ging ihm zweifellos gut, und er ruhte in sich. Eigentlich war es genau das, was mich zu der Überlegung führte, was meine anderen Kinder und mein Mann wohl brauchten, und ich beschloß, wenn auch zögernd, wieder umzukehren.

Während dies alles geschah, so erfuhr ich später, wäre ich fast verblutet. Und als ich zurückkehrte, war mein Kind abgesaugt und die Nabelschnur durchtrennt. Es dauerte einige Jahre, ehe mir bewußt wurde, daß mir das Geschlecht des Kindes bereits bekannt gewesen war. Ich wußte, daß ich bei ‹ihm› gewesen war. Noch später fragte ich mich, warum ich da nicht auch seinen Namen schon kannte. Aber er bekam ihn wohl erst später am Tag. Wir nannten ihn Gerard, und wir hatten ihn sehr gern. Eine Woche später haben wir ihm Lebewohl gesagt und ihn beerdigt.»

Botschaften über ein Medium

Nach dem Tod eines Kindes suchen manche Eltern Trost und Bestätigung im Übersinnlichen und konsultieren ein Medium. Rosemary Altea, ein bekanntes englisches Medium, rät zur Vorsicht, denn obwohl es manchen Menschen aus der geistigen Welt gelingt, innerhalb weniger Stunden Kontakt aufzunehmen, kann es ebensogut sein, daß Jahre vergehen, ehe sie bereit sind, sich zu erkennen zu geben.[10] In ihrem Buch *The Eagle and the Rose* erklärt sie, wie für sie die Arbeit als Medium mit Menschen in der geistigen Welt mit einem Prozeß in zwei Richtungen zu vergleichen ist, einer Gegensprechanlage ähnlich, die auch fühlen kann. Sie hört die Botschaften nicht nur, sondern sie spürt auch alle Emotionen, die damit einhergehen. Ein Medium vermag Menschen auf der anderen Seite auch zu sehen. Altea sagt, manchmal sei es so, als säße sie vor einem sehr großen Bildschirm, auf dem jene aus der geistigen Welt erscheinen und Botschaften übermitteln.[11]

Glenda wandte sich mehrmals um Rat suchend an ein Medium und bekam viele Botschaften von ihrem Sohn Grant. Kim hingegen wandte sich an einen Künstler mit übersinnlichen Fähigkeiten, der ein Kinderporträt zeichnete, das eine verblüffende Ähnlichkeit mit ihrem dreijährigen Sohn William hatte, und der eine Reihe sehr überzeugender Kontakte weitergab.

Ich habe bereits Fälle erwähnt, in denen Menschen während eines NTE einem Verwandten begegneten, von dem sie nichts wußten. Das kann auch passieren, wenn man sich an ein Medium wendet. Eine Frau erzählte, sie habe 1989 während einer Sitzung bei einem Medium erfahren, daß der Geist ihres kleinen Bruders mit ihr Kontakt aufnehmen wolle.

Sie berichtete: «Ich sagte, ich habe keinen kleinen Bruder. Aber als ich die Sache danach mit meiner Mutter abklärte, erfuhr ich, daß ein Bruder schon als Säugling gestorben war, noch bevor ich auf die Welt kam.»

Manchen mag es seltsam erscheinen, daß ein Säugling

überhaupt von der anderen Seite aus Kontakt aufnehmen kann, aber viele Menschen hatten Kontakt mit kleinen Kindern, Säuglingen und totgeborenen Kindern, selbst mit den Seelen von Fehlgeburten. Bei George Anderson heißt es dazu ganz klar: «Die verstorbenen Säuglinge bleiben eng mit ihren Eltern, Geschwistern und anderen Familienangehörigen hier auf der Erde verbunden.»[12]

Sehr häufig fragen Eltern, die ein Kind verloren haben: «Warum?» Als Selinas Mann ein Medium um Rat fragte, erhielt er Botschaften von ihrem Sohn Geoffrey, in denen dieser ihnen mitteilte, er sei aus einem bestimmten Grund gestorben und müsse etwas erledigen. Eine solche Botschaft muß den erstaunen, der nicht damit rechnet, daß das Leben auf geistiger Ebene weitergeht. Wir erfahren von medial veranlagten Menschen und anderen, daß die Seelen verstorbener Kinder fortfahren zu spielen, zu wachsen und zu lernen. Das heißt jedoch nicht, daß sie zu beschäftigt sind und ihre Hinterbliebenen vergessen.

Nachtod-Besuche

Viele Eltern haben das Glück, von ihrem Kind besucht zu werden und so auf direktem Wege Botschaften zu empfangen. Im folgenden Kapitel werde ich verschiedene Formen behandeln, die dieser Kontakt annimmt, doch fürs erste möchte ich nur darauf hinweisen, wie hilfreich diese Art von Kontakt für die trauernden Eltern ist. Aber nicht nur Eltern empfangen Besuche und Botschaften. Auch viele Geschwister hatten Kontakt mit einem verstorbenen Bruder oder einer verstorbenen Schwester. J. H. Remmers berichtet, daß eine Woche nach dem Tod seines elfjährigen Sohnes John sein vier Jahre jüngerer Sohn Bert behauptete, er sehe seinen Bruder durch die Haustür hereinkommen. Wochenlang beharrte er darauf, John sei bei ihm und spiele mit ihm.[13]

Judy Tatelbaum war siebzehn, als ihr zwanzigjähriger Bruder David bei einem Verkehrsunfall ums Leben kam. Obwohl sie beim Anblick seines Leichnams einsehen mußte, daß er tot war, brauchte sie viele Jahre, um diese Tatsache zu akzeptieren. Ein immer wiederkehrender Traum von ihrem Bruder brachte sie noch einen Schritt weiter: «Ich erkannte, daß David mir fast zwanzig Jahre lang in Träumen mitgeteilt hatte, er lebe woanders, an einem Ort, der mir noch nicht zugänglich ist – noch nicht. Aufgrund meines analytischen Hintergrunds und meiner Skepsis dauerte es so viele Jahre, bis ich die Botschaft von einem Leben nach dem Tod annehmen konnte.»[14]

Auch Freunde und Bekannte können Nachtod-Kontakte mit verstorbenen Kindern aufnehmen. J. Martin und P. Romanowski berichten von einem Fall, bei dem eine Lehrerin einen vor kurzem verstorbenen Schüler vor sich in der Klasse sitzen sah.[15] Bill und Judy Guggenheim zitieren eine Psychologin, die mit sterbenskranken Kindern arbeitet. Etwa zwei Wochen nach dem Tod eines ihrer kleinen Patienten erschien ihr das Kind und übermittelte ihr eine Botschaft, die sie an seine Mutter weiterleiten sollte.[16]

Scott Rogo dokumentiert einen Fall, wo ein Junge von einem Freund gesehen wurde, der zu dem Zeitpunkt von dessen Tod noch nichts wußte.[17] Andrew MacKenzie schildert den Bericht einer Frau, die überrascht war, als sie den Verlobten ihrer Schwester vorbeifahren sah. Sie war ganz sicher, daß er eine halbe Stunde zuvor die Stadt verlassen hatte. Deutlich verlangsamte er die Fahrt, lächelte und winkte ihr zu, dann fuhr er weiter. Tatsächlich war er in dem Augenblick, als sie ihn sah, bei einem Autounfall ums Leben gekommen.[18]

Einer meiner Brieffreunde hatte ein ähnliches Erlebnis, indem er ebenfalls einen Freund sah, der ihm aus einem vorbeifahrenden Auto zuwinkte.

Er schrieb mir: «Ted, ein alter Freund, zog weg von hier. Ich verlor ihn einige Jahre aus den Augen, weil wir uns nicht schrieben. Eines Morgens bei der Arbeit – es war acht Uhr – sah ich meinen Freund Ted neben dem Fahrer eines vorbeifahrenden Autos sitzen. Er lächelte und winkte mir zu. Am selben Tag erfuhr ich, daß er gestorben war, und als meine Frau und ich seine Frau besuchten, sagte sie uns, er sei an dem Tag, an dem ich ihn gesehen hatte, genau um acht Uhr gestorben.»

Neben den Eltern und Geschwistern erhalten auch andere Verwandte Besuch von verstorbenen Kindern. Sir William Barrett berichtet von einem kleinen Mädchen, das einem Vetter einen Besuch abstattete, an dem es sehr hing. Sie sagte, sie wolle sich von ihm verabschieden, da sie ihn nie wiedersehen würde.[19] Das Leben von Matthew erfuhr eine tiefgreifende Veränderung, nachdem er im Traum von der kleinen Tochter seines Sohnes besucht wurde, die schon einen Monat nach ihrer Geburt an einem Hirnschaden gestorben war. «Etwa acht oder zehn Wochen nach Lauras Tod hatte ich einen sehr lebhaften Traum, in dem sie mir erschien. Ich kann mich nur selten an einen Traum erinnern, aber in diesem Fall war es beinahe so, als wäre sie noch bei mir, als ich aufwachte. Sie nahm Kontakt zu mir auf, ‹von Geist zu Geist› sozusagen, um uns mitzuteilen, daß wir nicht um sie trauern sollten. Alles sei in Ordnung. Dann erhielt ich noch eine Art unterbewußter Botschaft, ich solle mich nach einer Aufgabe in der Gemeinde umsehen, bei der ich Leuten in Not helfen könnte. Ende des Traums.

Damals war ich gerade pensioniert worden. Ich folgte dem Traum und begann, Stellenangebote zu studieren. Nach wenigen Wochen stieß ich auf eine Stelle als leitender Angestellter der Vereinigten Sterbehospize. Obwohl ich nur wenig über die Hospizbewegung wußte, bewarb ich mich und wurde unter 25 weiteren Kandidaten ausgewählt, vielleicht weil mir der Traum die Überzeugung verliehen hatte, daß dies genau die richtige Arbeit für mich war! Heute habe ich die Stelle schon fast fünf Jahre.»

Viele Menschen ignorieren Botschaften aus der geistigen Welt. Aber wer sie annimmt, wird oftmals belohnt werden, durch Wissen, aber auch Trost, Führung und vor allem Freude.

5. Nachtod-Kontakte

Liebe, Frieden und Freude

Bei meinem eigenen Nahtod-Erlebnis im Jahre 1971 war mir so unbeschwert und wohl zumute, wie ich es bis dahin noch nie erlebt hatte.[1] Sobald ich meinen Körper verließ, war ich voller Frieden. Als ich dem Licht entgegenstrebte, fühlte ich mich von Liebe gewärmt, von Freude erfüllt. Über zwanzig Jahre später, als ich begann, mit trauernden Eltern über ihre Erlebnisse nach dem Tod eines Kindes zu sprechen, erkannte ich die Schwierigkeit, Worte für an sich unbeschreibliche Begegnungen mit bedingungsloser Liebe zu finden, sogleich wieder. Wenn man bedenkt, daß diese Eltern häufig erst seit kurzem trauerten, dann sind ihre Beschreibungen von Wärme, Freude, Liebe und Frieden um so bemerkenswerter.

Glenda sagte: «Als die Vision zu Ende war, geschah etwas sehr Merkwürdiges. Ich wußte, daß dieses Wesen wieder hinter mir stand, aber ich war auch erfüllt von dem wundervollsten Gefühl von Liebe, das ich gar nicht erklären kann. Wissen Sie, wenn man jemanden liebt, spürt man, wie die Liebe zu ihm hinfließt, diesmal spürte ich körperlich, wie sie auf mich zukam. Es war, als fließe Regen über meinen Kopf, mein Gesicht und meine Schultern. Ich stand einfach da und sagte: ‹Vielen, vielen Dank, das war schön!›»

Unsichtbare Gegenwart

Eine der geläufigsten Erfahrungen, von denen trauernde Eltern berichten, ist das Empfinden von Nähe. Es ist kein bewußter Akt, weil sie gerade an das verstorbene Kind denken, vielmehr eine konkrete Erfahrung mit einem Anfang und einem Ende, die überall und jederzeit stattfinden kann, auch dann, wenn der Vater oder die Mutter noch nicht weiß, daß das Kind gestorben ist.

Trauernde Eltern spüren nicht allein die Gegenwart ihres Kindes, sondern sie empfinden auch seine Stimmungslage oder empfangen eine von ihrem Kind emotional an sie weitergegebene Botschaft. Wenn Eltern sich der Gegenwart ihres Kindes bewußt werden, kann ihnen, auch wenn sie nichts sehen, gleichwohl klar sein, was es gerade macht.

Jemandem, der diese Erfahrung nicht gemacht hat, ist nur schwer zu vermitteln, wie lebensecht sie wirkt. Die früheste Erfahrung dieser Art hatte ich als Kind kurz nach dem Tod meines Urgroßvaters. Eines Abends saß ich in meinem Zimmer und malte, und mit einemmal war er bei mir. Ich war interessiert und neugierig, aber ich dachte damals nicht weiter darüber nach. Später, als ich neunzehn war, spürte ich die Gegenwart der Großmutter meines Verlobten. Alsace war eine Frau in den Achtzigern, die auf der anderen Seite der Erde in Frankreich lebte. Ich hatte sie nie kennengelernt, aber wir hatten in Briefen eine starke emotionale Beziehung aufgebaut. In ihrem letzten Brief hatte sie sehr lieb geschrieben und sich darüber beklagt, daß sie noch acht Monate warten müsse, bis wir uns endlich kennenlernen würden. Eines Abends stand ich im Bad. Plötzlich wußte ich, daß sie bei mir war. Ich spürte, wie sie mich anschaute, und ich war sicher, daß sie sich freute, mich endlich zu sehen. Am nächsten Tag erfuhr die

Familie meines Verlobten, daß sie verstorben war. Manchen mag es merkwürdig vorkommen, aber selbst heute, nach mehr als dreißig Jahren, empfinde ich noch immer Zuneigung und Liebe zu dieser Frau, die mich besuchen kam.

Vor knapp zwei Jahren mußte ich leider meinen vierzehnjährigen Dalmatiner beim Tierarzt einschläfern lassen. Ich saß auf dem Boden und hielt ihn in den Armen, als der Tierarzt ihm die Spritze setzte, und während ich spürte, wie das Leben aus ihm schwand, war ich plötzlich wie eingehüllt in ein Gefühl von Wärme und Frieden. Diese Erfahrung rührte mich und meinen Mann, der auch dabei war, sehr. Am selben Tag noch legte ich mich hin, um auszuruhen, und als ich mich zur Wand drehte, spürte ich plötzlich die Nähe des Hundes, und ich konnte ihn tatsächlich riechen. Ich rührte mich nicht, denn ich wollte nicht, daß er wieder fortging. Der Geruch blieb eine Weile, aber dann war er so abrupt, wie er gekommen war, verschwunden und ist seither nie wiedergekehrt.

Geruch

In den vergangenen Jahren habe ich mit vielen Menschen gesprochen, die im Zusammenhang mit ihnen nahestehenden Verstorbenen Gerüche wahrgenommen haben. Maggies Erfahrungen mit dem Hund ihres Sohnes fallen mir sofort ein, wenn ich an den Tod meines Hundes denke. Aber natürlich haben mir auch viele Eltern erzählt, daß sie während eines Nachtod-Erlebnisses einen Geruch wahrgenommen haben, den sie mit ihrem Kind in Verbindung bringen.

Einige Menschen erzählten Bill und Judy Guggenheim,

sie hätten den Duft von Blumen wahrgenommen, obwohl keine Blumen in der Nähe waren. Eine Mutter, deren einundzwanzigjähriger Sohn durch einen betrunkenen Fahrer ums Leben kam, las gerade die Zeitung, als sie plötzlich, wie sie sagte, «intensiven Blumenduft wahrnahm! Es roch nach Maiglöckchen. Da merkte ich, es ist Bryce! Es war Muttertag, und es war ein Geschenk meines Sohnes. Es war seine Art zu sagen: ‹Mutter, ich bin noch hier. Ich bin dir nahe. Ich denke an dich, vor allem am Muttertag.›»[2]

Doreens Sohn Duane, der bei einem Verkehrsunfall ums Leben kam, liebte Gartenarbeit und Blumen. Nach Duanes Tod hatten sowohl Doreen als auch ihr Bruder Erlebnisse, die mit intensivem Blütenduft einhergingen. Die erste Erfahrung dieser Art machte Duanes Onkel am Nachmittag nach der Beerdigung. Als er im Garten arbeitete, roch er plötzlich Lavendel, obwohl es in seinem Garten keinen Lavendel gab. Er sagte, der Duft sei schön, aber flüchtig gewesen.

Das nächste Erlebnis hatte Doreen selbst. Sie erzählte: «Ich war allein zu Hause und wie gewöhnlich in Gedanken bei Duane. An der Westseite des Hauses befindet sich eine Schiebetür, die auf eine Veranda führt. Von dort aus hat man einen Blick über Buschwerk hinweg auf das Meer. Durch die offene Schiebetür drang ein wunderbarer Duft, den ich noch nie zuvor wahrgenommen hatte. Ich ging durch das ganze Haus und suchte nach der Quelle des Duftes, aber ich konnte sie nirgends außer an der offenen Schiebetür entdecken. Ich trat auf die Veranda hinaus, und der Duft schien nur eine Linie zu bilden, rechts und links davon war nichts zu riechen. Und als ich die Veranda verließ, war er überhaupt nicht mehr da. Ich ging wieder ins Haus und stellte mich einfach neben die Schiebetür. Der Duft war schön, und tiefer Friede legte sich über mich. Ich wußte den Geruch nicht einzuordnen, aber ich spürte, daß es Duane war.»

Monate später, als Doreen und ihr Bruder Anthony zusammensaßen, den Autopsiebericht lasen und Fotos von Duane betrachteten, tauchte der Geruch wieder auf.

Doreen sagte: «Während wir dort saßen, drang der Duft wieder durch die offene Schiebetür. Anthony lief quer durch das ganze Haus, ging hinaus, kam wieder herein und versuchte herauszufinden, woher er kam. Genau wie ich stellte er fest, daß er in einer geraden Linie aus dem Nichts kam, nur eine kleine Linie an der Veranda und rechts und links nichts. Ich blieb einfach im Wohnzimmer sitzen, das Gesicht der offenen Schiebetür zugewandt. Mit der leichten Brise kam der Duft direkt auf mich zu, und ich empfand wieder Wärme und Frieden. Auch Anthony spürte es. Am nächsten Tag sah Anthony im Garten vor der Veranda und im Buschwerk bis hinunter an den Strand nach. Aber er entdeckte nichts, was den Duft hätte verursachen können. So nahe am Strand habe ich Schwierigkeiten, Blumen anzupflanzen, daher gibt es im Garten oder auf der Veranda auch keine Blumen, und auf dem Grundstück nebenan steht ein Strandhaus, und dort wächst nur Rasen. Es gab nichts, was den herrlichen Duft hätte erzeugen können.»

Berührung

Viele trauernde Eltern, mit denen ich sprach, hatten nach dem Tod ihres Kindes eine Art Körperkontakt mit ihm. Glendas Erfahrungen reichten von einer zarten Berührung an der Schulter bis hin zu einem spielerischen «Klaps».

Manche Kontakte sind fließend. Kim sagte zum Beispiel,

William habe sie, als er noch lebte, oft an den Haaren gezogen. Hin und wieder habe sie auch nach seinem Tod noch das Gefühl gehabt, er ziepe an ihren Haaren, um sie wissen zu lassen, daß er noch da sei. In unterschiedlichen Situationen kann das Bewußtsein von einer Berührung eine Zeitlang anhalten und sogar mit anderen Wahrnehmungen einhergehen. Einige Eltern haben mir berichtet, daß sie eine Berührung der Lippen ihres Kindes oder die Wärme einer Umarmung gespürt haben. C. Eason gibt die Geschichte einer Frau wieder, deren Kind mit einer Vielzahl von Behinderungen zur Welt kam und drei Monate nach der Geburt starb. Ein paar Monate nach dem Tod ihres Sohnes spürte sie eines Tages plötzlich das Gewicht des Säuglings auf dem Arm. Weinend drückte sie ihn an sich, empfand aber diese Erfahrung als sehr tröstlich.[3] Eine andere Mutter, deren Schwangerschaft nach achtzehn Wochen mit einer Fehlgeburt endete, erfuhr die Gegenwart ihres Kindes ein paar Wochen später durch ein Gefühl der Wärme.

Sie sagte: «Ich fühlte mein kleines Kind ganz nahe bei mir. Ich spürte seinen warmen, weichen und lieben Körper ganz deutlich, seine Wange lag an meiner Wange, seine Haut berührte meine. Ich hielt ihn fest und küßte, streichelte und liebkoste ihn.»[4]

Etwas Ähnliches erlebte eine Frau, die Crookall zitiert. Die Mutter sagte: «Nach ein paar Sekunden erschien mir mein Sohn. Er lächelte und streichelte mein Gesicht. Seine Berührung fühlte sich leicht wie Spinnweben an. Er legte die Arme um mich und hob meine Seele aus dem Körper. Außerhalb des Körpers waren wir beide stabil, und seine Arme waren so stark und muskulös wie die Arme eines Mannes aus Fleisch und Blut.»[5]

R. Moody und P. Perry berichten ebenfalls von einer Frau, deren Sohn sie in den Arm nimmt und «hochhebt».[6]

Viele andere Phänomene wurden mitgeteilt, so C. Eason zum Beispiel von einem Ehepaar, das häufig das Gewicht des Sohnes Robbie auf dem Bett spürte. Offenbar hatte er es sich zu Lebzeiten angewöhnt, am Morgen eines besonders ereignisreichen Tages, wie zum Beispiel zu Weihnachten oder an Geburtstagen, hereinzustürmen und auf dem Bett der Eltern auf und ab zu hüpfen. Das setzte sich nach seinem Tod fort.[7]

Manipulation unbelebter Objekte

Häufig stoßen wir auf Berichte von Gegenständen, die sich bewegt haben. Von Lesley erfahren wir, daß ein Spielzeughase von einer Puppenwiege auf eine Tasche gewandert war, als niemand im Haus war. In einigen Fällen geht die Bewegung sogar noch weiter. Glenda zum Beispiel war «verblüfft», als ein Sparbuch aus einer Schachtel auf einem Schrank verschwand. Einige Tage später fand es sich im Handschuhfach des Wagens der Familie wieder.

Bei D. S. Rogo finden wir das Beispiel einer Krankenschwester, «einer sehr ordentlichen Person», die ihre Schlüssel stets auf einen bestimmten Tisch legt, wenn sie in ihre Wohnung kommt. Eines Tages verschwanden die Schlüssel und wurden erst Tage später, scheinbar durch Zufall, gefunden, als sie eine selten benutzte Schachtel öffnete, weil sie einen Korken für eine Medizinflasche brauchte. Die Schlüssel lagen zwischen den Korken.[8]

Glenda sagte nach dem Ereignis mit dem Sparbuch:

«Ich konnte nicht begreifen, wieso es im einen Augenblick noch da gelegen hatte und im nächsten Augenblick ganz woanders war. Ich weiß nicht, wie sie es machen. Es hat mich verblüfft. Ich kam gar nicht darüber hinweg.»

Manchmal hat sich unsere materielle Welt nur unwesentlich verändert. Meg erzählte mir von einem Schaukelstuhl, der offenkundig ohne fremde Einwirkung schaukelte, und Maggie sprach von Glocken an einer Wand, die zu läuten begannen. Gary hörte beim Sägen, wie ein Türknauf gedreht wurde, obwohl niemand in der Nähe war. Eason führt das Beispiel eines Vaters an, der einen Schreck bekommt, als sich plötzlich Töpfe und Pfannen auf dem Herd bewegen, [9] und J. H. Remmers hat die Betten seiner Kinder hin und her schwanken gesehen:

«Wir blieben wie angewurzelt stehen und haben genau gesehen, daß die großen Bettpfosten hin und her schwankten. Ich wollte meinen Augen nicht trauen. Doch als ich einen der Pfosten festhielt, schwang mein Arm zu meiner größten Verblüffung mit dem Bett hin und her.» [10]

Ein anderes Phänomen, das von trauernden Eltern berichtet wird, ist das Ein- oder Ausknipsen von Schaltern. Bill und Judy Guggenheim zitieren eine Mutter, die drei Wochen nach dem Tod ihrer Tochter im Bett saß und las, als sie von unten Musik hörte. Als sie hinunterging, um nachzusehen, stellte sie fest, daß das Radio lief und das Lied «How do you talk to an angel?» spielte.[11]

Geräusche und Botschaften

Trauernde Eltern beschreiben sehr oft, die Stimme des verstorbenen Kindes gehört zu haben. Manche Eltern haben mir jedoch auch erzählt, sie hätten Phantomgeräusche vernommen. J. H. Remmers berichtet, daß er und seine Frau ungefähr fünf Monate nach dem Tod ihres elfjährigen Sohnes John Klopfgeräusche am Kopfende ihres Bettes hörten. Als sie fragten, ob es John sei, erhielten sie eine spontane, freudige Reaktion.[12] Fünf Monate zuvor hatte sich Remmers, wie er sich erinnert, an Johns Todestag ausgeruht und Atemgeräusche vernommen: «Ich lag mit der rechten Wange auf dem Kissen. Allmählich wurde ich mir gleichmäßiger Atemzüge bewußt, die mir über das Gesicht strichen, als läge jemand an meiner Seite und schaute mich an.» [13]

Einige Jahre später stieß Remmers bei Alexandre Dumas auf den Bericht ähnlicher Erfahrungen. Offenbar war Dumas' Vater kurz vor seinem Tod zu ihm gekommen: «Er spürte warmen Atem auf dem Gesicht und vernahm eine Stimme: ‹Alexandre, ich bin gekommen, dir Lebewohl zu sagen. Sei ein guter Junge, und sei lieb zu deiner Mutter.›»[14]

So eine kurze, persönlich gehaltene Botschaft hört man häufig von trauernden Eltern. Maggie hat die Stimme ihres Sohnes vernommen, der ihren Namen rief. Beverley hörte ihren Sohn sagen: «Alles Gute, Mama!» B. und J. Guggenheim schließlich zitieren einen Psychiater, der seine verstorbene fünfzehnjährige Tochter hörte: «Ich hab dich lieb, Papa!»

Der Vater sagte: «Da ich von Berufs wegen ein sehr nüchterner, wissenschaftlich orientierter Mensch war, hatte ich damit wirklich nicht gerechnet.»[15]

Es gibt auch Eltern, denen das Glück widerfährt, ihr Kind sowohl zu hören als auch zu sehen. R. A. Moody und P. Perry teilen die Geschichte eines Vaters mit, der den Tod seiner Tochter vor fünf Jahren nicht bewältigt hatte. Eines Nachts erschien sie neben seinem Bett. Sie sah wunderschön aus, «glücklich und strahlend».

Und, so heißt es bei ihm: «Sie sagte immer wieder zu mir: ‹Sei ganz ruhig. Ich kann nicht lange hier bleiben, aber du mußt dir keine Sorgen machen. Mir geht es gut.›»

Und das war's. «Sie sagte: ‹Mach's gut›, und dann war sie fort.»[16]

Manche Eltern können sich sogar mit ihrem Kind unterhalten, obwohl sie nicht in der Lage sind, ihr Kind zu sehen. Meg führte nach dem Tod ihrer dreizehnjährigen Tochter Lisa mehrmals Gespräche mit ihr.

Einmal bereiteten Meg und ihre anderen Kinder ein Picknick vor, als, wie Meg sagte, «ich es plötzlich spürte. Ich stand am Tisch und schmierte Brote, und Lisa lief hinter mir in die Küche und sagte: ‹Kann ich auch mitkommen, Mama?› Und ich sagte: ‹Natürlich, Lisa.› Und dann herrschte absolute Stille. Alle hörten auf zu arbeiten und schauten mich an. Und ich sagte: ‹Ach, eure Schwester war gerade hier.›»

Andere Eltern wiederum können ihr Kind sehen und mit ihm reden. Eines Abends saß Maggies Mann im Bett und las, als er eine Bewegung wahrnahm. Er schaute über den Brillenrand und erblickte seinen Sohn Michael, der am Fußende des Bettes saß. Er sagte: «Michael, was machst du denn hier? Du bist tot.»

Michael lächelte ihn an und sagte: «Ja, ich bin tot und wiederum nicht. Ich bin hier bei dir.»

Michael lächelte wieder. Dann war er verschwunden.

Ich habe bereits mehrere Fälle erwähnt, in denen Kinder, die noch nicht sprechen konnten, nach dem Tod in der Lage waren zu reden. So erhielt Matthew von seiner Enkelin, die erst vier Wochen alt war, als sie starb, den Rat, er solle sich eine Arbeit in der Gemeinde suchen. Bei Bill und Judy Guggenheim finden wir das Beispiel eines fünf Monate alten Kindes, das während einer wunderbaren Vision mit seiner Tante sprach.[17]

Visionen

Viele trauernde Eltern berichten, daß sie ihr Kind gesehen haben. Sie können das Kind in einer vertrauten häuslichen Umgebung sehen, so wie Glenda, als sie die Treppe hinunter kam und Grant auf einem Stuhl sitzen sah, oder wie Selinas Mann, als ihm Geoffreys beruhigende Nähe in einem kritischen Augenblick bewußt wurde.

Bill und Judy Guggenheim zitieren eine Mutter, die, ein Jahr nachdem ihre beiden Söhne ertrunken waren, in der Küche stand, um den Geschirrspüler einzuräumen, als einer von beiden plötzlich erschien und sich an den Kühlschrank lehnte.

Sie berichtete: «Er sah sehr gesund und glücklich aus. Er trug wie zu seinen Lebzeiten ein braunkariertes Hemd und eine braune Cordhose. Er wirkte sehr stabil und so lebendig, daß ich den Eindruck hatte, ich könnte ihn berühren.»[18]

Doch manchen Eltern, die sich selbst als fest in der alltäglichen Realität verankert erleben, erscheint das Kind auf unwirkliche Art und Weise. Jean sagte zum Beispiel von ihrer Tochter Lindsay: «Ich konnte sie sehen – immer am selben Ort, immer rechts von mir und etwas oberhalb. Und sie hat immer gelächelt.»

Eine Mutter hatte durch einen Anruf erfahren, daß die Polizei zu ihr unterwegs sei. Sie eilte zur Haustür und war verblüfft und erstaunt, als sie gleichsam in der Diele schwebend ihre vierzehnjährige Tochter und ihren verstorbenen Schwiegervater vor sich sah. Wenige Augenblicke später teilte ihr die Polizei mit, ihre Tochter sei bei einem Verkehrsunfall ums Leben gekommen.[19]

Viele Eltern berichten, ihr Kind sei von Licht umgeben gewesen, als sie es sahen. Eine Frau sagte, sie habe ihre

Tochter oft in leuchtend blauem Lichtschein gesehen.[20] Und W. Barrett zitiert Daisy, ein sterbendes Kind, das in den letzten Tagen vor seinem Tod häufig von seinem verstorbenen Bruder besucht wurde. Als ihre Mutter sie fragte, ob er Kleidung trage, antwortete Daisy: «Oh, nein, keine Kleider wie wir. Da ist etwas so Feines, Dünnes und Glänzendes, so weiß.» Daraufhin zitierte ihr Vater aus den Psalmen: «Er ist in Licht gekleidet wie ein Gewand.» «Oh, ja, so ist es», antwortete sie.[21]

Bei C. Eason wird das Erlebnis einer Frau mitgeteilt, deren achtjähriger Sohn Matt an einem Hirntumor starb. Sie berichtete: «Plötzlich tauchte in der Dunkelheit eines späten Winternachmittags ein warmer Tunnel auf, an dessen Ende Licht war. Es wurde klarer und kam näher, und am Ende stand Matt.»[22]

Nach einem tragischen Autounfall, an dem Megs dreizehnjährige Zwillinge und zwei ihrer besten Freundinnen beteiligt waren, ging sie entschlossen über einen Flur im Krankenhaus, als sie wie angewurzelt stehenblieb, weil ihr der Geist ihrer Tochter Lisa erschien. Sie beschreibt, sie sei von einem überwältigenden Gefühl von Liebe eingehüllt worden: «Lisa war ein Kind, das immer glücklich war, viel lachte, hüpfte und tanzte – sie war fast immer in Bewegung –, und ich konnte sie den mit Blumen gesäumten Pfad entlang tanzen sehen zwischen herrlichen grünen Hügeln und einen Fluß in der Ferne. Das Ganze war in ein ungewöhnlich strahlendes Licht getaucht. Und sie war so glücklich und froh.»

Dieser kurze Blick in die Welt des Lichts, der nur wenigen zuteil wird, wurde auch von anderen Eltern beschrieben. Wie in Megs Fall haben viele den Eindruck, daß sie die Vision aus der Position des eigenen Körpers wahrnehmen, während andere sicher sind, ihren Körper zu verlassen und Bestandteil der Vision zu sein. Rosemary zum Beispiel befand sich plötzlich außerhalb ihres Körpers und war zunächst voller Panik, bis sie die Gegenwart ihrer Tochter neben sich spürte. Dann wurde sie durch die andere Welt geführt.

Sie erzählte: «Ich spürte intensiv, daß Kellie da war und mir zeigte: ‹Hier bin ich jetzt. Mach dir keine Sorgen, mir geht es gut.›»

Gary, der drei Wochen nach Jaimees Tod im Busch zeltete, hatte sich gerade zur Ruhe begeben, als er sich plötzlich außerhalb seines Körpers befand. Er sagte: «Ich strich durch den Busch, und es war, als wäre hellichter Tag. Ich bewegte mich mit unglaublicher Schnelligkeit. Ganz plötzlich hielt ich an, und es war, als liefe ich im Kreis. Dann begann ich, Menschen zu sehen, und sie hatten alle einen Glanz um ihren Körper.»

Manche trauernde Eltern beschreiben Visionen von der anderen Welt, die sie in einem Traumzustand haben. Lesley und ihre kleine Tochter Autumn zum Beispiel erlebten gemeinsam einen «Traumbesuch» von Jaimee. Andere wiederum haben ihre Erlebnisse während einer Meditation.

Das Bedeutendste einer Vision ist die Erkenntnis, daß das Kind körperlich gesund ist. Es ist für die Eltern außerordentlich erleichternd festzustellen, daß physisches Leiden mit dem Körper stirbt. Nach dem Tod können Blinde sehen, Querschnittsgelähmte sind frei von irdischen Behinderungen, AIDS-Opfer überstehen die durch ihre Krankheit bedingten Gebrechen, und schwerverletzte Unfall- oder Mordopfer sind unversehrt.

E. Kübler-Ross teilt die Geschichte einer trauernden Mutter mit, deren Tochter brutal vergewaltigt und ertränkt wurde. Eines Tages, als sie auf dem Bett lag, sah die Mutter helles Licht durch das Fenster dringen. Dort stand ihr kleines Mädchen mit ausgestreckten Armen, strahlend und gesund.[23] Eine andere Mutter, deren zwölfjährige Tochter nie sprechen oder gehen konnte, vernahm am Tag der Beerdigung die Stimme ihrer Tochter: «Mach dir keine Sorgen um mich, Mama, mir geht es jetzt gut.» Und eine Woche danach sah ein Kind, das gerade im Haus war, sie vorbeigehen.[24]

George Anderson, ein Medium, berichtet von einer Sitzung, die er für einen Mann durchführte, dessen achtjährige, beinahe blinde und geistig behinderte Tochter vor kurzem gestorben war. Während der Sitzung gab das Kind zu verstehen, daß es ihm jetzt gutgehe. «Sie sagt, man solle nicht an ihre Krankheit oder geistige Behinderung denken. Sie sagt: ‹Das war mein Körper. Mein Geist ist hier. Ich kann sehen, und ich kann hören. Und mein Gehirn arbeitet normal.›»[25]

Eine Mutter, deren Kind mit dem Down-Syndrom zur Welt kam und zwölf Monate nach der Geburt an einem angeborenen Herzfehler starb, hatte vier Monate nach dem Tod ihres Sohnes eine Vision. Sie berichtete: «Ein Lächeln lag auf seinem Gesicht, und er sah so glücklich und gesund aus, wie ich ihn nie gesehen habe! Er war erfüllt von Frieden und Freude und Liebe. Joey zeigte mir, daß er an einem sehr schönen Ort war und daß der Schmerz, den er hier auf Erden erleiden mußte, fort war. Ich habe mich so für ihn gefreut.»[26]

So erstaunlich es auch klingen mag, ich habe verschiedentlich trauernde Eltern erlebt, die mir erzählten, sie seien während der Visionen so froh für ihr Kind gewesen, daß sie seine Rückkehr nicht wünschten, selbst wenn es möglich gewesen wäre. Martine, deren Tochter an Leukämie starb, sagte: «Die Leute sagten immer zu mir: ‹Du bist sicher sehr traurig.› Aber ich war nicht traurig für sie! Ich fühlte mich für mich traurig, nicht für sie.»

Die Chance, innerlich zu wachsen

Das chinesische Schriftzeichen für Krise umfaßt sowohl negative als auch positive Aspekte. Bei Carol und Dougald McLean heißt es: «Der erste Teil des Wortes bedeutet Vorsicht oder Gefahr. Der zweite Teil hat eine ganz andere Bedeutung, nämlich Gelegenheit zum Wandel.»[27]

Weiterzuleben und das Leben nach einer Krise, wie sie der Tod eines Kindes darstellt, wieder aufzunehmen, ist eine schwere Entscheidung. In sich selbst die Fähigkeit zu entwickeln, damit fertig zu werden und den Mut zu fassen, das Kind loszulassen und weiterzumachen, ist wohl eine der schwierigsten Prüfungen im Leben. Aber wer diese Erfahrung gemacht hat, erlebt anschließend einen Wandel in seinen Einstellungen, seinem Glauben und seinen Werten, der oft zu einer Lebensphase mit außergewöhnlichen Veränderungen und einem Wachsen führt. Eine Mutter, deren Geschichte bei Bill und Judy Guggenheim geschildert wird, hat alle drei Söhne durch Mukoviszidose verloren. Nachdem sie beschlossen hatten, mit sterbenden Kindern und deren Familien zu arbeiten, legte sie die Aufnahmeprüfung an einer Schwesternschule ab. Aber im Laufe der Zeit geriet ihr Entschluß ins Wanken.

Dann erhielt sie eines Nachts im Traum Besuch von ihren Söhnen. «Bryan lächelte mich an, breitete die Arme aus und umarmte mich . . . Ich sagte: ‹Bryan, was tust du hier? Du siehst so gut aus!› Er sagte: ‹Es geht mir gut, Mutter. Ich mußte zurückkommen, um dich an das zu erinnern, was du mir beigebracht hast.›

Ich fragte: ‹Was ist das denn?› Er erwiderte: ‹Mutter, du mußt deine Träume ernst nehmen. Tu, was du für richtig hältst, und strebe nach dem, was dir wichtig ist. Oft ist es gerade das, was Gott von uns will.›

Die Post kam am nächsten Tag zur Mittagszeit, und ich erhielt meine Zulassung zur Schwesternschule! Da wußte ich, daß ich Krankenschwester werden sollte!

Inzwischen bin ich ausgebildete Krankenschwester und arbeite in der Kinderabteilung und betreue Eltern von Kindern mit Mukoviszidose. Ich habe wirklich das Gefühl, ich bin am richtigen Platz.»[28]

Das Gefühl, eine Bestimmung zu erfüllen, wird von Eltern häufig berichtet. Das eigene Leben, die eigenen Erfahrungen und die neugewonnenen Erkenntnisse anderen trauernden Eltern zugute kommen zu lassen, kann enorm befriedigend sein und außerdem das eigene Leben von Grund auf verändern. Viele übernehmen ehrenamtliche Tätigkeiten. Meg zum Beispiel arbeitet in einem Sterbehospiz, und Marja half bei den Compassionate Friends unzähligen Eltern. Einige sprechen von Toleranz und Mitgefühl, die zugenommen haben, andere von einem veränderten Bewußtsein der geistigen Seite des Lebens.

Marja schrieb noch elf Monate nach Patricks Tod in ihr Tagebuch: «Langsam und allmählich mache ich kleine Fortschritte und fange an, mich viel wohler zu fühlen, so als würde sich ein dunkler Schleier von mir heben. Manchmal empfinde ich beinahe so etwas wie Begeisterung. Als B. kam, ertappte ich mich, daß ich ihr erzählte, zuweilen sähe ich eine Zukunft aufblitzen, die noch erfüllter sein könnte, als wenn ich Patrick hätte behalten können. Gelegentlich fühle ich das tatsächlich, mir ist dann, als wäre ich innerlich enorm gewachsen, was nicht hätte passieren können und auch nicht passiert wäre, wenn Patrick am Leben geblieben wäre. Es ist rätselhaft, und ich frage mich, wohin diese neue Erkenntnis mich führen wird. Die Zukunft ist ein offenes Buch. Und sie ist vielleicht aufregender als die Vergangenheit.»

Eine Woche nach dem Tod seiner Frau und seiner Tochter sagte Edwards Großmutter zu ihm: «Der Schmerz und die Härten des Lebens machen dich bitter oder besser. Es liegt an dir, was du daraus machst.»

Es liegt allein an uns. Entweder wir ziehen uns in Leid und Dunkelheit zurück, oder wir können, gestärkt durch die Erfahrung, das verstorbene Kind ehren, indem wir uns selbst treu bleiben, unsere Trauer durchleben, unseren Träumen folgen und mutig das Leben neu in Angriff nehmen.

Teil zwei

Die Erfahrungsberichte

Karina und Jamie

Karina rief mich eines Tages an. Sie hatte meine Telefonnummer von einer gemeinsamen Bekannten bekommen, die Seminare über Nahtod-Erfahrungen abhielt. Karina berichtete mir von ihrer Erfahrung. Ihr Sohn Jamie war im Alter von sechs Wochen an plötzlichem Kindstod gestorben. Sie war damals in der Forschung tätig und befaßte sich mit dem Thema «Sterbehilfe». Wir sprachen ziemlich lange über unsere jeweilige Arbeit und beschlossen dann, uns einmal zu treffen.

«Bei meinem ersten Kind, Michael, und dann wieder beim dritten, Kit, waren wir uns schon vor der Geburt über die Namen einig gewesen. Bei Jamie war das nicht so, und ich denke rückblickend: Unbewußt war mir klar, daß er nicht bleiben würde.

An dem Tag, bevor er starb, hatte ich ihn in die Klinik gebracht. Er hatte 230 g zugenommen, und ich weiß noch, wie ich die Krankenschwester fragte, ob ich ihn wegen seiner Erkältung dem Arzt vorstellen sollte. Sie antwortete: ‹Ach, wissen Sie, wenn Sie wegen jedem Schnupfen Ihres Kindes zum Arzt rennen, können Sie gleich in der Praxis bleiben.› Aber er hatte einen Ausschlag im Gesicht, und meine Mutter, sie ist Krankenschwester, hatte sich überlegt, daß es sich um Staphylokokken-Ausschlag handeln könnte. Aber da wir sie immer als Bangemacherin hinstellten, sagte sie nichts.

Als er starb, waren wir in Sydney, im Haus meiner Mutter, weil ich meinen Wagen verkaufen wollte. Daher waren nur Michael, Jamie, mein Mann Harry und ich da. Wir verkauften den Wagen am Nachmittag. Dann habe ich Jamie gefüttert und zu Bett gebracht, ich habe ihn gegen sechs Uhr in seine Wiege gelegt. Er war knapp sechs Wochen alt. Natürlich stellt man sich nachher die ‹Schuldfrage›: Warum bin ich nicht sofort umgekehrt, um noch einmal nach ihm zu sehen? Ich habe getan, was ich auch sonst immer tat – ich habe ihn in seine Wiege gelegt, gehorcht, ob er nach ein paar Minuten aufhörte zu schreien, und dann habe ich mich eilig auf den Weg gemacht, um fürs Abendessen zu sorgen.

Ich weiß noch, daß ich zu meinem Mann sagte: ‹Ich gehe schnell und hole etwas zu essen, damit wir zu Hause sind, wenn er wieder gefüttert werden muß.› Denn er bekam noch alle vier Stunden eine Mahlzeit. Ich habe irgendwie versucht, alles auf die Reihe zu kriegen: Michael zu baden und zu füttern und so weiter. Gegen acht Uhr haben wir unsere Sachen gepackt, um nach Hause zu fahren. Harry ging ins Haus. Da hörte ich ihn rufen: ‹Oh, mein Liebes!› Ich rannte ins Schlafzimmer. Jamie lag in der Wiege, und sein Gesicht war fast wie ein Oval, und der innere Teil des Gesichts war weiß. Er war tot. Nun ja, ich war mir nicht sicher, ob er tot war, deshalb versuchte ich, ihn wiederzubeleben. Dabei hörte ich Flüssigkeit in seinen Lungen rasseln. Ich drehte ihn um, und etwas Flüssigkeit rann aus den Lungen auf den Teppich. Ich habe es meiner Mutter nie gesagt, aber jedesmal, wenn ich in das Haus kam, sah ich den Flecken. Sie konnten ihn nicht entfernen. Wir riefen den Arzt an, und ich weiß noch, daß ich Stoßgebete zum Himmel schickte, während ich weiter Wiederbelebungsversuche unternahm. ‹Gott, gib mir mein Kind zurück!› Oder: ‹Oh, Gott, laß ihn nicht tot sein!› So ähnlich jedenfalls. Ich kann mich an den genauen Wortlaut nicht mehr erinnern, aber ich erwähne es deshalb, weil es später auf mich zurückkam.

Auf jeden Fall kam der Arzt, und ich weiß noch, daß ich ihn fragte: ‹Er ist doch nicht tot?› Er antwortete: ‹Doch, meine Liebe.› Dann holte uns der Arzt ins Wohnzimmer. Unterdessen kamen die Leute vom Bestattungsinstitut, um das Kind mitzunehmen.»

CS: «Ging das alles so schnell?»

Karina: «Er war noch keine halbe Stunde tot, da nahmen sie ihn schon mit. Sie haben mich nicht einmal gefragt, ob es mir recht sei. Sie haben ihn einfach mitgenommen. Alles, was in dieser Zeit geschah, war barbarisch. Sie haben zwar gesagt, wir könnten ins Bestattungsinstitut kommen und ihn noch einmal sehen, aber das wollte ich nicht. Meine Mutter sagte mir später, ich hätte lieber hingehen sollen, denn er habe wie eine kleine Puppe ausgesehen. Aber ich entgegnete: ‹Ich glaube, danach hätte ich ihn noch mehr vermißt.› Vielleicht wäre es aber in mancher Hinsicht besser gewesen, denn so behielt ich sein weißes Gesicht und die Flüssigkeit auf dem Teppich in Erinnerung. Nun, ich bin nicht hingegangen. Ich war einundzwanzig, es war kurz vor meinem zweiundzwanzigsten Geburtstag. Was weiß man schon. Man weiß es einfach nicht!

Der Arzt rief uns also ins Wohnzimmer und sagte: ‹Bitte machen Sie sich keine Vorwürfe.› Rückblickend vermute ich, er meinte es gut und wollte uns helfen, aber bis dahin hatte ich nicht einmal daran gedacht, mir Vorwürfe zu machen. Erst danach begann ich mich zu fragen: Was habe ich falsch gemacht?

Damals erfuhr ich, daß ich, ohne es zu wissen, Menschen kannte, die ein Kind verloren hatten, denn nach Jamies Tod erhielt ich Briefe, in denen es hieß: ‹Als mein Kind starb . . .›

oder ‹Als mein Kind an plötzlichem Kindstod starb ...› In Jamies Fall haben wir dann auch von Krippentod gesprochen, obwohl der Arzt Lungenentzündung durch Staphylokokken als Todesursache angegeben hatte, weil das Kind eine Erkältung hatte. Die Tatsache, daß Flüssigkeit in den Lungen war, als ich die Wiederbelebungsversuche machte, veranlaßte den Arzt zu der Ansicht, es handele sich um eine Lungenentzündung. Aber wir wissen es nicht genau.

Dann kam die Beerdigung. Ich war wirklich sehr, sehr ruhig während der Beisetzung. Meine Mutter sagte mir später, sie sei stolz, daß ich alles so gut überstanden habe. Ist das nicht verrückt? Es war alles irgendwie so aufgesetzt. Ich kann mich an die vielen Menschen erinnern. Ein Mann schluchzte während der Andacht in der Kirche, es war der Onkel meines Mannes, ein sehr sanfter, weichherziger Mensch. Es hatte ihn einfach umgehauen. Aber ich glaube, in einem Winkel meines Herzens dachte ich: Warum weint er eigentlich? Mir war, als gehörte ich nicht dazu.

Dann standen wir am Grab. Sie wissen ja, daß man damals Erde ins Grab schaufelte. An dem Punkt habe ich abgebrochen. Ich fand es einfach barbarisch. Anschließend gingen wir zu meiner Mutter.

Ich habe übrigens auch keinen Grabstein aufstellen lassen, worüber sich meine Mutter furchtbar aufgeregt hat. Heute würde ich es wahrscheinlich tun. Aber damals sah ich nicht ein, warum. Für mich war Jamie nicht dort. Das sagte ich ihr auch: ‹Aber er ist doch gar nicht da! Da ist nur seine Hülse.› Seit kurzem beschäftige ich mich intensiv mit dem Familienstammbaum und habe mittlerweile erkannt, wie wichtig Friedhöfe sind.

Am Nachmittag nach der Beerdigung lag ich bei meiner Mutter auf dem Bett. Ich kann mich nicht erinnern, ob mein Vater zu dem Zeitpunkt zu Hause war oder nicht.

Meine Mutter war da, mein Mann und Michael, unser kleiner Sohn. Ich lag auf dem Bett in meinem ehemaligen Zimmer. Plötzlich stand ich auf einer langen, weißen, kurvenreichen Straße. Ich wußte mit absoluter Gewißheit, daß ich zu Jamie gelangen würde, wenn ich weiterging. Ich setzte mich in Bewegung. Als ich zurückschaute, konnte ich ins Haus hinunter sehen. Ich erkannte jede Einzelheit. Ich sah mich auf dem Bett liegen und konnte in die Küche schauen. Später habe ich meiner Mutter berichtet: ‹Du hast am Ende des Tisches gesessen, Michael saß in seinem Kinderstuhl, und Harry stand neben dir.› Das stimmte! Es war, als müßte ich an dem Punkt eine Entscheidung treffen. Ich stand da, und dann ging mir der Gedanke durch den Kopf: Nein, ich kann sie nicht verlassen! In dem Augenblick, als ich das dachte, lag ich wieder auf dem Bett.

Ich stand auf und ging in die Küche. Ich muß bleich wie ein Laken gewesen sein, denn meine Mutter sprang auf und fragte: ‹Was ist los? Was hast du?› Mir ist nicht einmal bewußt, warum ich es sagte, aber ich antwortete: ‹Ich war im Begriff, auch von euch zu gehen, aber ich hatte mich noch nicht verabschiedet.› Daraufhin sind alle beinahe ausgerastet. Ich glaube, sie haben mich dann sanft auf einen Stuhl gedrückt und mir eine Tasse heißen Tee gegeben.

Ich hatte keinerlei Bezugsrahmen, der mir geholfen hätte, mit Jamies Tod umzugehen. Ich bin katholisch erzogen worden, und in gewisser Hinsicht wäre diese Religion vielleicht auch die richtige für mich gewesen, wenn meine Familie etwas von Theologie verstanden hätte. Ich meine, wenn sie in der Lage gewesen wären, ein Stück weit in die Philosophie einzusteigen, die dahinter steckt. Aber es waren Menschen, die diese Religion einfach lebten. Sie haben daran geglaubt, danach gelebt und nie etwas in Frage gestellt.

Als junger Mensch hatte ich Fragen gestellt, aber nie eine Antwort erhalten. Ich habe in der Schule gefragt, aber auch da gab es keine Antworten. Eigentlich erinnere ich mich sogar eher daran, daß man sehr ungehalten reagierte und mir vorwarf, ich würde immer alles in Frage stellen. Ich weiß noch, daß ich dagegen aufbegehrte: ‹Weil dieser Gott, von dem ihr immer redet, mir einen Verstand gegeben hat!› Ich war unverschämt. Empörend. Das Wort wurde tatsächlich immerzu auf mich angewendet.

Kit kam dreizehn Monate nach Jamie zur Welt, etwa elfeinhalb Monate nach seinem Tod. Ich war zwei oder drei Tage nach seinem Tod zur Kontrolluntersuchung gegangen, die in der sechsten Woche fällig war, und hatte den Arzt gefragt: ‹Wann kann ich es noch einmal versuchen?› Er antwortete: ‹In der Regel schlage ich vor, Frauen sollten etwa ein Jahr warten, aber in Ihrem Fall würde ich sagen, sobald Sie bereit sind.› Kit war in der Tat die beste Therapie. Bis auf die Tatsache, daß ich die Angst mit mir rumschleppte. Der arme Michael! Nachdem Jamie gestorben war, habe ich ihn jedesmal, wenn ich ihn zum Mittagsschlaf hingelegt hatte, wieder aufgeweckt, um zu sehen, ob er noch atmete. Lauter solche Sachen. Vor allem, wenn er so ganz fest schlief. Der Ärmste. Meistens ging ich dann aber einfach hinein, um seinem Atem zu lauschen. Die Angst war immer da.

Ich glaube, ich habe damals gedacht, ich müßte noch ein Kind bekommen, um das Maß des Schmerzes voll zu machen. Natürlich hatte ich schon Michael. Dadurch war ich beschäftigt und bekam viele Streicheleinheiten. Aber als ich dann so schnell wieder mit Kit schwanger wurde, war das anders. In diesen neunundzwanzig Jahren ist sie die reine Freude für mich gewesen. Michael auch. Ja, ich habe vermutlich einfach weitergelebt.

Ich dachte kaum noch an das Erlebnis mit der Straße. Das änderte sich erst nach meiner Scheidung. Damals muß ich um die Vierunddreißig gewesen sein. Ich nahm an einem Kurs teil, der sich ‹Transformationen des Ichs› nannte. Gegen Ende des Wochenendes haben wir eine Ekstase-Meditation durchgeführt. Es begann wie eine normale Meditation, dann erklang eine besondere Musik, und uns wurde gesagt, wir sollten uns vom Mantra und der Konzentration auf den Atem lösen und uns einfach von der Musik tragen lassen, wohin auch immer.

Plötzlich befand ich mich auf einer langen, weißen, kurvenreichen Straße, und ich war mir bewußt, daß ich noch einen langen Weg vor mir hatte. Aber es war sehr merkwürdig, denn am Rand dieser Straße stand ein Gebäude. Es klingt reichlich phantastisch, wenn ich sage, daß es wie ein Raumschiff aussah, aber das stimmt, denn es war rund, es hatte eine kreisförmige Grundfläche. Die Architektur des Gebäudes war mir fremd. Es war von Säulen umgeben, Stufen führten hinauf. Ich ging die Treppe hinauf und betrat das Gebäude. Die Menschen konnten mich sehen, aber ich gehörte offensichtlich hierher, denn sie waren nicht überrascht, mich zu sehen. Sie sprachen mit mir, aber ich kann mich nicht an einzelne Worte erinnern. Ich weiß noch, daß ich gegrüßt wurde, aber ob auf geistiger Ebene oder tatsächlich, weiß ich nicht mehr. Als ich das anschließend der Gruppe schilderte, fiel es mir wie Schuppen von den Augen, und ich sagte zum Gruppenleiter: ‹Ich war schon einmal auf dieser Straße!› Es war dieselbe Straße, auf der ich mich an dem Tag befand, als Jamie beerdigt wurde.

Diese Erfahrung bestätigte mir, daß ich auf dem mir vorbestimmten Weg war und daß die Art und Weise, wie ich diesen Weg beschritt, mit allen Umwegen, meine ureigene

Sache war. Dabei fiel mir ein, daß ich kurz nach Jamies Tod schon einmal vor der Wahl gestanden habe, weiterzugehen oder zurückzukehren.

Ich habe mich oft gefragt, ob ich wirklich gestorben wäre, wenn ich mich entschlossen hätte, auf der Straße weiterzugehen. Mein Verstand sagt: Ja, vermutlich, denn der Verstand ist ein wirklich machtvolles Werkzeug. Aber in einem anderen Winkel meines Verstandes heißt es: Du warst nicht krank, warum also hättest du sterben sollen? Aber es kommt vor. Ich glaube auch, daß der Kurs ‹Transformationen des Ichs› für mich der Beginn einer neuen Ära geistigen Wachstums war.»

CS: «Hatten Sie eine Vorstellung davon, was beim Tod passiert, bevor Jamie starb?»

Karina: «Meine Vorstellungen werden sehr wahrscheinlich die einer im katholischen Glauben erzogenen Frau gewesen sein: Man kommt vor das Jüngste Gericht. Es war bestimmt so, denn an dem Tag, als ich nach Kits Geburt aufstehen durfte, das war im Städtischen Krankenhaus schon sehr bald, rief ich den Gemeindepfarrer an, um einen Termin für ihre Taufe zu vereinbaren. Jamie war auch getauft worden. Das war in unserer Familie so üblich. Kurz nachdem er aus dem Krankenhaus nach Hause gekommen war, wurde er getauft. Ich kann mich noch erinnern, daß der Pfarrer anrief und sagte: ‹Wie gut, daß Sie noch vom Krankenhaus aus die Taufe der Kleinen arrangieren.› Ich antwortete: ‹Na ja, gebranntes Kind scheut das Feuer.› – ‹Ja, ich verstehe.› Deshalb wurde sie sogar noch schneller getauft als Jamie.

Also habe ich damals, wenn auch nicht im Herzen, so doch vom Verstand her, meine katholische Erziehung noch akzeptiert. Ich glaubte, daß Jamie, weil er getauft worden war, direkt in einen wie auch immer gearteten Raum eingehen würde, ob man ihn nun Himmel oder sonstwie nennt. Damals habe ich das bestimmt geglaubt. Obwohl ich häufig ein zwiespältiges Gefühl hatte. Mir schien oft, daß ich einerseits zwar in dieser Welt lebte, in der man eben lebt, daß andererseits jedoch ein Teil von mir beobachtete und fragte: ‹Worum geht es hier eigentlich?›

Ich blieb bis nach der Beerdigung bei meiner Mutter und fuhr ein paar Tage später nach Hause. So richtig kann ich das Gefühl nicht mehr beschreiben, aber als ich in die Waschküche ging und die Windeln und die ganzen Sachen im Wäschekorb sah, da brach ich zusammen. Ich weiß noch, daß ich mich an die Waschmaschine lehnte und weinte, weinte. Noch heute bin ich mir nicht sicher, ob ich diese Gefühle nicht bis dahin einfach abgestellt hatte. Auf diesem Wochenend-Workshop «Transformationen des Ichs» kamen viele Emotionen an die Oberfläche, die lange vergraben waren, für mich zum Beispiel die Wut auf einen Gott, von dem ich nicht mehr glaubte, daß er Jamie zu sich genommen hatte.

Ich erinnere mich, daß man uns sagte, wir sollten uns auf eine nicht allzuweit zurückliegende Situation konzentrieren, in der wir wütend gewesen waren. Ich hatte kurz zuvor eine Veranstaltung besucht, auf der so ein paar Chauvinisten alle Frauen unterdrückten, deshalb konzentrierte ich mich darauf. Zweck dieser Übung war natürlich, daß wir uns zunächst mit dieser besonderen Emotion verbinden sollten, um dann auf eine Gelegenheit überzuleiten, bei der wir einmal außerordentlich wütend waren.

Auf einmal begann ich Gott anzuschreien, er solle mir mein Kind zurückgeben. Ich begann zu kreischen und zu brüllen: ‹Gott, ich hasse dich! Gib mir mein Kind zurück!› Und ich meinte es auch so. In diesem Stadium glaubte ich nicht an Gott, aber ich haßte ihn. Wenn ich sage, ich glaubte nicht mehr an Gott, dann glaubte ich offenbar nicht mehr an den Gott, in dessen Namen ich erzogen worden war. Ich habe lange gebraucht, bis ich in der Lage war einzusehen, daß der Gott, an den ich glaube, eine göttliche Kraft ist: die Energie des Universums, die Liebe, wie auch immer man es nennen mag. Es gibt keine Sprache, die uns ermöglicht, es richtig auszudrücken. Die Wut war also da. Die Frau, die mir half, rief ein paar andere zu Hilfe, aber ich stieß drei von ihnen weg, quer durch den Raum. So stark war die Wut!»

CS: «Hat es Ihnen geholfen, mit dieser Wut in Berührung zu kommen?»

Karina: «Ja, unbedingt. Ich glaube, daß die Teilnahme an dem Kurs ein Wendepunkt in meinem Leben war. Da ich eher ein Kopfmensch bin und von Haus aus Wut nie zulassen durfte, war es interessant, und es war sicher sehr gut, den Teil des Kurses zuerst zu absolvieren. Mit diesen rohen Emotionen Wut und Trauer in Berührung zu kommen war ein sehr starkes Erlebnis.»

CS: «Wie denken Sie denn heute über das, was beim Tod passiert?»

Karina: «Mein Glaube ist seither von zahlreichen Ereignissen geprägt worden. Eine Freundin brachte mir Bücher von José Stevens aus Kanada mit. Das eine heißt *Tao to Earth*, das andere *Earth to Tao*, und das sind angeblich die Lehren einer Wesenheit mit Namen Michael. Es gibt eine zweite Wesenheit, deren Arbeit für mich sehr wichtig ist, Emanuel. Michaels System ist sehr technisch, eine ziemlich detaillierte Philosophie. Emanuel wiederum ist reine Liebe. Beide drücken letztendlich das gleiche aus. Als ich *Emanuels Buch*, so heißt das erste, zum ersten Mal las, lag ich im Bett, hatte es etwa zur Häfte durch und wollte einschlafen. Ich wollte das Buch aber nicht weglegen. Ich weiß noch, daß ich in dieser Nacht mit dem Buch im Arm eingeschlafen bin. Ich fühlte mich ganz und gar in Liebe geborgen und aufgehoben.

Auf der Beerdigung meines Vaters las ich aus dem Teil vor, in dem jemand Emanuel fragt: ‹Wie bereiten wir uns auf den Verlust von Nahestehenden vor? Geht das überhaupt?› Darauf antwortet Emanuel: ‹Es gibt zwei Antworten: Menschen, die man liebt, sind nie verloren, und: Man kann sich nicht darauf vorbereiten.›[1]

Emanuel sagt uns, daß wir nach dem Tod nicht aufhören zu existieren: ‹Man kommt an keinem fremden Ort an, sondern in einem Land lebendiger Realität, in dem der Wachstumsprozeß weitergeht.› Als ich diese Bücher zu lesen begann, war mir nicht eine Sekunde so, als erführe ich etwas Neues. Es war eher wie sich erinnern. Richard Bach sagt in seinem Buch *Illusions*: ‹Lernen heißt, sich an etwas zu erinnern, was man bereits weiß, Handeln heißt, zu zeigen, daß man es weiß, und Lehren, andere daran zu erinnern, daß sie es ebenfalls wissen.› Weil wir alle gemeinsam auf diesem Pfad unterwegs sind und schon viele Male gewesen sind. Ich glaube, daß wir wirklich in einer aufregenden Welt leben. Emanuel vergleicht sie mit einem Klassenzimmer. Er sagt, daß wir einen sehr schönen Klassenraum gebaut haben, in dem wir die Lektionen lernen, die wir lernen müssen. Heute glaube ich fest an andere Existenzebenen jenseits von der bekannten. Ich glaube auch an Reinkarnation und daran, daß ich bei jeder Reinkarnation hier bin, um Lektionen zu lernen, die mich schließlich in die absolute Vereinigung mit Gott, mit der Liebe, mit der Macht zurückführen werden – wie auch immer man es nennen mag. Der Name spielt dabei keine Rolle.»

Eileen und Jacqueline

Nachdem ich vor einer Gruppe der Compassionate Friends, der Selbsthilfegruppe für Menschen in Trauer, über Nahtod-Erlebnisse von Kindern gesprochen hatte, kamen einige Eltern zu mir, um mir von ungewöhnlichen Erfahrungen zu berichten, die sie nach dem Tod ihres Kindes gemacht hatten. Eileen, eine freundliche, leise sprechende Frau um die Sechzig, berichtete mir von einem Erlebnis, das sie ein paar Monate nach dem Mord an ihrer Tochter Jacqueline hatte.

Ein paar Wochen später besuchte ich Eileen. Drei Jahre waren vergangen, seitdem Jacqueline von ihrem Mann erschossen worden war.

«Ich glaube, er war einfach ein bösartiger Mensch, das war er. Jacqueline war von Natur aus nett, sie war beliebt, und er war genau das Gegenteil. Sie ging wohl davon aus, ihn ändern zu können, aber niemand mochte ihn, und das wird ihm nicht gefallen haben.

Er war Pilot, allerdings flog er keine großen Maschinen, nur kleinere, und er hatte oft keine Arbeit, während Jacqueline als Grundschullehrerin immer eine Stelle hatte. Sie reisten viel, deshalb dachten wir natürlich, er sei immer nur vorübergehend beschäftigt und fahre deshalb viel herum, aber später stellten wir fest, daß er immer wieder rausgeflogen war. Er kam eben nicht mit anderen Leuten aus. Wo er auch arbeitete, fing er Streit an. Aber Jacqueline hat mir das alles nicht erzählt, das habe ich erst später herausgefunden.»

CS: «Lebten die beiden schon getrennt, als sie starb?»

Eileen: «Ja. Er konnte nicht verstehen, warum sie ihn verlassen hatte. An sich hatte sie das Haus gekauft, konnte aber trotzdem nicht dort bleiben. Er brach immer Streit vom Zaun, sobald sie von der Arbeit nach Hause kam. Er ließ das Kind bis ein oder zwei Uhr morgens Videos anschauen, der Kleine war doch erst zwei oder drei Jahre alt! Stellen Sie sich vor, ein Kind in dem Alter! Wenn Jacqueline etwas sagen wollte, antwortete er: ‹Du gehst ins Bett und kümmerst dich um dich selbst.› Es war unglaublich. Es hat oft Streit gegeben.

Eines Tages – es war der Geburtstag meines Mannes, und sie ging aus dem Haus, um ihrem Vater ein Geschenk zu kaufen – sagte er: ‹Du gehst nicht.› Er baute ein Teil aus dem Auto aus, damit sie den Motor nicht anlassen konnte. So war er. Daraufhin rief sie ihre Schwester Fay an, die nur fünf Minuten entfernt wohnte, und sagte: ‹Komm und fahr mich zum Laden, ich möchte Vater ein Geschenk kaufen.› Als Fay kam, schlug er Jacqueline und wollte dann auf Fay losgehen, und die kümmerte sich gerade um das Kind. Er war dieser Typ: ‹Tu, was ich dir sage, sonst setzt es was.›

Sie zogen zu mir. Aber wissen Sie, Jacqueline hatte noch viele Sachen dort, und als sie hinging, wollte er sie nicht herausrücken. Und als sie sich wegen der Trennung an einen Rechtsanwalt wandte, bekam sie die Auskunft, sie könne erst dann Forderungen stellen, wenn sie zurückginge. Ich war sprachlos. Er hat ihr geraten, sie solle zurückgehen!

Es war absolut schrecklich für sie. Sie ging zur Arbeit, und jeden Tag auf dem Heimweg wußte sie, daß es wieder Streit geben würde. Er sollte zum Beispiel auf das Kind aufpassen, hat es aber nur zu Nachbarn gegeben. Dann kam der Kleine in die Vorschule. Jacqueline mußte zur Arbeit, und er sollte das Kind hinbringen. Ich weiß noch, daß die junge Frau ihm sagte: ‹Sie können ihn nicht einfach herbringen, wann es Ihnen beliebt.› Er hatte halt verschlafen. Sie sagte: ‹Sie müssen ihn um neun Uhr bringen, wenn alle anfangen.› Was war ich froh, daß ihm mal jemand Bescheid sagte! Denn genau so war es, er hat einfach getan, was er wollte und wann es ihm gefiel. Niemand hatte den Mut, ihm Paroli zu bieten.

Schließlich trennten sie sich, und Jacqueline kaufte mit ihrem Bruder zusammen ein Haus. Sie waren ganz glücklich damit. Der kleine Junge liebte Len, er ist sein Patenonkel. Aber natürlich kam Jacquelines Mann am Haus vorbei und schrie und tobte: ‹Er ist nicht dein Kind, er gehört mir.› Er kam zu der Schule, in der sie arbeitete, und wartete draußen auf sie. Er ging zur Vorschule und auch zum Haus. Diese drei Stellen suchte er auf. Männer lassen Vorschriften, was sie nicht tun sollen, einfach außer acht. Er ging genau zu den drei Stellen, von denen er sich fernhalten sollte. An dem Tag, nachdem sie gestorben war, sollten sie wieder vor Gericht erscheinen, vor dem Familiengericht, weil Jacqueline nicht wollte, daß er das Kind sah. Sie hatten eine Vorladung.

Ich hörte es im Radio. Natürlich wußte ich nicht, daß sie es war. Es hieß nur, eine junge Frau sei vor einer Vorschule erschossen worden. Ich dachte zunächst flüchtig: Wie schrecklich! Dann, als mir die Idee kam, schob ich den Gedanken rasch beiseite. Ich hätte vielleicht anrufen sollen, aber dann denke ich mir, daß man mir sowieso nichts gesagt hätte. Außerdem habe ich keinen Führerschein. Vielleicht hätte ich ein Taxi nehmen sollen.

Offensichtlich ist er zur Vorschule gefahren. Jacqueline hatte ihr Kind hingebracht. Sie kam heraus und wollte ins Auto steigen, da wartete er mit einer Schrotflinte. Ein

Mann, der genau gegenüber der Vorschule wohnte, sah ihn aus dem Wagen steigen und fand sein Verhalten verdächtig. Als er mit Jacquelines Wagen wegfahren wollte, nachdem sie eingestiegen war, hat dieser Mann seinen Wagen quer davor gestellt – er hat sich tatsächlich in Gefahr gebracht, auch erschossen zu werden! Ich habe diesen Mann nie kennengelernt. Ich hätte ihn besuchen sollen.

Andere Mütter brachten ihre Kinder zur Vorschule. Was ich damit sagen will – es war ihm egal. Niemand außer ihm war wichtig. Eine Mutter brachte ihre Drillinge, und sie ging hin, als sie Jacqueline da liegen sah, weil sie dachte, sie sei krank. Sie fragte: ‹Was fehlt Ihnen?›, und als sie es sah, schrie sie auf. Natürlich schrien die Drillinge auch. Ich nehme an, es war wie im Irrenhaus. Die Frau, die aus dem Büro heraus kam, hat erzählt: ‹Ich sah ihn da auf der Erde sitzen, das Gewehr neben sich, und er sagte: 'Ich mußte es tun.' Aber nicht nur das, er hat sie auch geschlagen.› (Schluchzt)

Ich habe es im Radio gehört, und um zwölf Uhr war ich in der Küche, da klopfte es an der Tür. Draußen standen zwei Polizisten. Ich rief: ‹O nein. Es war nicht . . .› Sie mußten es mir nicht sagen, ich wußte schon, was kam. Dann sagten sie: ‹Wir können Sie hier nicht allein lassen.› Ich rief daher meinen Schwager an, der nur fünf Minuten entfernt lebt, und er kam zu mir. Seine Tochter arbeitete direkt gegenüber in einem Büro, sie kam auch. Ich war wie vor den Kopf geschlagen, wissen Sie, und ich habe den ganzen Tag gezittert.

Das war vor drei Jahren. Bei der Beerdigung waren alle Lehrer, die sie gekannt haben, in der Kirche. Es müssen ungefähr dreißig gewesen sein. (Schluchzt) Jeden Tag rege ich mich auf. Wenn man an all die Jahre denkt, die sie noch vor sich hatte! Sie mochte ihre Arbeit, sie liebte Kinder, und die Kinder an ihrer Schule schickten mir eine hübsche Karte. Sie hielten einen Gedenkgottesdienst im Schulhof ab, aber der fand am selben Tag wie die Beerdigung statt, deshalb konnte ich nicht teilnehmen.

Natürlich war ihr eigenes Kind zu jung – er verstand nicht, was passiert war, er war erst dreieinhalb. Später verlangte er immer wieder nach seinem Autositz. Der war ganz blutig. (Schluchzt)

Ich gehe die Straße entlang, und die Tränen fließen. Ich kann nichts dagegen tun. Aber es ist nicht so, als hätten wir sie verloren. Ich habe nie gedacht, daß wir sie verloren haben. Sie wurde uns genommen.

Es ist schwer, mit anderen darüber zu reden, weil die Leute es nicht verstehen, wenn sie es nicht selbst durchgemacht haben. Sie gehen einfach darüber hinweg, und dann will man ja auch nicht überempfindlich sein. Außerdem will man nicht mit Menschen reden, die kein Interesse haben.

Aber Fay hat mit der Sache zu tun, denn sie hat den Kleinen bei sich. Er bringt uns alle zum Lachen. Er ist so lustig! Was er alles sagt! Er ist ein sehr mitteilsames Kind. Wissen Sie, meine Kinder waren alle sehr schüchtern, aber er ist kein bißchen zurückhaltend. In der Schule meldet er sich als erster, wenn der Lehrer etwas von den Schülern will.

Eines Tages, nur wenige Monate nach ihrem Tod, habe ich einen ganzen Tag einfach nur so rumgehangen. Plötzlich hörte ich Jacquelines Stimme: ‹Ich weiß gar nicht, warum die Leute Angst vor dem Sterben haben. Es ist wunderschön hier.› Ich war schon ein bißchen erschrocken. Mir war – ich konnte es fast nicht glauben, wissen Sie. Aber ich war mir sicher, daß ich es mir nicht eingebildet hatte.»

CS: «Haben Sie Ihren Kindern von Ihrem Erlebnis erzählt?»

Eileen: «Ja, aber ich glaube, sie haben es mir nicht abgenommen. Deshalb habe ich es nicht noch einmal angesprochen. Aber ich habe mit einer Freundin darüber geredet. Sie hat mir geglaubt.

Und ich habe oft die Kolumnen in der Frauenzeitung gelesen. Dort heißt es, sie seien bei uns. Sie können uns sehen, das, was wir machen und so. Sie sind uns nahe. Diesen Gedanken finde ich tröstlich, sie wird auf ihren Sohn aufpassen. Er ist so ein stabiler kleiner Junge.

Ich habe verschiedene Sachen gelesen, und überall heißt es, es sei schön. Es ist schön im Himmel. Wo sonst sollte sie sein?»

Lara und Daniel

Ich kam an einem sehr heißen Nachmittag bei Lara an. Wir kannten uns noch nicht persönlich. Eine quirlige junge Frau begrüßte mich. Sie war gerade mit einer Kahuna-Massage an einer ihrer Kundinnen fertig, die nach der Behandlung noch ziemlich «selig» in der Küche saß. Wir unterhielten uns eine Zeitlang über die Freuden einer Massage. Dann ging die Kundin, und während Lara sich umzog, unterhielt mich ihr fünfjähriger Sohn Jason, er kletterte auf Lehnstühle, sprang hinunter und flitzte durch das Wohnzimmer. Als Lara wieder ins Zimmer kam, setzte Jason sich auf ihren Schoß. Wir blätterten eine Weile in ihren Fotoalben und schauten uns Bilder von Jason und Daniel an, dem zweiten der eineiigen Zwillinge, dem, der bei einem tragischen Unfall zwei Jahre zuvor ums Leben gekommen war.

«Daniel war Zwilling. Er war drei, als er starb. Die Zwillinge kamen unverhofft. Ich hatte bereits drei Kinder und wollte nur noch ein Kind, sozusagen. Statt dessen bekam ich zwei, die mich vollauf beschäftigten!

Sie standen einander von Anfang an sehr nah, Jason und Daniel, sie hielten sich immer an der Hand und schmusten miteinander. Daniel war der ruhigere von beiden, Jason war sehr unbändig. Von Anfang an war Jason nur eine Handvoll. Daniel war der Liebevolle, er legte immer den Arm um Jason und gab ihm einen Kuß. Wir waren alle wie vernarrt in die Zwillinge. Sie waren etwas Besonderes, und sie waren total verwöhnt.

Beide waren zwei ganz unterschiedliche kleine Persönlichkeiten, aber sie waren unzertrennlich. Alle naselang gerieten sie wegen allem möglichen in die Klemme. Sie versteckten sich in Schränken. Sie fingen an, auf Zäune zu klettern, noch ehe sie laufen konnten. Wir mußten sie dauernd suchen. Ständig fragte einer: ‹Wo sind die Zwillinge?› Sie waren gerade in dem schönen Alter, etwa drei Jahre, als der Unfall passierte.

Wir hatten begonnen, ein Haus zu bauen. Wir lebten in einer Bausiedlung, in der Siedlung für Paare. Es gab einen Teil für Verheiratete und einen anderen für alleinstehende Männer. Man hatte die beiden Bereiche durch den Freizeitbereich und ein paar Geräteschuppen getrennt. Die großen Maschinen waren in anderen Schuppen untergebracht. Wir hatten es sehr gut, weil wir eine eigene Dusche und Toilette hatten sowie einen zweiten Wohnwagen, denn mein Mann war damals der Chef. Wir hatten unseren eigenen Wohnwagen für uns, die Zwillinge und unsere Tochter Nicola; und die großen Jungen, Jordan und Dennis, hatten einen zweiten kleinen Wohnwagen zum Schlafen. Das war gut so. Die Jungen hatten ihr eigenes Zimmer. Zwischen den Wohnwagen hatten wir eine Gegensprechanlage, weil ich stets in Sorge war. Ich machte immer viel Aufhebens um die Kinder.

Ich hatte das Gefühl, daß einem meiner Kinder etwas zustoßen würde. Einer von Dennis' Schulfreunden kam ums Leben, als er nach der Schule die Straße überquerte. Im darauffolgenden Jahr verunglückte einer von Jordans Freunden tödlich. Und ich spürte schon, daß einem meiner Kinder auch etwas zustoßen würde, einem der älteren. Deshalb war ich übervorsichtig und habe die ganze Zeit aufgepaßt. Ich dachte aber nicht im Traum daran, es könnte einer der Zwillinge sein.

So fingen wir also an, ein Haus zu bauen. Wir hatten acht Jahre in einem Wohnwagen gelebt – es war höchste Zeit für ein Haus! An besagtem Wochenende packten wir unsere Sachen. Wir fingen zuerst mit dem Wohnwagen der Jungen an. Die Kinder hielten sich hinter den Waschräumen auf, dort war eine schöne Grasfläche. Sie spielten Fangen, unsere fünf und die Enkel der Nachbarn. Beim Fangen müssen die Mitspieler von einer Seite auf die andere laufen. In der Mitte steht einer, der versucht, einen Vorbeilaufenden zu fangen. Wer es schafft, an ihm vorbeizukommen, erreicht das ‹Mal›. Die Kinder haben den Schuppen als ‹Mal› benutzt und prallten ziemlich heftig dagegen.

An der Schuppenwand lehnte der Reifen einer Planiermaschine, wir wußten nicht einmal, daß er da war, wir hatten gar nicht darauf geachtet. Und was passierte? Der Reifen fiel um. Die Kinder dachten, sie bekämen Ärger. Statt ihn also auf dem Boden liegen zu lassen, gingen sie in den Schuppen, in dem die Pflöcke lagerten, das sind Holzstangen, die man auf den Straßen verwendet, um sie als Hebel zu benutzen. Irgendwie muß ihnen das auch gelungen sein. Sie stellten den Reifen auf. Ich weiß nicht wie, denn er wog 190 Kilo, das Rad, der ganze Reifen, die Felge, alles eben. Aber soweit wir es nachvollziehen konnten, haben sie ihn nur auf Kippe gestellt.

Die beiden Jungen, Jordan und Cameron, einer ihrer Freunde, gingen fort, um die Pflöcke wieder wegzubringen. Dennis kämpfte oder zankte sich mit den beiden Mädchen, und wo die Zwillinge steckten, weiß ich nicht. Aber als Jordan und Cameron wieder zurückkamen, lag der Reifen wieder am Boden. Da Daniels Cape unter dem Reifen hervorschaute, wußten sie, daß er darunter lag. Er verkleidete sich sehr gern und spielte Batman, daher trug er einen schwarzen Umhang. Ich habe ihn immer noch. Er hatte damals noch eine kleine Maske aufgesetzt, so daß er wie Zorro aussah. Eine kleine Maske, wir haben sie nie gefunden. Irgendwie brachten die Kinder die Kraft auf, den Reifen hochzuheben. Jordan war es, der Daniel darunter hervorzog. Dann kamen alle Kinder angerannt und schrien: ‹Mama, Papa, Daniel ist tot!›

Wir standen auf und gingen hin, und da lag Daniel am Boden. Ein paar Nachbarn waren bereits da, sie schoben uns zu ihm hin. Tom, mein Mann, versuchte, ihn wiederzubeleben. Er bat mich, den Krankenwagen zu rufen. Ich ging also zurück zum Wohnwagen und rief einen Krankenwagen an, einen Arzt, ein Krankenhaus, eben alle, die ich anrufen mußte. Als ich dann wieder hinauskam, versuchten Tom und Sadie immer noch, ihn wiederzubeleben. Tom wischte ihm etwas vom Mund ab. Er dachte, es sei ein Stück Lunge. Später stellte ich fest, daß es ein Stück Gehirn war. Tom wollte mich nicht dabeihaben. Er sagte immer wieder: ‹Geh doch!› Aber ich mußte einfach dortbleiben.

Der Krankenwagen kam, und alle liefen zusammen. Ich glaube, wir hatten den Kindern gesagt, sie sollten im Wohnwagen auf uns warten. Meine Erinnerungen an das, was passierte, sind noch immer verschwommen.

Der Krankenwagen nahm Daniel mit, und ein Kollege aus der Siedlung fuhr uns ins Krankenhaus. Wir fuhren voraus, und es schien eine Ewigkeit zu dauern, bis der Krankenwagen kam. Es hieß, er habe unterwegs einen Herzstillstand gehabt. Sie trugen ihn hinein. Mein Hausarzt kam schließlich mit Tränen in den Augen heraus. Er sagte, sie hätten alles Menschenmögliche getan, aber sie hätten ihn nicht retten können.

Ich stand unter Schock. Ich konnte nicht weinen. Ich ging hinein, Tom wollte nicht mit, deshalb war ich allein bei ihm. Ich stand einfach nur da, schaute ihn an und streichelte ihm über das kalte, kleine Gesicht. Ich glaube, ich wollte nicht wahrhaben, daß er tot war. Er lag so friedlich da. Ich hatte noch nie zuvor einen Toten gesehen. Ich wußte nicht, was ich tun sollte, und bat die Krankenschwester, unseren Pfarrer anzurufen und ihn zu bitten, ins Krankenhaus zu kommen. Ich weiß nicht, ob man das in einem solchen Fall tun muß. Ich habe keine Ahnung. Er kam und betete für ihn. Ich berührte Daniels kleines Gesicht und schaute ihn unentwegt an.

Tom kam einen Augenblick herein, aber er hielt es nicht aus. Er machte sich Vorwürfe, denn er war für die Siedlung verantwortlich. Dann wollte er den Kindern die Schuld geben. Er wollte halt irgend jemandem die Schuld geben. Ich konnte das nicht. Es war eben ein Unfall.

Wir erfuhren erst am Tag der Beerdigung, daß man eine Obduktion vorgenommen hatte, und zwar, als wir am Montagmorgen zur Polizei gingen. Aber man hat uns nichts gesagt. Ich weiß, daß so etwas gemacht werden muß, aber es wäre trotzdem schön gewesen, wenn wir davon gewußt hätten.

Der Unfall geschah am Nachmittag, etwa gegen halb drei, drei. Ich weiß nicht mehr, wann wir aus dem Krankenhaus zurückkamen. Es war dunkel oder kurz vor dem Dunkelwerden, aber die Erinnerung daran ist etwas verschwommen. Ich weiß noch, daß viele Leute vorbeikamen. Ich mußte meine Mutter anrufen, meinen Vater, die ganze Familie, um ihnen Bescheid zu sagen, was passiert war. Wir konnten es immer noch nicht glauben. Wir wollten es nicht glauben. Es war schrecklich. Und die Kinder fühlten sich so schuldig. Sie waren nicht davon abzubringen, weil sie doch dabeigewesen waren.

Jason wurde am besten damit fertig. Er konnte die ganze

Zeit darüber reden. Das hat mir so weh getan, denn er sprach immerzu von Daniel: ‹Wann kommt er wieder?› Es dauerte geraume Zeit, bis er sich abgefunden hatte. Aber er beschäftigte sich offen damit, redete offen darüber. Ich versuchte, soweit es mir möglich war, seine Fragen zu beantworten.

Dennis war sehr betroffen, er ist der Älteste. Er gab sich die Schuld, weil er auf die Zwillinge hätte aufpassen sollen. Das ist für ihn ein solches Problem geworden, daß er unter Medikamenten steht. Seine Depression wurde mit der Zeit immer schlimmer. Er hatte jede Menge Alpträume. Er wachte weinend auf und sprach immer wieder von dem Unfall. Nicola ging es gut. Sie wurde ziemlich gut damit fertig. Sie läßt sich nicht so leicht aus der Ruhe bringen. Sie wollte nicht darüber reden und nichts davon wissen. Das war ihre Art, damit umzugehen. Mit Jordan war es genauso. Jordan läßt seine Gefühle nicht heraus. Er weint, aber für sich allein. Er wollte mit niemandem etwas zu tun haben. Es hat lange gedauert, und erst jetzt geht es ihm langsam wieder gut. Er will aber noch immer nicht Daniels Namen nennen. Er will überhaupt nicht über ihn reden.

Es war sehr schwer. Wir konnten nicht herausfinden, was wirklich geschehen war. Ich nehme an, daß sich die Erinnerungen der Kinder an diesem Punkt etwas verwischen. Aber zur Zeit werden sie ganz gut damit fertig. Es ist jetzt zwei Jahre her, über zwei Jahre.

Aber Tom und ich sind überhaupt nicht damit fertig geworden. In gewisser Hinsicht sind wir daran zerbrochen. Am Abend der Beerdigung ging Tom spazieren, er wollte sich vor einen Lastwagen werfen. Aber er hat es nicht getan. Auch ich mußte laufen. Aber das war später.

Ich versuchte, stark zu sein. Ich mußte es, mußte für alle dasein, und das war sehr schwer, weil mein Mann zusehends verfiel. Er wollte nicht zugeben, daß er Hilfe brauchte. Ich habe für mich Hilfe gesucht und gefunden. Ich ging zu meinem Arzt, zuerst zu meinem Hausarzt, der mich zu einem Psychiater schickte, den ich seitdem immer wieder aufsuche. Er war mir wirklich eine große Hilfe.

Tom hatte immer ein kleines Spiel mit Daniel gespielt. Er fragte ihn immer: ‹Wie lieb hast du die Mama?› Daniel zeigte dann alle Finger und sagte: ‹So lieb!› – ‹Und wie lieb hast du den Papa?› Dann hob Daniel nur einen oder zwei Finger. Aber an dem Abend, bevor er ums Leben kam, hatte er alle Finger gehoben. Für Tom ist es, als hätte Daniel gewußt, daß ihm etwas zustoßen würde.

Am Tag nach der Beerdigung fuhren wir hinunter an die Küste, wir wollten etwa eine Woche dort verbringen. Aber ich glaube, wir waren schon am Samstag wieder zu Hause, weil wir es nicht aushielten. Es war irgendwie nicht richtig. Und dann begann Daniels Teddy zu reden.

Sie hatten beide einen Bären. Meine Mutter hatte sie ihnen geschenkt, als sie drei wurden. Sie hatten unterschiedliche Farben, Daniels war dunkler, Jasons heller, und sie funktionierten beide gut. Wenn man dem Bären auf den Bauch drückt, sagt er: ‹Mama, ich hab dich lieb.› Drückt man die rechte Pfote, heißt es: ‹Bitte heb mich hoch und halt mich fest.› Drückt man die linke Pfote, sagt er: ‹Mama, ich hab dich lieb. Spielst du mit mir?› Beim rechten Fuß heißt es: ‹Erzähl mir vor dem Schlafengehen noch eine Geschichte!›, beim linken: ‹Mama, komm, wir spielen Mutter und Kind.› Am Abend der Beerdigung saß ich auf Daniels Bett und drückte seinen Teddy an mich. Dann nahm ich ihn mit in mein Zimmer und setzte ihn auf ein kleines Regal neben meinem Bett.

Eines Nachmittags, als ich das Abendessen vorbereitete, fing Daniels Bär ganz von allein an zu reden. Niemand war in seiner Nähe, und er sagte: ‹Mama, ich hab dich lieb. Bitte heb mich hoch und halt mich fest.› Ich ging also ins Schlafzimmer und drückte ihn an mich. Damit er diese beiden Sätze ausspricht, hätte jemand erst seinen Bauch und dann die rechte Pfote drücken müssen!

Das kam immer wieder vor, aber nicht jeden Tag. Manchmal lagen zwei bis vier Tage dazwischen, aber es geschah immer um die gleiche Zeit, am späten Nachmittag. Tom, alle Kinder und sogar unsere Nachbarin hörten es irgendwann einmal. Es gab mir das Gefühl, daß Daniel noch immer bei uns war und versuchte, mich wissen zu lassen, daß es ihm gutging. Eines Tages sagte der Bär sogar etwas, was nicht zu seinem normalen Wortschatz gehörte, aber wir verstanden es nicht. Es war immer Daniels Bär, der losging. Jasons Bär ging nie von allein los. Es war so tröstlich, weil ich das Gefühl hatte, er ist bei mir. Er ist nicht fortgegangen. Er ist noch hier.

Die Bauleute hatten sich sehr beeilt, und unser Haus war Anfang September bezugsfertig. Inzwischen hatten wir unsere Sachen verpackt und die Wohnwagen verkauft. Der Bär ging an dem Tag, an dem der Mann kam und den Wohnwagen abholte, zum letzten Mal an. Nachdem wir in das Haus umgezogen sind, hat er nicht mehr gesprochen. Aber das ist sicher nicht weiter verwunderlich, denn für Daniel war nur der Wohnwagen ein Zuhause. Manchmal frage ich mich, ob in dem Wohnwagen jetzt merkwürdige Dinge passieren.

Ich mußte nun einen anderen Weg suchen, um Trost zu finden. Ich fing an, alle Bücher zu lesen, die mir zum Thema Nahtod-Erfahrungen in die Hände fielen, und alle Fernsehsendungen anzuschauen. Meine Freundin Tanja war mir dabei eine große Stütze. Wir konnten echt miteinander reden.

Tanja hatte eine Nahtod-Erfahrung, als sie ihren kleinen Jungen zur Welt brachte. Es dauerte lange, bis sie herausfand, was eigentlich passiert war. Außerdem wollte sie es nicht so gern anderen gegenüber erwähnen. Mir hat sie es erzählt, bevor Daniel starb, aber ich habe es nicht so richtig zur Kenntnis genommen.

Nachdem Daniel gestorben war, mußte ich herausfinden, warum und was geschehen war. Ich ging zum Arzt, um zu erfahren, ob er auf der Stelle tot war. Er hat offensichtlich wirklich sofort einen Hirntod erlitten. Ich habe eine Menge durchgemacht, aber ich habe es für mich behalten. Ich habe Tom nichts gesagt, er wußte nicht, daß ich in der Ambulanz war und mich erkundigt hatte. Ich mußte einfach das alles durchmachen. Ich bekam die verschiedenen Berichte, alle medizinischen Befunde. Dann mußte ich herausfinden, warum, warum es geschah. ‹Warum Daniel?› ‹Warum ein kleiner Junge?›

Eines Tages sah Tanja eine Fernsehsendung über Nahtod-Erfahrungen. Jemand sprach über Nahtod-Erlebnisse von Kindern, und sie gab mir den Rat, mir das Buch zu besorgen. Erst zögerte ich, aber dann habe ich es mir doch gekauft. Ich fand es sehr interessant. Deshalb habe ich mir noch ein Buch über das Thema gekauft. Anschließend habe ich Ihre beiden Bücher erstanden. Dann habe ich mich der Selbsthilfegruppe angeschlossen. Ich glaube, ich war wie besessen. Nun, das war meine Art, mit Daniels Tod fertig zu werden, nachdem sein Teddy aufgehört hatte zu sprechen.

Zwölf Monate später, genau eine Woche vor dem Jahrestag, fuhr Tanja nach Hause und geriet in Nebel. Als vor ihr etwas über die Straße lief, nahm sie Gas weg, bis sie beinahe zum Stehen kam. Sie schaute zur Straßenseite, und da stand Daniel. Er winkte ihr zu wie immer, wenn sie unsere

Siedlung verließ. Das war am Montag. Ende der Woche, in der Nacht zum Samstag, träumte sie von ihm, und im Traum passierte dasselbe noch einmal. Da stand er wieder, genau an derselben Stelle. Sie wußte nicht genau, ob es eine Straße war, an der er stand, aber er war auf der rechten Seite und schaute sie einfach mit breitem Lächeln an und winkte. Und ihr war klar, daß alles in Ordnung war und es ihm gutging.

Sie erzählte ihrem Mann davon, aber sie war sich nicht sicher, ob sie es mir sagen sollte, denn sie wußte, daß es mir nicht gutging. Schließlich beschloß sie, es mir doch zu sagen, und rief mich am Abend des Jahrestages an. Ich war sehr erleichtert, ich fand es großartig. Ich spürte, Daniel ließ uns wissen, daß es ihm gutging und daß er zu Tanja Kontakt aufnahm, weil er wußte, wie angespannt und gestreßt Tom und ich waren.

Das war im Juli. Die nächsten drei Monate waren sehr hart für mich. Ich hatte mir wirklich vorgenommen, alles über Nahtod-Erlebnisse herauszufinden – ich hatte sogar eine Selbsthilfegruppe eingerichtet, die sich sonntags bei mir traf. Wissen Sie, ich wollte etwas für Leute tun, die Sterbeerlebnisse hatten. Ich dachte, mir würde es helfen, wenn ich so etwas Positives in die Hand nähme. Ich hatte nur noch den Tod und Nahtod-Erlebnisse im Kopf, und ich mußte mit Menschen reden, die mich nicht für verrückt hielten. Aber natürlich gefiel das Tom nicht. Er wollte nichts davon wissen und ließ nicht mit sich reden. Ich versuchte ihn zu überreden, ein paar Bücher darüber zu lesen, weil ich dachte, es könnte ihm ebenso helfen wie mir, aber nein, er wollte nicht.

Ich habe mich so sehr bemüht weiterzumachen, für alle dazusein. Aber für mich war niemand da. Ich dachte, keiner kümmert sich um mich. Niemand wußte, wie er mit mir reden sollte. Die Leute hielten sich irgendwie zurück. Sie wußten nicht, was sie sagen sollten. Ich war sehr einsam. Vor allem, nachdem wir in ein neues Haus in einer fremden Stadt gezogen waren. Ich ging nicht aus, und dadurch wurde es für mich noch schlimmer. Ich fiel in eine Depression. Ich hatte nur Jason um mich, der ständig über Daniel redete.

An einem Montag mußte ich Nicola zu einer Sportveranstaltung bringen. An jenem Tag war ich ziemlich angespannt. Dann am Dienstag wurde mir alles zuviel. Ich spürte, daß ich es nicht länger ertragen konnte. Ich wollte nur noch weg von allem. Ich dachte: ‹Lieber wäre ich bei Daniel.› Daher ging ich an den Schrank. Damals hatte ich auch ein Eßproblem entwickelt und stark abgenommen. Ich litt an Anorexie und Bulimie zugleich, ich machte mich selbst krank, nahm jede Menge Abführmittel. Tom nahm besondere Medikamente, und ich wußte, daß ich mich umbringen würde, wenn ich seine Tabletten bei meinem Gewicht einnähme. Ich hatte sie vorsätzlich beiseite geschafft. Und genau an jenem Abend fand ich den Mut, ich dachte: Das war's. Ich kann einfach nicht mehr! Ich nahm also alle seine Tabletten, meine dazu und noch mehr. Ich war froh und glücklich, hatte keine Angst. Dann weiß ich erst wieder, daß ich auf der Intensivstation lag. Ich konnte nicht sprechen. Meine Mutter war bei mir, und ich sah Tom vor der Tür. Sie stachen mich mit Nadeln, ich hatte Pflaster und Röhrchen überall. Das war Dienstag. Am Freitag wurde ich entlassen, aber erst nachdem ich dem Arzt versprochen hatte, ihn gemeinsam mit meinem Mann aufzusuchen. Denn damals fingen wir an, uns auseinanderzuleben. Am nächsten Tag kam meine Mutter und holte Dennis, und wir schickten die anderen beiden zu Toms Eltern, so daß wir nur Jason bis zum Ende des Schuljahres bei uns hatten. Das war gut, weil wir Zeit hatten nachzudenken. Es hätte uns näher zueinander bringen sollen, aber wir drifteten noch weiter auseinander.

Damals war das Leben sehr schwer für uns. Aber gleichzeitig begannen ein paar wunderbare Sachen. Ich wußte, ich brauchte Hilfe. Ich wollte Entspannung. Mein Arzt schlug Meditation oder Yoga vor. Eines Tages fiel mir ein Wettbewerb in einer Zeitschrift auf: Man sollte in fünfundzwanzig Worten aufschreiben, warum man die ‹Regenerationswoche für Frauen› in Anspruch nehmen wollte. Ich dachte, wie wundervoll es wäre, mal rauszukommen, und schrieb meine kleine Geschichte auf, aber ich habe ja nie Glück. Doch dann habe ich gewonnen! Tom paßte auf die Kinder auf, und ich ging für eine Woche fort.

Wir haben alles mögliche gemacht. Yoga, ein bißchen etwas über Kristalle, ich bekam eine Kahuna-Massage. Nach der Massage begann ich zu träumen. Ich hatte seit dem Unfall nicht mehr geträumt. Ich hatte in jener Nacht zwar einen Alptraum, aber seither kann ich wieder träumen! Das war für mich eine enorme Erleichterung. Hinzu kam noch, daß ich in der Woche auch wieder lernte zu weinen. So stark habe ich meine Trauer zurückgehalten – bis dahin konnte ich einfach nicht weinen!

Es ging auch um die eigene Person. Diese eine Woche hatten die Frauen nur für sich. Mir war bis zu dieser Woche nicht einmal klar gewesen, daß es auch ein ‹Ich› gab. Alle Frauen waren sehr entgegenkommend. Natürlich kam ich hochgestimmt nach Hause.

Und dann bot sich mir die einmalige Gelegenheit, kostenlos die Kahuna-Körperarbeit zu erlernen. Ich dachte, so eine Chance lasse ich mir nicht entgehen. Auf diese Weise würde ich meinem Mann und den Kindern helfen können, denn es ist eine sehr heilsame Massage. Der Workshop dauerte vier Tage. Doch dann wollte Tom mir nicht erlauben, die Massage auszuüben. Er hatte versprochen, mir einen Massagetisch zu bauen, aber das hat er nie gemacht. Erst im Mai dieses Jahres ließ ich mir einen Tisch anfertigen, der Kurs war im Dezember. Als ich den Tisch endlich hatte, wollte Tom mir nicht erlauben, Massagen zu geben. Ich versuchte, die Kinder zu massieren, und das war alles.

Vor ungefähr fünf Monaten haben Tom und ich uns getrennt. Ich mußte aufhören zu arbeiten, weil Tom sonst Jordan zu sich genommen hätte. Ich muß für die Kinder dasein. Also mußte ich irgend etwas anderes tun. Da dachte ich, wozu habe ich den Massagetisch hier!

Ich lernte eine Frau kennen, die eine Selbsthilfegruppe für Frauen leitete. Ich ging dort hin, und sie stellte mich vor. Ich berichtete der Gruppe von meiner Massagetätigkeit, und seither kamen viele Menschen zu mir. Ich bekam dadurch viel Übung.

Vor Daniels Tod habe ich nie einen Gedanken an den Tod verschwendet. Es hat mich einfach nicht interessiert. Jetzt habe ich keine Angst davor. Ich weiß, uns erwartet etwas Besseres und man muß sich keine Sorgen machen, wenn etwas passiert. Vor kurzem starb eine Freundin von mir, und es hat mich nicht so aufgewühlt, wie es früher der Fall gewesen wäre, weil ich jetzt weiß, daß sie an einen besseren Ort gegangen ist. Es ist natürlich schmerzlich, weil sie nicht mehr da ist. Der Tod ist eine andere Dimension, ein weiterer Schritt. Man verläßt einfach diese Dimension und geht in eine andere über. Unser Körper ist ein Mittel zum Zweck, und wenn das verbraucht ist, geht man. Ich mußte jeden Tag zum Friedhof gehen, aber inzwischen mache ich mir nicht mehr so viel daraus. Jetzt weiß ich, daß er hier bei mir ist.

Meine Freundin Tanja erlebte vor kurzem noch einmal, daß Daniel zu ihr kam. Offenbar hat er ihr den Unfall gezeigt. Er nahm sie mit in die Bausiedlung und zeigte ihr, wie er auf dem Boden gelegen hatte, die linke Seite zertrümmert. Das mit der linken Seite wußte sie nicht, er mußte es ihr sagen. Sie ist nun zwar sehr aufgeregt, aber er kann zu ihr vordringen. Ich wünsche mir noch immer, er möge zu mir kommen. Eines Tages vielleicht.»

Beverley und Brad

Beverley nahm, etwa acht Monate nachdem ihr zweiunddreißigjähriger Sohn Brad an einer Überdosis Rauschgift gestorben war, Kontakt zu mir auf. Sie hatte ein Interview mit mir im Fernsehen gesehen und war verblüfft über die Ähnlichkeit einer meiner Geschichten mit einem Erlebnis, das sie nach Brads Tod hatte. Als ich sie besuchte, war Beverley noch immer tief betroffen über Brads Selbstmord. Sie war aufgebracht und wütend bei dem Gedanken, daß sein Tod hätte verhindert werden können. Sie begann ihren Bericht an dem Punkt, als sie zum ersten Mal Brads Problem zu erkennen begann.

«Als Brad sechzehn war, fiel mir eine Veränderung an ihm auf. Ich wußte es nicht, aber er hatte Alkohol getrunken. Offenbar setzte damals eine Entwicklung ein, von der niemand etwas ahnte, am wenigsten wir. Er war gesund, sah gut aus, war intelligent, sehr beliebt und ein sehr offener junger Mann. Einzelne Veränderungen in seiner Persönlichkeit machten mir große Sorgen, aber ich schob sie auf seine Pubertät und dachte, wir müßten uns halt für ein paar Jahre damit abfinden. Heranwachsende sind eben manchmal etwas komisch. Aber das war erst der Anfang.

Das Problem war eine Alkohol-Allergie. Da wir davon nichts wußten, ging es immer so weiter, und er war bereits dreiundzwanzig, als ich es herausfand. Wie alle Alkoholiker leugnete er es. Ach, tausendmal habe ich ihn gefragt, was nicht in Ordnung sei, aber ich habe nie eine Antwort bekommen.

Ich hielt ihn für paranoid. Es war, als hätte er zwei Persönlichkeiten – einerseits der wunderbare Mensch, den wir kannten, dann wieder war er plötzlich wie ein Wahnsinniger. Er glaubte, die Leute redeten über ihn, sogar meine Mutter und ich. Er hatte ganz sanfte Augen. Er verabscheute laute Stimmen. Aber genau das, was er verabscheute, konnte aus ihm herausbrechen. Plötzlich verkehrte sich alles ins Gegenteil, und er nahm auf einmal eine drohende Haltung ein, und wir wußten einfach nicht, woher es kam. Auch er wußte es nicht. Bis zuletzt beteuerte er, er sei kein Alkoholiker. Aber wir wußten, daß Alkohol der Auslöser war. Daß er in der Behandlung, die er anfing, mit Alkoholikern zusammenkam, machte ihn sehr wütend.

Er suchte nach einem fehlenden Bindeglied, genauso wie ich. Nach seinem Selbstmord entdeckte ich in seiner Wohnung unter anderem ein Buch, das er zur Hälfte gelesen hatte. Es war nicht gerade ein Buch, das man zum Spaß liest, sondern ein Titel aus dem Gebiet der Psychiatrie, und mir war klar, daß er nach einer Antwort gesucht hatte. Er war sehr intelligent. Er hatte erkannt, daß da noch etwas war. Es ärgert Menschen, als Alkoholiker bezeichnet zu werden, obwohl sie keine sind. Sie treiben keinen Alkoholmißbrauch, deshalb werden sie wütend. In der Regel landen sie bei Kokain und nehmen immer mehr. Merkwürdigerweise fand man nach seinem Tod kein Kokain, sondern Heroin in ihm, und das können wir nicht verstehen.

Es ist schwer zu sagen, ob es nun wirklich Selbstmord war oder nicht. Aber er hatte wohl ziemlich die Nase voll, und ich kann es ihm nicht verübeln. Eigentlich hat er nicht viel Hilfe bekommen. Bei Krankheiten wie Krebs rücken die Familien zusammen. Sie verstehen die Krankheit und das Trauma und alles, und der Patient hilft ihnen. Aber die Leute merkten nicht, woran Brad litt, und zogen sich von ihm zurück.

Meine Wut und Verzweiflung richteten sich gegen mich selbst, denn ich war mir der Situation am besten von allen bewußt gewesen und ich stand ihm am nächsten. Ich war sehr wütend, daß ich nicht Stellung bezogen hatte. Das ist hinterher leicht zu sagen, aber damals mit dem ganzen Durcheinander und der Verwirrung und dem Schmerz und der Verachtung, mit der mir die Leute begegneten. Wissen Sie, man kann viel aushalten, aber irgendwann verkriecht man sich in sein kleines Loch. Ich weiß, ich habe soviel getan wie ich konnte, und dennoch: Hätte ich es nicht kommen sehen müssen?

Inzwischen lasse ich mich treiben, so gut ich kann. Die Nächte sind manchmal noch schlimm. Hin und wieder habe ich keinen Hunger, dann esse ich eben nichts. Mir geht es besser, wenn ich weit weg von hier bin. Dann bleiben zwar meine Gedanken und Gefühle nicht zurück, aber es ist nicht so schwer.

Er starb am Silvesterabend. Er hatte mich zu meinem Geburtstag am 19. Dezember nicht angerufen, und ich dachte noch, hoffentlich ist alles in Ordnung. Weil ich keinen Ärger wollte, ließ ich es einfach dabei bewenden und rief auch ihn nicht an, schließlich war es nicht das erste Mal. Aber es wunderte mich doch, daß ich keinen Anruf erhielt.»

Vier Tage später, am 23. Dezember, rief Brad schließlich an. Er klang erregt und entschuldigte sich dafür, daß er Beverleys Geburtstag vergessen hatte. Nach einem kurzen Gespräch versprach er, sie am selben Abend noch einmal anzurufen, hat es aber nicht getan.

«Meine Magennerven machten sich bemerkbar. Selbst da habe ich nicht richtig reagiert und geradeaus gedacht. Am Heiligabend hatte ich noch immer nichts von ihm gehört. Aber ich zögerte, ihn anzurufen, denn ich wußte, daß er mich beschimpfen würde, wenn er sich in einem entsprechenden Zustand befand, und das war sehr verletzend. Ich wollte keinen Ärger heraufbeschwören, denn ich wußte, diese andere Persönlichkeit konnte ausrasten. Ich hatte ja keinen Grund anzunehmen, daß er etwas im Sinn hatte.

Der erste Weihnachtsfeiertag brach an. Ich blieb bis gegen sieben Uhr zu Hause in der Hoffnung, er würde vorbeikommen. Er kam nicht. Die Zeit verging. Am Tag vor Silvester rief mich sein Mitbewohner an und sagte: ‹Wir haben ein kleines Problem. Ich muß Brad wohl bitten, auszuziehen, weil er mir für die letzten beiden Wochen die Miete schuldet.› Ich konnte es mir nicht leisten, für Brad einzuspringen, deshalb bat ich ihn: ‹Können Sie ihm nicht ein wenig Zeit lassen? Ich fahre für ein paar Tage fort. Wenn ich zurückkomme, wird alles wieder in Ordnung sein.› Inzwischen hatte ich Angst, aber ich glaubte noch immer nicht, er könnte sich etwas antun. Wir hatten das schon oft durchgemacht, und er hatte mich auch früher schon mit Nichtachtung gestraft. Warum es diesmal geschah, darauf konnte ich mir keinen Reim machen. Aber ich hatte wirklich Angst, weil ich alleinstehend bin. Heute bin ich wütend auf mich, denn ich hätte lieber auf meine Schwingungen und nicht auf meine Angst hören sollen.

Silvester blieb ich zu Hause. Ich mochte Silvester noch nie, und ich habe nur selten gefeiert. An jenem Abend war ich hier allein und ging zu Bett. In meinem Magen rumorte es. Beinahe hätte ich angerufen, doch ich dachte: Nein, ich lasse es lieber. Ich lasse einfach die nächsten Wochen verstreichen und überdenke alles noch einmal. Ich ging also gegen zwanzig vor zwölf ins Bett. Dann habe ich gebetet: Bitte, paß auf meinen Sohn auf, bis ich wiederkomme. Schau nach ihm, bis ich wieder da bin. Aber ich hatte gemeint, Gott sollte auf Erden auf meinen Sohn aufpassen, nicht da drüben!»

An den folgenden zwei Tagen hielten Beverleys Magenbeschwerden an.

«Um sechs Uhr am zweiten Januar rief mich sein Mitbewohner erneut an. Er sagte: ‹Ich mache mir große Sorgen, Brad hat die Tür abgeschlossen, und ich habe ihn seit zwei Tagen nicht gesehen. Das Licht brennt schon seit zwei Nächten.› Er hatte kaum zu Ende gesprochen, da bat ich ihn: ‹Legen Sie auf, und ich rufe zurück.› Ich rief die Notrufnummer an, gab die Adresse durch und sagte, daß ich mir große Sorgen machte. Zuerst mußte ich natürlich Fragen beantworten: ‹Hat er es schon einmal versucht?› – ‹Ja, es geht um ein Drogenproblem. Der Mitbewohner hat mich angerufen. Er hat ihn seit zwei Tagen nicht gesehen, die Tür ist abgeschlossen, er kann nicht hinein. Bitte, fahren Sie hin.› Dort angekommen, stellten sie fest, daß er seit zwei Tagen, seit Donnerstag, tot war.

Es dauerte so lange, so daß ich schließlich noch mal anrief. Eine der Polizistinnen war am Apparat. Ich fragte: ‹Was ist los?› Sie antwortete: ‹Zwei Kommissare sind unterwegs zu Ihnen.› Aber ich wollte sofort die Wahrheit wissen. Es war mir damals kaum bewußt, aber ich habe beinahe die ganze Wohnzimmereinrichtung zertrümmert. Ich habe keine Ahnung, ich kann es nicht erklären, ich konnte einfach nicht laut genug schreien. Es war ein einziger Alptraum. Komisch, wie man auf so eine Nachricht reagiert, aber ich kam mir vor wie in einer Zeitkapsel, ich war wie ein Zombie, ich war langsam. Es fiel mir sogar schwer, alltägliche Dinge zu erledigen, sei es Duschen oder Zähneputzen. Es war scheußlich. Inzwischen glaube ich, daß ich erst fünf Monate später, gegen Ende Mai also, aus dem Schockzustand erwachte.

Aber ich habe seine Wohnung aufgelöst, und ich habe seine Gedichte gefunden.

An einem Abend, neun oder zehn Tage nach seinem Tod, mußte ich einfach früh ins Bett gehen. Ich konnte nicht aufbleiben. Gegen drei wurde ich wach. Im ersten Augenblick dachte ich: Wieso geht es mir so schlecht? Dann traf es mich wie ein Schlag. Ich lag da, schaute auf die Uhr und dachte nach. Mir wurde eiskalt, und das im Sommermonat Januar! Es war am Morgen des zehnten Januar. Ich habe gefroren und geschnattert. Dann fing ich am ganzen Körper an zu zittern und dachte: Wann hört das wohl wieder auf? Ich mußte die Decke über mich ziehen. Ich rollte mich auf die Seite, wollte nur schlafen. Ich muß auch eingenickt sein. Dann weiß ich erst wieder, daß ich Licht auf den Augenlidern spürte, aber ich wollte die Augen nicht aufschlagen. Ich wollte den Tag nicht sehen und nicht aufstehen. Plötzlich fiel mir ein, daß um zwölf einer von Brads Freunden kommen wollte.

Ich wußte nicht, wie spät es war, aber ich wußte, daß es dämmerte. Ich lag noch in derselben gekrümmten Haltung da, mit der Decke über mir. Mit einemmal fühlte ich eine Art Kribbeln, und dann hörte ich so klar wie meine eigene Stimme: ‹Alles Gute, Mama!› Mein Körper wurde unmittelbar ganz steif. Ich bekam einen gehörigen Schrecken. Es war, als stünde jemand in der Tür und redete mit mir. Langsam drehte ich mich auf die andere Seite und schaute in ein leeres Zimmer. Ich konnte es nicht glauben. Doch dann habe ich mich irgendwie entspannt und gedacht: Warum eigentlich nicht?

Brad hatte mich als Kind und später als Mann oft in Gedanken gerufen, aus Neuseeland und sogar aus Deutschland. Ich vernahm seine Stimme: ‹Mama!› und wachte auf. Oder ich saß vor dem Fernseher und sprang auf, denn ich wußte, daß etwas nicht in Ordnung war, und Uhrzeit und Tag gerannen. Es hat mich nie überrascht. Deshalb dachte ich: Mein Gott, warum sollte ich ihn nicht gehört haben? Es war nur so verblüffend, denn es war nicht die tiefe Stimme von Brad. Eine weibliche Stimme war es auch nicht, sie war irgendwie neutral. Aber niemand sonst nennt mich Mama!

‹Alles Gute, Mama!› Dieser Satz beinhaltet so vieles. Ich hätte sagen können, ich habe Brad mit tiefer Stimme zu mir sagen hören: ‹Ich hab dich lieb, Mama, du fehlst mir› oder etwas Ähnliches. Aber das war es nicht. Ich habe eine ganz neutrale, deutliche Stimme vernommen, und es klang eindeutig so, als hätte jemand von der Tür aus mit mir gesprochen, und zwar sehr klar: ‹Alles Gute, Mama!›

Natürlich habe ich dann auf die Uhr geschaut. Es war fünf vor sechs Uhr morgens. Es ist nicht ungewöhnlich, daß ich im Sommer um diese Zeit wach werde. Danach hielt es mich nicht mehr im Bett. Ich stand auf, zog etwas über und merkte erst später, daß es die Sachen waren, in denen Brad mich zuletzt gesehen hatte. Ich lief durch die Wohnung und dachte: Ich muß weitermachen. Ich muß wieder zu mir finden und etwas essen. Dann klickte es in meinem Kopf, wie eine kleine Explosion, und ich hörte diese Worte: ‹Die Zurückgebliebenen trifft keine Schuld, weshalb Entschuldigungen oder Vergebung unnötig sind.› Ich griff nach einem Stift und schrieb zum Glück sofort den genauen Wortlaut auf, denn später, wenn ich es anderen erzählte, habe ich ihn immer falsch wiedergegeben. Ich dachte: Ja, es stimmt. Ich weiß nicht, wie schnell ich in der Lage sein werde, entsprechend zu leben, aber es stimmt.

Ich weiß, daß es stimmt, und ich weiß, daß mir die Botschaft gesandt wurde. Und ich weiß, es sollte mir bei meiner Wut helfen, meiner berechtigten Wut, oder, wie mein Priester zu sagen pflegt, ‹gerechten Empörung›. Mir gefällt dieser Ausdruck.

Ich spürte, daß Brad etwa zwei Wochen hier war, weil dieses Zimmer nach ihm roch. Ich habe es damals nicht richtig gemerkt, bis ich ein paar Sachen von ihm aufhängte. Ich roch diesen zitronenfrischen Duft, und er war in diesem Zimmer. Statt schwächer zu werden, wurde er ein paar Tage lang sogar intensiver. Zunächst dachte ich, das bildest du dir nur ein. Aber ich habe kein Fenster geöffnet, ich habe hier drinnen kein Spray benutzt, ich habe nichts gemacht, und es war immer noch genauso mit dem kleinen Diwan und meinem Schreibtisch. Ich ging aus und ein und an dem Zimmer vorbei, und es war immer dasselbe.

Am darauffolgenden Donnerstag – es war der 14. – war ich zum ersten Mal allein, richtig allein, kein Besuch, niemand blieb, ich ging nicht fort. Ich kann den Frieden, der an diesem Ort und in mir herrschte, nicht beschreiben. Er war beinahe greifbar. Er war so – wie etwas Weiches und Sanftes und Ruhiges, und ich war innerlich unbeschwert. Ich erledigte den Rest der Danksagungen und schrieb jedem einen anderen Text. Ich saß am Eßtisch und schaute hinaus auf die Bäume und dachte, daß ich in meinem ganzen Leben noch nicht so ruhig oder heiter war. Ich glaube auch nicht, daß es mir noch einmal so gehen wird. Es war allumfassend. Es wird so gegen fünf oder sechs Uhr abends gewesen sein, und ich saß einfach nur still da. Ich trug ein T-Shirt mit kleinem Stehkragen. Auf einmal bog sich der

Kragen nach innen und legte sich auf meine Haut, als hätte jemand dagegen gedrückt. Ich schrak zusammen und spürte, das war der Zeitpunkt, an dem er ging. Danach war der Zitronengeruch verschwunden; der Duft war weg, und er war nicht mehr hier.

Kurz darauf kam ich wegen nervlicher Überlastung ins Krankenhaus. Während des Aufenthalts dort habe ich dummerweise erwähnt, ich hätte Brad gehört. Das wurde einer Therapeutin weitergegeben, an die ich mich dann wenden mußte. Ich habe diese Frau auch angerufen, und sie sagte: ‹Sie hören Stimmen, haben Sie Visionen oder Gestalten gesehen?› Ich dachte im stillen: Oh, nein! Nein, das wollt ihr mir doch nicht antun! und sagte zu ihr: ‹Ich will abwarten, wie es mir weiterhin geht. Vielleicht rufe ich Sie später noch einmal an. Aber eines kann ich Ihnen jetzt schon sagen: Mit mir ist alles in Ordnung. Ich bin nicht verrückt. Ich bin nur ziemlich genervt, sehr angespannt, ist doch klar.› Und dann legte ich auf. Ich habe sie nicht wieder angerufen, denn ich bin der Ansicht, die Schulmedizin kann mir das Erlebnis weder nehmen noch mir einreden, es sei nicht wahr gewesen.

Es ist immer noch sehr schwer. Vor allem hier und nachts, wenn ich allein bin. Das ist die schlimme Zeit. Wenn ich versuche, den Tod zu begreifen, ist mir, als winde sich mein Gehirn vor Schmerzen. Ich denke: Es kann nicht wahr sein, es kann einfach nicht wahr sein. Aber man lernt damit zu leben. Ich nehme an, man lernt, ihn anzunehmen, aber überwinden kann man den Tod des Kindes nie. Es ist doch irgendwie gegen das Naturgesetz. Ich will damit andere Verluste nicht schmälern, aber es ist anders. Nur wenige Menschen verstehen das, selbst Freunde und Verwandte, die freundlich und hilfreich und entgegenkommend sind, nicht. Als ob man innerhalb weniger Monate plötzlich wieder ganz allein dasteht, fast wie eine Aussätzige.

Es kommt mir vor, als wäre mein Leben in drei Teile geteilt: meine Kindheit, bis ich geheiratet habe, meine Zeit mit Brad und jetzt nach Brad. Ich werde nie wieder so sein wie früher.»

In den zwei Jahren nach diesem Interview hat Beverley mir von Zeit zu Zeit geschrieben, um mich über ihren Zustand auf dem laufenden zu halten. Einmal berichtete sie mir von einem weiteren Erlebnis.

«Der Duft nach frischen Zitronen war wieder da, und er war sehr intensiv! Ich war verblüfft, denn er kam in das Haus in Ashfield, das ich gemietet habe, und natürlich ist Brad nie dort gewesen, körperlich jedenfalls nicht. Der Duft setzte am Nachmittag des 17. August ein, das ist ein Tag vor seinem Geburtstag. Er war in meinem Schlafzimmer, vor allem an seinem Stuhl, den ich behalten habe.

Ich hatte mich den ganzen Tag über Brad sehr nahe gefühlt, ohne mich jedoch aufzuregen. Nach einem längeren Telefongespräch mit einer Freundin ging ich ins Schlafzimmer, und als ich den Geruch wahrnahm, schreckte ich zurück. Ich ging fort und kehrte noch einmal in mein Zimmer zurück. Ich hatte es mir nicht eingebildet. Seit Ewigkeiten hatte ich nicht an den Duft gedacht, geschweige denn ihn gerochen. Ich rief meine Freundin noch einmal an, und sie sagte mir, ich solle mich auf seinen Stuhl setzen und abwarten, ob er mich erreichte. Aber ich war zu aufgeregt, so daß ich das Zimmer verließ und mich ausweinte.

Der Duft blieb den ganzen Donnerstag über, an seinem Geburtstag, ließ aber am Freitagmorgen nach, wobei er sich um den Stuhl herum am längsten gehalten hat.

Dabei hatte ich ganz intensiv das eigenartige Gefühl von Endgültigkeit, und obwohl es mich sehr traurig machte, fand ich diesmal die Kraft und den Wunsch, wieder eine Arbeit anzufangen. Ich versinke an den für mich schwierigen Tagen Mitte Dezember bis Mitte Januar noch immer in tiefe Depressionen und frage mich, ob ich diese Jahreszeit jemals einigermaßen werde genießen können.

Seitdem Brad nicht mehr da ist, habe ich trotz meiner guten Gesundheit das Gefühl, als blieben mir hier nur noch fünf oder sechs Jahre. Ich bin bestimmt nicht überspannt, es ist nur ein sehr starkes Gefühl. Und natürlich macht es mir im Augenblick nichts aus. Wie Sie sich vorstellen können, habe ich jetzt keinerlei Zweifel daran, daß es ein Leben nach dem Tod gibt.»

Deborah und Giles

Deborah kam zum ersten Mal auf mich zu, nachdem ich vor einer Gruppe der Compassionate Friends in Sydney gesprochen hatte. Sie drückte mir einfach eine Visitenkarte in die Hand, auf der sie mir mitteilte, sie habe nach dem Tod ihres Sohnes ein Gespräch mit ihm geführt. Ein paar Wochen später trafen wir uns. Deborah bereitete das Mittagessen für uns zu, während wir uns wie alte Freundinnen unterhielten. Nach dem Essen begannen wir mit dem Interview. Zunächst bat ich sie, ihren Sohn Giles zu beschreiben, der vor fast sieben Jahren bei einem Unfall ums Leben gekommen war.

«Giles war von Anfang an ein sehr liebes, sehr zufriedenes Kind, und so ist er auch durchs Leben gegangen. Er lernte ein bißchen spät sprechen, aber ich glaube, das lag vor allem an seinem Vater. Giles hatte Angst, etwas Falsches zu sagen, weil er wußte, er würde dann verdroschen. Sein Vater war sehr negativ eingestellt. Sein Sohn sollte perfekt sein – er durfte keinen einzigen Fehler machen. Deshalb war er ein durch und durch stilles Kind.

Als er älter wurde, sagte er nie richtig, was er wollte, und ich begann mir Sorgen zu machen. Aber er bekam in der Schule eine Auszeichnung für kameradschaftliches Verhalten, und das war, fand ich, ein großartiger Preis. So war er – stets hilfsbereit, immer auf dem Sprung, für andere etwas Gutes zu tun. Mein Vater war behindert, vielleicht war er deshalb in dieser Richtung besonders aufmerksam. Er nahm echt Anteil. Dann beschloß er am Ende der Schulzeit, er wollte fliegen lernen. Ich war ein wenig besorgt, denn sein Vater war Pilot, und ich dachte, er wollte vielleicht einfach seinem Vater nacheifern. Wir sprachen darüber. Er sagte, er könne verstehen, wenn die Leute das dächten, aber es sei tatsächlich sein Wunsch. Da antwortete ich: ‹Wenn du es wirklich willst, werde ich dich so gut wie möglich unterstützen.› Er war sehr reif, sehr helle.

Zu der Zeit, als der Unfall geschah, war er zweiundzwanzig und hatte sich bei der Luftfahrtgesellschaft Qantas beworben. Er war sehr umsichtig, vor allem was mich betraf. Weil er wußte, daß er in den nächsten sechs bis zwölf Monaten viel arbeiten und seine Nase in Bücher stecken mußte und keine Zeit für andere Dinge haben würde, wollte er sich vorher noch die Zeit nehmen und alle überfälligen Arbeiten am Haus erledigen. Dazu gehörte auch, die Farbe zu entfernen, die er fünf Jahre vorher auf den Beton hatte tropfen lassen. Es war Acrylfarbe, und die trocknete im Sommer, sobald sie auf den Boden kam, so daß er sie nicht abwaschen konnte. Diese großen weißen Farbflecken hatten ihn immer gestört. Mich nicht, ich habe nicht einmal mehr darauf geachtet, aber er wollte sie loswerden. Deshalb mietete er eins von diesen Geräten, und er hatte damit einen Heidenspaß! Er ging herum und spritzte rund um den Swimmingpool alle Wege ab. Was er konnte, spritzte er ab. Ich kam an jenem Abend um neun Uhr nach Hause und ging zur Hintertür hinein. Ich fragte: ‹Du hast dir wohl einen schönen Nachmittag gemacht?› ‹Oh, Mama, das hätte dir auch gefallen! Wärst du früher nach Hause gekommen, hättest du es auch mal ausprobieren können!›

Er hatte das Gerät für vierundzwanzig Stunden gemietet und mußte es um zwei Uhr am nächsten Tag abgeben. Das, was er noch zu tun hatte, erledigte er am nächsten Morgen, und dann rief seine Freundin an. Während er mit ihr sprach, fiel ihm plötzlich ein, daß er noch ein Stück vergessen hatte. Das war die Stelle, die ihn das Leben kostete, denn er mußte eine andere Steckdose benutzen. Die Steckdose, in die er dann den Stecker steckte, war defekt, und er bekam einen Stromschlag.

Ich war bei der Arbeit. An jenem Tag benutzte er meinen Wagen, weil seiner in der Werkstatt war. Er hatte mich zum Bahnhof gebracht und sollte mich abends wieder abholen. Ich sagte ihm: ‹Ich rufe dich an, bevor ich aus dem Büro gehe.› Aber als ich anrief, ging er nicht ans Telefon. Ich versuchte es wieder und wieder. Keine Antwort. Inzwischen war es sechs Uhr, und es war dunkel geworden. Ein anderer Freund, der ebenfalls in dem Büro war, sagte, er könne mich mitnehmen. Ich wußte, daß etwas nicht stimmte, denn er war an sich so zuverlässig.

Ich hatte ein ungutes Gefühl, als wir in unsere Straße einbogen. Mir war die ganze Zeit unwohl gewesen, nachdem er nicht ans Telefon gegangen war. Unten am Fuß des Hügels angelangt, sah ich, daß die Garage weit offen stand und beide Wagen da waren. Das Gartentor stand offen und die Haustür auch, und ich dachte nur: ‹Was ist denn da passiert?› Ich bot dem Freund eine Tasse Tee an, wie man es eben so macht. Zum Glück lehnte er dankend ab und fuhr weiter.

Als ich über den Weg ging, konnte ich Giles am Boden liegen sehen, denn der Mond schien. Er lag direkt vor der Haustür. Ich wußte, daß er tot war. Ich wußte es sofort. Aber ich habe mich falsch verhalten. Mir war klar, daß er einen Stromschlag erlitten hatte – das Gerät stand noch da. Ich reagierte, wie es wohl jede Mutter getan hätte: Ich ging sofort zu ihm und berührte ihn. Aber ich habe keinen

Stromschlag bekommen! Die Hündin auch nicht. Sie saß neben ihm, und ihr ging es gut. Sie hatte ihn bestimmt berührt ... hatte sich bestimmt gewundert, warum er nicht mit ihr spielte. Aber sie saß einfach neben ihm. Ich habe die Leute unzählige Male gefragt, wieso ich keinen Stromschlag bekommen habe, aber niemand konnte es mir sagen.

Wie geht man mit einer solchen Situation um? Ich rief den Krankenwagen, und die Sanitäter haben die Polizei verständigt. Ich versuchte, seinen Vater zu erreichen, und dann habe ich meine Tochter Rowena angerufen. Sie rief eine Freundin an, die kam und mir Gesellschaft leistete. Die Polizei sorgte dafür, daß die Leute vom Bestattungsinstitut ihn mitnahmen, aber ich bestand darauf, ihn vorher noch einmal zu sehen.

Meiner Mutter haben wir es erst am nächsten Tag gesagt. Ich ging zu ihr hin. Es war sehr schwer. Sie hat immer auf ihn aufgepaßt, als er noch klein war und ich wieder anfangen mußte zu arbeiten, so daß zwischen ihnen eine enge Bindung bestand. Sie baute danach ab. Ganz allmählich zwar, aber sie hat sich nie wieder von dem Schock erholt.

Zwei Dinge bereue ich bis heute. Das eine ist, daß ich ihn nicht noch einmal gesehen habe. Ich wollte nach der Obduktion hingehen, aber alle rieten mir davon ab. Ich hätte mich gern vergewissert, ob sie ihn wieder richtig hergerichtet hatten. Denn er war ein hübscher Kerl. Aber sein Wesen übertraf noch das Aussehen. Er war einfach ein wunderbarer Mensch. Als er ein kleiner Junge war, fragten mich die Leute immer: «Wie geht es dem süßen Giles?» Denn er hatte schon als Kind so eine Ausstrahlung. Auch bei kleineren Kindern war er beliebt. Als er fünfzehn, sechzehn wurde, scharten sich die Kleinen um ihn. Alle wollten mit ihm spielen. So ein Mensch war er ... wie ein Rattenfänger.

Das zweite, was ich heute bereue, ist, ich hätte gern eine Locke von ihm – er hatte wunderschönes, goldenes Haar. Ich habe einfach nicht daran gedacht. Das tut mir jetzt leid. Es wäre etwas ganz Besonderes gewesen.

Die Leute vom Bestattungsinstitut haben ihn innerhalb einer Stunde fortgeschafft. Ich weiß es nicht genau, denn ich hatte jegliches Zeitgefühl verloren. Zuerst sagte man mir, eine Untersuchung sei nicht notwendig, aber ein paar Tage später kam die Polizei, um mir mitzuteilen, der Leichenbeschauer habe doch eine Obduktion angeordnet, weil sie Giles' Fall an die Öffentlichkeit bringen wollten. Offenbar waren noch mehr junge Menschen so wie er ums Leben gekommen. Kurz darauf wurden Sicherungskästen eingeführt, die dafür sorgen, daß solche Unfälle nicht mehr passieren. Anscheinend war diese Entwicklung bereits geplant, und dies war nun einer der Fälle, die die Umsetzung beschleunigten.

Giles hatte sich so auf seinen Anfang bei Qantas gefreut. Er hatte alle Prüfungen abgelegt und die medizinischen Untersuchungen durchführen lassen, um angenommen zu werden. Der Kurs, an dem er hätte teilnehmen sollen, begann am 22. April, und er kam am 21. März ums Leben. Leider hat er nie erfahren, daß er angenommen worden war. Er wäre total aus dem Häuschen gewesen! Ich habe das Gefühl, er wurde betrogen. Wenn er nur diese kleine Information gehabt hätte, wäre es nicht so grausam gewesen, glaube ich. Sicher weiß er es inzwischen, aber ich hatte das Gefühl, daß er nie eine Chance hatte ... Sein Leben hatte doch gerade erst begonnen. Wie bei all diesen jungen Leuten, sie haben doch alles noch vor sich, und es wird einfach abgeschnitten. Es ist verrückt.

Giles' Untersuchung dauerte einen Tag. Nur Rowena und ich und zwei seiner Freunde, die uns hingefahren hatten, gingen hin. Die Beisetzung wurde aufgrund der Untersuchung verschoben. Ich erhielt einen Brief mit der Anfrage, ob ich über das Ergebnis unterrichtet werden wollte. Natürlich. Zum damaligen Zeitpunkt wollte ich einfach alles über ihn erfahren. Den Brief zu lesen war entsetzlich. Zugleich aber war ich froh, denn damit hielt ich wieder etwas in der Hand, an dem ich mich festhalten konnte. Das Schreiben kam eine Woche vor der Beerdigung. Dadurch hatten wir Zeit, um alle zu informieren, und sie war auch lang genug, um sich irgendwie an den Gedanken zu gewöhnen, daß die Beisetzung und damit der Abschied bevorstand. Ich schrieb einen Nachruf, mein Schwiegersohn spielte auf der Orgel, und sein Vater spielte auf dem Dudelsack, was ich sehr lieb fand. Was mir persönlich nicht so behagte, war so etwas wie ein irischer Leichenschmaus nach der Beisetzung. Ich war wie vor den Kopf gestoßen. Ich wollte einfach nur meine Ruhe. Ich glaube, meine Mutter fühlte sich dadurch auch brüskiert. Aber die anderen fanden es wohl sehr hilfreich. Die jungen Männer (Giles' Freunde) grölten irgendwie herum und gingen zusammen hinunter ans Wasser. Ich glaube, sie haben auf diese Weise Dampf abgelassen. Aber dann, als sie alle schließlich fort waren – es war elf, ehe wir sie los wurden –, hatte ich kein Bett, in dem ich schlafen konnte. Meine beste Freundin, die aus London angereist war, um mir Beistand zu leisten, hatte mein Bett belegt (lacht), deshalb landete ich schließlich auf der Couch. Ich habe ohnehin nicht viel geschlafen. Ich war in dem Stadium liebevoll umhegt. Schrecklich wird es erst hinterher, wenn man wieder allein ist …

Nach Giles' Tod hatte ich mehr als ein Jahr immer Schmerzen im Bereich des Solarplexus. Man schleppt sie irgendwie mit sich herum und findet sich damit ab. Dann waren sie eines Tages verschwunden. Ich konnte zunächst nicht feststellen, was sich wohl verändert haben mochte. Doch dann merkte ich, die innere Anspannung hatte nachgelassen. Jedoch kam und ging der Schmerz in unregelmäßigen Abständen immer wieder. Bestimmt war es sowohl körperlicher Schmerz als auch seelische Qual.

Ich habe das alles nicht gut bewältigt. Ich fühlte mich einfach völlig isoliert, und ich habe mich wohl auch zurückgezogen, weil ich so wütend war. Ich habe meine Wut aber nie auszudrücken vermocht, ich hatte mich immer unter Kontrolle. Schließlich ging ich wieder zur Arbeit – weil ich mußte –, aber ich war über ein Jahr wie weggetreten. Ich habe wie ein Automat funktioniert. Vielleicht habe ich nach außen hin so gewirkt, als wäre alles in Ordnung, aber das stimmte damals absolut nicht.

Abend für Abend schaute ich auf die Eisenbahngleise und dachte, wie leicht es wäre, sich vor einen Zug zu werfen. Es war manchmal sehr verlockend. Aber dann dachte ich: Es wäre dem Lokführer gegenüber nicht fair. Aber für mich fand ich es sehr verlockend.

Ich erinnere mich, wie der Arzt mich während meiner Scheidung einmal fragte: ‹Ist Ihnen nach Selbstmord zumute?› Ich schaute ihn völlig entsetzt an und sagte: ‹Selbstmord? Nein. Eher nach Mord.› Daraufhin stellte er fest: ‹Gut, dann sind Sie gesund.› (Lacht) Aber diesmal war mir wirklich nach Selbstmord zumute. Es war viel, viel schlimmer. Aber – wissen Sie, ich habe auch das überwunden. Schließlich und endlich, aber es hat lange gedauert.

Ich fühlte mich von allen unverstanden. Mit meiner Tochter konnte ich nicht darüber reden, weil sie sich so erregte, daß wir anfingen zu streiten. Und natürlich konnte ich nicht mit meiner Mutter darüber reden, weil sie mit ihrem britischen Wesen ohnehin über nichts reden wollte. Daher hatte ich eigentlich niemanden, mit dem ich meine

Gefühle hätte teilen können. Wenn da nicht die Compassionate Friends gewesen wären. Das hat mich aufrecht erhalten.»

CS: «Wie sind Sie zu den Compassionate Friends gekommen?»

Deborah: «Das ist eine nette Geschichte. Die Freundin, die aus London gekommen war, um mir beizustehen, hat eine gute Freundin, Frances, die in Griechenland lebt. Sie schrieb an Frances und erzählte ihr von Giles. Frances schickte mir einen liebevollen Brief, in dem es unter anderem hieß: ‹Haben Sie je von den Compassionate Friends gehört, gibt es eine Gruppe in Sydney?› Die Compassionate Friends seien einer anderen Freundin von unschätzbarer Hilfe gewesen, als diese ein achtjähriges Kind verloren hatte. Ich hatte noch nie davon gehört, aber im Telefonbuch fand ich sie gleich.

Als ich mich eines Tages etwas mutiger fühlte, nahm ich den Hörer ab, wählte und fragte die Frau am anderen Ende der Leitung: ‹Helfen Sie auch Eltern, deren Kinder schon älter waren, als sie starben?› Sie sagte: ‹Meine Liebe, wir helfen allen, die ein Kind verloren haben. Das Alter spielt keine Rolle, und wenn das Kind sechzig ist, wir helfen trotzdem.› Mit dieser Auskunft war ich zufrieden. Sie nannte mir die Sprechstunden. Doch dort hinzugehen war ungeheuer schwer. Aber die beiden Frauen, die Dienst hatten, waren so nett zu mir, daß es danach einfach und schön war. Später, nachdem ich wieder angefangen hatte zu arbeiten, schaute ich immer um die Mittagszeit vorbei. Bei den Compassionate Friends fand ich Wärme und Verständnis, Freiheit – einen Freiraum, einen sicheren Ort. Ich konnte eine Tasse Tee trinken oder mich einfach hinsetzen und anderen zuhören. Ich mußte weder reden noch freundlich sein, nicht einmal lächeln, ich mußte gar nichts tun. Und gerade das ist das Wunderbare: so akzeptiert zu werden, wie man sich gerade fühlt.

Außerdem hatte ich Glück mit meiner Hausärztin. Sie hat mir über die schwere Zeit hinweg geholfen – sie hat mich einfach reden lassen, und sie hat mir einen Therapeuten empfohlen. Ich hatte also sie und die Compassionate Friends. Aber sonst war niemand da. Bis heute finde ich es befremdend, daß niemand sich erkundigt hat, was ich mit Giles' Asche gemacht habe, nicht einmal sein Vater oder seine Schwester. Keiner hat mich gefragt. Als wäre das ein Tabu.»

CS: «Was haben Sie denn damit gemacht?»

Deborah: «Das Schlimmste war der Anruf, daß die Asche abgeholt werden könne. Eine gute Freundin bot mir an, mitzukommen, wenn ich sie abholen wollte. Diese Freundin hatte vier Jahre mit uns zusammengelebt, als die Kinder noch klein waren. Wir gingen also gemeinsam hinein. Das war sehr, sehr schwer. Es hat etwas Surreales, wenn man an den Empfangstisch tritt und um die Asche des Sohnes bittet. Es ist schrecklich. Man bekommt dann eine Schachtel in die Hand gedrückt. Ohne Kommentar, wahrscheinlich weil sie die ganze Zeit nichts anderes machen. Jedenfalls habe ich die Asche mit nach Hause genommen und war überzeugt, irgend jemand fragt danach oder schlägt vor, was getan werden könnte.

Ich wußte, daß Giles' Freundin Sasha die Asche am Strand von Cronulla verstreuen wollte. Sie waren vier Jahre zusammen gewesen. Sie hätten wohl auch geheiratet. Sie ist ein wunderbares Mädchen, aber der Gedanke an Cronulla Beach gefiel mir nicht. Ich dachte, die Brandung ist immer unruhig, und da passiert ständig was . . . Die Wellen donnern so an den Strand. Ich stellte mir einen friedlichen Ort vor, weil Giles die Natur und den Frieden geliebt hatte. Er beobachtete gern das Wasser, die Pelikane und all das. Ich habe lange über einen Platz nachgedacht. Schließlich fuhren meine Freundin Jessie und ich zum Nationalpark hinaus. Die Kinder hatten Kajaks, als sie noch klein waren, und sie hatten am Fluß ihre Lieblingsplätze. Im Nationalpark gibt es einen Wasserfall, den Giles besonders mochte. Deshalb fuhren wir an ‹seinen› Wasserfall, und dort begruben wir seine Asche. Ich pflanzte noch einen Baum, und wir haben uns auch ein bißchen unkorrekt verhalten. Eine Freundin von mir starb, als Giles ungefähr dreizehn war. Ich war damals sehr betroffen. Bei dieser Gelegenheit sagte er: ‹Wenn ich einmal sterbe, will ich unter Narzissen begraben werden, weil sie jedes Jahr wiederkommen.› Das haben wir natürlich auch gemacht – wir haben im Nationalpark Narzissen gepflanzt. Es wurde nicht gern gesehen, aber wir haben es gemacht. Letztes Jahr sind wir noch einmal hingefahren und haben noch mehr gesetzt.

Aber das war erst nach fünf Jahren. Nach fünf Jahren! So lange habe ich seine Asche in seinem Zimmer aufbewahrt. Bis ich eines Tages spürte, daß ich bereit war. Während all der Zeit hat niemand ein Wort darüber verloren. Deshalb hatte ich nur Jessie dabei. Der Platz ist wunderschön – er liegt nach Westen und bekommt viel Sonne, alle Vögel sind da und der Wasserfall, so daß er auch das Rauschen des Wassers hat.

Als ich umziehen wollte, ließ ich eine Messingtafel anfertigen. Sechsundzwanzig Jahre hatte ich da gelebt, und Giles ist dort aufgewachsen. Als mein Umzug näher rückte, nahm ich die Tafel und befestigte sie an einer Stelle, die man nicht einsehen kann, es sei denn, jemand sucht danach. Sie schaut flußaufwärts. Ich stellte mich mit dem Rücken vor die Tafel, genoß den Ausblick und dachte: ‹Ja, das wird ihm gefallen, das ist ein hübscher Fleck. Wenn ich jetzt noch ein Paar Buntsittiche vorbeifliegen sehe, sie fliegen immer paarweise, oder einen Pelikan, dann weiß ich, daß er hier ist.› Dabei sieht man hier zu dieser Zeit keine Pelikane. Ich hatte kaum zu Ende gedacht, als ein Paar Buntsittiche vorbeiflog. Dann ging ich wieder ins Haus. Ungefähr eine Stunde später setzte ich mich ans Fenster, und was sah ich? Einen Pelikan! Also war es richtig. Ich war sehr froh.»

CS: «Können Sie mir jetzt etwas über Ihre Erlebnisse nach Giles' Tod erzählen?»

Deborah: «Es waren mehrere. Die ersten waren ziemlich wunderlich. Ich kann Ihnen nicht sagen, wie oft, aber ich hatte häufig merkwürdige Erlebnisse mit Elektrizität. Infolge des Unfalls kamen zunächst die Elektriker und überprüften absolut alles im Haus. Jedes Gerät, alles. Und wenn sie irgend etwas fanden, das nicht in Ordnung war, mußte es sofort repariert werden. Das ganze Haus wurde auf den Kopf gestellt, danach war es hundertprozentig sicher. Aber in den ersten zwei oder drei Monaten hatte ich zahlreiche Erlebnisse mit Strom. Es war zum Verrücktwerden. Bis ich schließlich überzeugt war, daß Giles mir nur zeigen wollte, daß er in meiner Nähe ist. Zuerst hat es mir Angst gemacht. Ich bekam einen mittleren Schock, wenn ich etwas einstöpselte und ein großer Funke herausschoß. Ich war allein, so daß es besonders beängstigend war. Aber nachdem ich erkannt hatte, was dahintersteckte, begann ich mit ihm zu reden: ‹Ich weiß, daß du hier bist. Das ist sehr schön, und ich freue mich darüber.› So etwa. Klingt wahrscheinlich echt verrückt, aber es half.

Ich hatte nach seinem Tod ziemlich lange – vielleicht ein Jahr – nicht geträumt, oder ich hatte mich nicht an Träume erinnern können, alles war blockiert. Dann hatte ich ein wunderschönes Erlebnis. Es war total verrückt, denn da war Giles als kleines Kind! Er kam zu mir und lag in meinen Armen, und ich schmuste ausgiebig mit ihm, und im nächsten Augenblick war er erwachsen, und ich sagte: ‹Ich habe dich sehr lieb.› Er sprach daraufhin mit seiner eigenen, seiner richtigen Stimme zu mir: ‹Das weiß ich, Mama.› Dann verschwand er und wurde wieder zum Kleinkind. Das Erlebnis war ein großer Trost für mich. Es war so wunderschön. Und es war so wirklich, ich wußte einfach, daß es real war. Es war kein Traum. Ich bin sicher, daß es echt war. Ich konnte seine Wärme spüren.

Auch meine beste Freundin Jessie hatte ein seltsames Erlebnis. Nach ungefähr zwei Monaten fuhr ich für eine Woche zu einer anderen Freundin. Jessie hatte ich vergessen, Bescheid zu sagen, so daß sie nicht wußte, wo ich war. Sie rief bei mir an, und obwohl ich keinen Anrufbeantworter besitze, hörte sie vom Band die Stimme von Giles: ‹Mrs. Bates ist im Augenblick nicht zu erreichen. Sie kommt in ein paar Tagen zurück. Sie ist an die Südküste gefahren.› Jessie hat mir nichts davon gesagt. Erst etwa zwei Monate später fragte sie mich: ‹Du hast doch keinen Anrufbeantworter, oder?› Ich verneinte. Sie erzählte mir, was passiert war. Komisch, nicht?

Ich hätte gern mehr solcher Erlebnisse. Ich weiß, daß er da ist, und ich rede sehr oft mit ihm. Es gelang ihm zum Beispiel immer, in der Stadt einen Parkplatz zu finden. Wenn ich jetzt mit dem Auto fahre, dann sage ich: ‹Komm, Giles, suche mir eine Parklücke.› Und er macht es! Es klappt! Ich denke immer, daß ich in der Stadt keinen Parkplatz finde, aber jetzt sage ich einfach: ‹Komm, du kannst das so gut, du findest einen für mich.› Und er macht es.

Ich glaube, er ist immer in meiner Nähe. Wenn ich ein Problem habe, frage ich: ‹Nun sag schon, was soll ich tun?› Oder so ähnlich. Weil er immer eine Lösung parat hatte.

Weil er so war, als er noch lebte. Wir standen uns wirklich sehr nah. In gewisser Weise war ich ihm mehr zugetan als meinem Mann. Wir hatten eine viel engere Bindung. Und wir wußten immer, was der andere dachte. Ich wußte, daß ich mich immer, immer auf ihn verlassen konnte.

Ich habe auch seinen Geruch um mich gehabt. Sie wissen, wie das ist, das Zimmer eines jeden Menschen hat einen bestimmten Geruch. Ich ging sehr gern in sein Schlafzimmer. Ich habe sogar sein Bettlaken und sein Kissen ewig lange aufgehoben und immer wieder daran gerochen. Auch seitdem ich hier im neuen Haus lebe, zieht manchmal ein Duft an mir vorbei, und dann denke ich, er ist hier. Das gefällt mir. Es ist wunderschön.

Seit einem Nahtod-Erlebnis in meiner Kindheit habe ich vor dem Tod keine Angst mehr gehabt. Es geschah, als ich in England im Internat war. Ich war acht, und wir hatten eine Zahnklinik in der Schule, und der Zahnarzt kam einmal im Monat. Meine Zähne standen zu eng, so daß ein Zahn entfernt werden mußte, damit sich die Zähne richten konnten. Ich lag auf dem Stuhl in der Praxis, und damals verwendete man Äther, der angeblich richtig gut riechen sollte, so wie das Parfum meiner Mutter. Als sie dann dieses ekelhafte Ding über Mund und Nase legten, trat ich um mich, ich kratzte und stieß und boxte und versuchte, es zu entfernen. Natürlich gelang es mir nicht, aber sie müssen mir aufgrund meiner Gegenwehr eine besonders hohe Dosis verabreicht haben. Meine Erinnerung setzt erst dann wieder ein, als ich eine wunderschöne Szene vor mir sah. Ich war an einem Fluß und ging auf eine traumhafte Landschaft zu. Es war einfach herrlich. Die Farben waren vollkommen – nie habe ich solche Farben gesehen. Dann vernahm ich ihre Stimmen. Ich ging munter auf die Szene zu und fand es so schön, aber dann hörte ich ihre Stimmen, die alles überlagerten.

Ich hörte den Anästhesisten sagen: ‹Sie kommt, sie kommt.› Und der Zahnarzt: ‹Gebt ihr etwas mehr Sauerstoff, mehr Sauerstoff.› Im nächsten Augenblick war ich wieder da. Sie haben den Zahn nie gezogen. Ich glaube, sie hatten einen gehörigen Schreck bekommen! (Lacht)

Damals dachte ich, das sei das wunderbarste Erlebnis gewesen, das ich je hatte, aber ich konnte mit niemandem darüber reden. Erst als Erwachsene las ich etwas über Nahtod-Erlebnisse, und da wußte ich, was es gewesen war. Deshalb hatte ich nie Angst vor dem Tod. Ich war neugierig, aber nicht ängstlich.

Ich stand am Bett meines Vaters, als er starb. Er starb im Krankenhaus, und ich empfand es als Privileg, daß ich dabei sein durfte. Mein Vater war blind, und wir hatten ihn am frühen Morgen ins Krankenhaus gebracht. Offensichtlich war man zu dem Ergebnis gekommen, daß keine Hoffnung mehr bestand. Deshalb hatte man ihn mit einem anderen Sterbenden in einen Abstellraum geschoben, was ziemlich übel war. Er hat durchgehalten, bis wir zur Besuchszeit zu ihm kamen. Er hat auf uns gewartet. Ich hatte meine Mutter auf einen Stuhl gesetzt – sie wollte ihn nicht anschauen. Sie wußte offenbar, daß er starb, aber sie sagte nichts. Ich setzte mich neben ihn und hielt seine Hand und sagte: ‹Wir haben dich lieb.› Da seufzte er tief und starb. Ich war so froh, daß ich es gesagt habe. Mit meinem Vater habe ich mich sehr gut verstanden – er war wirklich ein guter Mann. Ich war nicht traurig, als er starb, denn er war neunzig. Er war immer gesund gewesen, hatte ein friedliches Leben geführt und in all den neunzig Jahren niemandem etwas zuleide getan. Deshalb dachte ich: ‹Er hat ein langes, gutes Leben hinter sich.› Ich trauerte um meine Mutter, die jetzt allein war, aber nicht um ihn. Aber als Giles starb, war es vollkommen anders.

Ich bin so dankbar für die wunderbaren Erlebnisse mit Giles. Mir wäre lieber gewesen, ich hätte sie nicht so dringend gebraucht, aber sie waren ein großer Trost. Und natürlich würde ich noch immer alles geben, um ihn wieder bei mir zu haben.»

Edward und Carmen Dora

Vor etwa neun Monaten erhielt ich den ersten Brief von Edward. Er hatte gerade mein erstes Buch *Transformed by the Light* gelesen und wollte sich mit mir über sein «Nahtod-Erlebnis aus zweiter Hand», wie er es nannte, aussprechen, eine Erfahrung, die ihm im Augenblick des Todes seiner Tochter zuteil wurde. Carmen Dora und ihre Mutter Pat waren beide an den Folgen eines Unfalls gestorben. Ein Tanklastwagen war in ein Auto gefahren, in dem sie mitfuhren. Carmen war neun Jahre alt.

Kürzlich schrieb Edward mir:

«Ich glaube, daß der Verlust eines Kindes eine der härtesten, traurigsten und grausamsten Erfahrungen ist, die einem Menschen widerfahren. Damals wäre ich am liebsten gestorben. Dann hätten Schmerz und Leid wenigstens ein Ende gehabt. Es wäre einfacher gewesen, als den Schmerz zu durchleben. Ich hatte gerade zwanzig Jahre bei der Royal Navy hinter mir, als meine Frau und meine Tochter starben. Ich war, was man ein ‹gestandenes Mannsbild› nennt, und ich hielt mich für ziemlich stark.

In der Woche nach dem Geschehen sagte eine sehr weise, nette Dame, meine Großmutter mütterlicherseits, zu mir: ‹Der Schmerz und die Qualen des Lebens machen dich bitter oder besser. Es liegt an dir, was du daraus machst. Wenn du klug bist, läßt du zu, daß an dieser Erfahrung dein Wesen und dein Verständnis wachsen. Es ist schon in Ordnung, wenn ein großer Junge weint.› Sie war eine dieser würdigen, alten Großmütter, wissen Sie, groß und weich, und wenn sie mich umarmte, verschwand ich beinahe, und ich weinte wie ein kleines Kind in ihren Armen.»

Da Edward ziemlich weit von der Hauptstadt entfernt lebt, lernten wir uns nicht persönlich kennen. Wir haben aber ein Interview auf Band aufgezeichnet. Ich bat ihn, mir zunächst ein wenig von Carmen zu erzählen.

«Wie soll ich Carmen beschreiben? Sie war ein hübsches kleines Mädchen. Sie war blond und hatte die Haare zu einem Pferdeschwanz zusammengebunden, manchmal trug sie auch Zöpfe. Als sie noch ganz klein war, habe ich eine Locke von ihrem Haar abgeschnitten und in Cellophan eingewickelt. Die habe ich mit auf See genommen, sie hat mich überall hin begleitet.

Wir hatten viel Spaß. Als kleines Kind konnte sie einen auf die Palme bringen, sie war so wie ich als Junge. (Lacht) Wir hatten einen großen Hof mit ein paar Hennen und zwölf Kirschbäumen. Sie kletterte mit Vorliebe auf die Bäume hinauf und sprang dann in den Komposthaufen, um weich zu landen. Der Rock blähte sich wie ein Fallschirm bis zu ihren Ohren auf. (Lacht) Sie war ein tolles Mädchen. In der Schule war sie hervorragend.

Ich habe sie wahrscheinlich ein wenig auf einen Sockel gestellt. Ich habe zwar versucht, dagegen anzugehen, weil ich mir dessen von Anfang an bewußt war, aber ich glaube, ich habe es doch getan. Aber sie war auch ein Schelm. Ich hatte eine besonders intensive Bindung zu Carmen. Jedesmal, wenn ich das sage, habe ich Schuldgefühle, aber ich fühlte mich ihr stärker verbunden als meiner Frau. Natürlich ist das eine andere Art von Beziehung.

Ich war Berufssoldat in der Royal Navy. Ich habe zwanzig Jahre bei der Marine zugebracht und war auch schon dort, als ich meine Frau kennenlernte. Wir waren eine intakte Familie, im Verhältnis zwischen Mann und Frau hatten wir Probleme. Wir begannen uns auseinanderzuleben, so daß wir nach zehn Jahren übereinkamen, daß wir uns trennen würden, sobald Carmen alt genug wäre. Die Ehe war also nicht besonders gut.

Ein Teil des Problems lag sicher darin, daß ich so lange fort war. Pat wußte, daß ich bei der Marine war, bevor wir heirateten. Aber ich glaube nicht, daß sie eigentlich begriff, was das bedeutete. Ich war immer sehr lange von zu Hause fort, zwölf, achtzehn Monate am Stück. In dieser Zeit sammelte sich Urlaub an, so daß ich, wenn ich nach Hause kam, manchmal drei Monate frei hatte. Für die Vater-Tochter-Beziehung war es wunderschön. Carmen und ich hatten immer eine sehr starke Bindung. Eine besondere. Ich bin fünfundsechzig, und ich habe in meinem ganzen Leben nicht so eine Beziehung erlebt. Ja, in meinem Herzen ist ein Loch mit den Umrissen meiner Tochter, und das wird auch immer so bleiben.»

CS: «Können Sie beschreiben, wie Carmen ums Leben kam?»

Edward: «Ich war gerade aus der Marine entlassen worden. Ich hatte eine Stelle als Milchverkäufer angenommen, die erste Stelle, nachdem ich aus dem Dienst war. Das bedeutete, daß ich meinen Tag sehr früh beginnen mußte. An diesem Morgen war ich schon um halb fünf zur Arbeit unterwegs, und ich nahm das Auto.

Unsere Nachbarn, Mick und Celia, waren unsere Freunde, meine Frau Pat und Celia standen sich besonders nah. Später erfuhr ich dann von Mick, daß Celia Pat an diesem Morgen anrief, weil es regnete, und sagte: ‹Du, ich weiß, daß Edward den Wagen hat. Soll ich euch nicht mitnehmen? Wir fahren zur Schule, laden die Kinder ab und gehen auf einen Kaffee und ein kleines Schwätzchen in die Stadt. Ich muß noch kurz etwas einkaufen, dann fahren wir wieder nach Hause.›

Offenbar war Pat mit dem Vorschlag einverstanden, und sie fuhren kurz vor Schulbeginn gemeinsam los. Beim Verlassen der Siedlung, in der wir wohnten, raste ein Tanklaster in sie hinein. Er kam den Hügel herunter, der ziemlich steil und langgezogen ist, die Bremsen versagten, und er traf das Auto auf der Fahrerseite. Sie wurden ungefähr fünfzig Meter mitgeschleift und in die Friedhofsmauer gedrückt. Carmen saß hinten auf der Beifahrerseite, in dem Bereich, der den geringsten Aufprall erfuhr. Celia und ihr Sohn und Pat starben beinahe sofort, Carmen blieb noch bis halb zehn abends am Leben.

Die Polizei rief mich bei der Arbeit an. Sie riefen bei der Molkerei an, und der Vorarbeiter dort setzte sich ins Auto und fand mich auf einer meiner Runden. Er übernahm die Runde für mich. Ich ging ins Krankenhaus und war den ganzen Tag bei Carmen. Auch am Abend, als sie starb, war ich bei ihr.

Ich habe bei der Marine so manche schwere Zeit durchgemacht. Ich war schon mit siebzehn dabei. Ich habe im Leben einige wirklich schreckliche Sachen erlebt, aber das hier war bei weitem das Schlimmste. Wenn es dein eigen Fleisch und Blut ist, das ist besonders hart.

Carmen war die ganze Zeit, während ich bei ihr war, bewußtlos. Ich hielt ihre Hand, sprach mit ihr und weinte ein bißchen. Sie schien in einem Schwebezustand, bis die Krankenschwester um Viertel nach neun bemerkte, daß ihr Zustand sich verschlechterte. Sie erkannte die Krise und rief zwei Ärzte. In dem Augenblick, als sie zur Tür hereinkamen, blieb Carmens Herz stehen. Jeweils ein Arzt trat an eine Seite des Bettes, und dann versuchten sie, das Herz wieder zum Schlagen zu bringen. Die Schwester kümmerte sich um die Atmung. Insgesamt bemühten sie sich vermutlich eine Viertelstunde um sie.

Es gelang ihnen, das Herz wieder zum Schlagen zu bringen, und sie begann auch wieder zu atmen, aber dann hörte beides endgültig auf. Der eine Arzt schaute den anderen an und schüttelte kaum merklich den Kopf, um ein ‹Nein› zu signalisieren. Ich glaube, ich sollte es nicht sehen. Ich bin mir nicht sicher, ob er meinte ‹es ist vorbei› oder ‹es hat keinen Sinn mehr, weiterzumachen›. Rückblickend kann es beides gewesen sein. Aber sie beschlossen offensichtlich, daß es das Ende war. Ich stand am Fußende des Bettes und versuchte, ihnen nicht im Weg zu stehen. Carmen lag auf dem Rücken, während die beiden Ärzte sich in Brusthöhe zu schaffen machten. Die Krankenschwester stand links neben dem Kopfkissen, als sie versuchte, die Atmung in Gang zu bringen.

Ich war strikter Agnostiker. Übersinnliches hielt ich nicht für erkennbar. Allerdings ging ich nicht soweit zu behaupten, daß es keinen Gott gibt. Ich glaube, in den meisten Menschen ist ein Bewußtsein für Gott vorhanden, seien es primitive Stämme oder intelligente, zivilisierte Menschen, und zwar, weil wir keinen besseren Ausdruck haben. Jeder hat seinen eigenen Begriff von einem Gott. Auch ich habe diese Vorstellung, daß es vielleicht einen Gott gibt, nie fallenlassen. Ich wurde in einem christlichen Haus erzogen, meine Großeltern waren beide bei der Heilsarmee, und sie gehörten zu den praktizierenden Christen, zu der Sorte, die ich zumindest bewundern kann. Sie haben das, woran sie glaubten, in die Praxis umgesetzt. Und deshalb habe ich, nur für den Fall, daß ich mich irrte, gebetet, und zwar wie verrückt. Aber wie schon früher, wenn ich als kleiner Junge betete, wurden meine Gebete auch jetzt nicht erhört.

In dem Augenblick, als das Herz meiner Tochter zum zweiten Mal zu schlagen aufhörte, verließ etwas ihren Körper. Es hatte die Farbe von Wasser, es war sichtbar, aber farblos. Es war mehr als ein Bewußtsein. Es war etwas ganz Konkretes. Ich könnte schwören, daß wirklich etwas vorhanden war. Man hätte es in die Hand eines großen Mannes legen können. Es war nicht so groß wie ein Fußball, aber es war größer als ein Tennisball. Es war wahrscheinlich zwei Drittel oder halb so groß wie ein Fußball, aber es war nicht rund. Es war irgendwie formlos. Es kam aus ihrem Oberkörper oder ihrem Kopf und bewegte sich langsam – ich glaube, der Vorgang dauerte etwa fünf, sechs, sieben Sekunden – in einem Winkel von etwa fünfundvierzig Grad von ihrer Brust in Richtung rechter oberer Zimmerecke. Es brauchte, wie gesagt, fünf, sechs oder sieben Sekunden und verschwand dann entweder durch die Wand oder die Decke.

Es hat meinen Blick von meiner sterbenden Tochter abgelenkt! So real war es. Verstehen Sie, ich habe es gesehen. Die Krankenschwester auch. Aus den Augenwinkeln sah ich, daß auch sie von ihrer Beschäftigung abgelenkt wurde. Sie drehte den Kopf und folgte mit den Augen demselben Punkt im Raum, auf den mein Blick gerichtet war, bis zur oberen Ecke des Zimmers. Manchmal versuche ich mir einzureden, ich sei halt ziemlich aufgewühlt gewesen und vielleicht sei es mein Unterbewußtsein, das mich trösten wollte mit allem, was ich in frühester Kindheit über die Seelen gelernt hatte, die in den Himmel kommen. Aber die Krankenschwester hat es auch gesehen, und da mir bewußt war, daß sie es sah, konnte ich mir eingestehen, daß es keine Einbildung war. Es war nicht mein Unterbewußtsein, das mich trösten wollte. Da geschah etwas.

Der Tod eines Kindes ist ein furchtbarer Augenblick im Leben, das kann ich Ihnen sagen. Einfach so fortgezogen werden! Es gibt etwas nach dem Tod, ganz bestimmt gibt es etwas. So habe ich mich damit abgefunden.

Ich hatte immer gedacht, daß wenigstens alle Elemente, aus denen man besteht, vom Kalzium in den Knochen, dem Stickstoff in der DNS bis hin zum Eisen im Blut, weiterbestehen, wenn man in der Erde beigesetzt wird, zumindest auf chemischer Basis. Vor diesem Augenblick war ich nie ein an Geistigem orientierter Mensch. Diese wenigen Sekunden haben daher mein Leben von Grund auf verändert, in vielerlei Hinsicht. Abgesehen von der normalen Trauer, der doppelten Trauer, mal abgesehen davon hat sich mein Denken über das Leben vollkommen verändert, nachdem ich sah, wie etwas Carmens Körper verließ.

Ich begann, in den etablierten Kirchen zu suchen, fand aber keine Antworten, an die ich glauben konnte. Ich lernte ein paar nette Leute kennen, aber sonst war das nichts für mich.

Das war eine schlimme Zeit. Ich habe aufgegeben. Ich bewunderte Mick von nebenan, weil er seine fünf Sinne wegen seiner beiden Kinder beisammenhielt. Und ich dachte: ‹Der arme Irre! Wie gelingt ihm das? Er hat ihre Probleme noch zu seinen eigenen dazu.› Meine Bewunderung für ihn wuchs enorm. Aber mir war, als hätte ich mit dem Leben komplett abgeschlossen. Ich habe nicht gesoffen, aber ich habe ein Pfeifchen geraucht, und das hat die Sache wahrscheinlich verstärkt. Und ich ließ mich gehen, ich rasierte mich nicht mehr regelmäßig und blieb vierzehn Tage der Arbeit fern. Wenn ich zu Hause war, hing ich meistens herum. Nach einem halben Jahr, sie waren im Januar gestorben, hatte ich die Erinnerungsstücke gründlich satt. Ich konnte die Fotos nicht mehr sehen oder Carmens Puppe, die auf dem Nachttisch saß, ich war alles leid. Ich konnte keinen Schritt tun, ohne erinnert zu werden. Den letzten Tag im Juni, den werde ich nie vergessen. Ich steckte ein paar Sachen in die Waschmaschine, wir hatten eine dieser kleinen mit Doppelkammern. Sie lief auch gut, bis zum Abpumpen, da versagte die Pumpe. Ich schraubte also die Rückwand ab, ich bin handwerklich ziemlich geschickt, nahm die Pumpe auseinander, und da steckte ein Puppenstrumpf und verstopfte ein Ventil. Er hatte all die Monate gebraucht, er muß irgendwann über die Schleuder gefallen sein und sich nach unten vorgearbeitet und die Pumpe verstopft haben. Da bin ich ausgerastet.

Ich ging die Treppe hinauf in Carmens Zimmer und nahm die Puppe in die Hand. Sie kennen wahrscheinlich die Sorte: Steckt man ihr eine Flasche mit Wasser in den Mund, wird die Windel naß, und sie weint Tränen, und sie sagt ein paar Wörter. Sie sagte: ‹Ich hab dich lieb, Mami.› Sie sprach nicht von selbst, sondern erst, als ich sie bewegte, aber für mich war die Botschaft falsch! Ich warf sie zu Boden, trampelte darauf herum, bis sie vollständig zerstört war. Die Puppe war das Lieblingsspielzeug meiner Tochter, und ich habe Mus aus ihr gemacht. Und dann tat ich etwas Merkwürdiges. Ich ging hinunter, und obwohl es sehr warm war, zündete ich ein Feuer im Kamin an und verbrannte Carmens und Pats gesamte Habe: ihre Kleidung, ihre Fotos, sogar Carmens Kopfkissen. Aber dann hat es mich geärgert, weil eine Lücke entstanden war, wo das Kissen immer lag. Es war aussichtslos in diesem Haus!

Ich habe einfach alles verbrannt. Ein totales Durcheinander veranstaltet! (Lacht) Und dann habe ich noch etwas Albernes gemacht, obwohl ich glaube, daß Psychiater heutzutage den Leuten dazu raten – ich habe ihnen einen Brief geschrieben. Ich habe mich entschuldigt, daß ich ihre Sachen vernichtet habe, aber ich habe ihnen mitgeteilt: ‹Ich kann diese Erinnerungsstücke nicht mehr ertragen. Ich weiß, Ihr seid fort. Ich kann keine ständigen Erinnerungen brauchen, sobald ich den Blick schweifen lasse. Ich weiß, Ihr seid fort, und ich versuche, ohne alle diese Erinnerungsstücke zurechtzukommen.› Andere Menschen horten die Sachen, die ihren Verstorbenen gehört haben, aber bei mir war es genau das Gegenteil. Nur eins fehlte, und das steckte in meiner Brieftasche an seinem gewohnten Platz an meinem Herzen.

An dem Tag, an dem ich das Freudenfeuer im Kamin anzündete (lacht) – wenn man vor Kummer verrückt werden kann, dann war ich es an dem Tag –, rief ich am Flughafen Heathrow an, verlangte die Fluggesellschaft Qantas und buchte einen Flug nach Australien. Eine Woche darauf war ich unterwegs. Das einzige, was ich mitnahm, war eine Reisetasche, eine Ersatzhose, ein Hemd, Unterwäsche zum Wechseln, Toilettensachen, ein Buch und das, was ich am Leibe trug. Das war alles.

Da ich den Flug in diesem Geisteszustand gebucht hatte, war es wohl ziemlich albern, den Impuls eine Woche später tatsächlich in die Tat umzusetzen, aber ich habe es gemacht. Als ich in Sydney ankam, dachte ich: ‹So, da bin ich nun. Was mache ich jetzt?› Meine Pläne reichten nicht bis hinter die großen Glastüren des Flughafens von Sydney. (Lacht) Deshalb dachte ich: ‹Ich brauche eine Stelle und ein Dach über dem Kopf. Wie bekomme ich das am besten? Taxifahrer kennen sich in der Stadt aus, also spreche ich mal mit einem.› Ich sprang in ein Taxi, und als der Fahrer fragte: ‹Wohin?›, antwortete ich: ‹Ich habe nicht die geringste Ahnung, aber ich brauche heute abend ein Dach über dem Kopf.› Es war sieben Uhr morgens. Er brachte mich zu einem Motel und riet mir, einen *Sydney Morning Herald* zu kaufen. Ich meldete mich in dem Hotel an, kaufte mir die Zeitung, kreuzte ein paar Sachen an und hatte um halb elf bereits eine Stelle. Am Freitag sollte ich anfangen.

Um ehrlich zu sein, in England kam ich nicht zurecht. Es fällt einem Mann schwer, das zu sagen, aber ich glaube, ich lief zum ersten Mal in meinem Leben fort, als ich nach Australien ging. Nachdem ich dann einmal hier war, waren die ersten Wochen so hektisch, daß es gar nicht mal schlecht war. Schon in den ersten Wochen meines Aufenthalts hier traf ich einen früheren Kameraden aus der Marine, der einen Taucherladen in Bondi führte, und ich begann für ihn zu arbeiten. Die Arbeit war für mich das Beste, um über alles hinweg zu kommen, weil ich sehr viel Zeit unter Wasser verbrachte. Ich war Berufstaucher gewesen, so daß es ein Klacks für mich war, andere im Gebrauch von Atemgeräten zu unterweisen. Unter Wasser herrscht absolute Ruhe und Frieden, man hört nur den eigenen Atem. Ich konnte daher im wahrsten Wortsinn abtauchen. Mein Verstand schaltete sich einfach aus. Ich ließ ihn ein Jahr faulenzen, und ich glaube, das hat mir geholfen.

Aber es gab Nächte ... Ich kann mich an eine Nacht erinnern, als ich im Bett lag und mich danach sehnte, jemanden zu lieben, nicht sexuell, sondern so, wie ich meine Tochter geliebt hatte. Ich dachte: ‹Hier ist ein Herz, das bis zum Bersten voll ist mit Liebe, aber es hat niemanden, dem es sie schenken kann. Und nebenan oder ein paar Häuser weiter gibt es bestimmt jemanden, der es nötig hat.› Wie verrückt die Welt doch manchmal ist! Jedem, der darum gebeten hätte, wäre sie zuteil geworden. Aber es war niemand da, und ich war so einsam!

Herzschmerz ist eine gute Umschreibung. Das Herz leidet wirklich unter Schmerzen. Es sehnt sich nach jemandem, den es in sich einschließen kann, es schreit nach jemandem. Es ist wirklich wie ein dringendes Verlangen, und es ist noch mehr als das. Es ist beinahe wie eine Besessenheit. Es ist der schon fast zwanghafte Wunsch, die Arme auszubreiten und jemanden zu umarmen. Nicht so sehr, um zu empfangen, sondern um zu geben. Meine Liebe zu Carmen war eine uneingeschränkte, absolute Liebe, und sie war bedingungslos. Das ist das Schöne an Kindern. Aber ich hatte niemanden mehr, deshalb habe ich sie immer weiter angestaunt.

Hätte ich nur schon diese Selbsthilfegruppe, die Compassionate Friends, gekannt! Hätte ich gewußt, was ich heute weiß, dann hätte ich es anders gemacht. Ich hätte Hilfe angenommen, ich hätte mich nach außen geöffnet. Ich hätte nicht einfach ‹männlich› gehandelt und alles in mir aufgestaut. Das kann die Stärke eines Mannes sein, wenn er dazu in der Lage ist, aber es kann auch Schwäche sein. Das Gegenteil bei Frauen ist auch Stärke und Schwäche, nicht wahr? Frauen sind so eng mit ihren Gefühlen verbunden, das kann Stärke sein, aber sie sind deshalb auch leicht verletzbar. Männer sind auf diesem Gebiet das genaue Gegenteil. Es gibt Zeiten im Leben eines Mannes, in denen er alles in sich hineinfressen muß, sonst kann er nicht tun, was zu tun ist, vor allem beim Militär. Aber es gibt auch Zeiten, in denen man loslassen muß.

Als junger Mann versuchte ich, meine Männlichkeit der Welt unter Beweis zu stellen. Aber wenn man älter und reifer wird, erkennt man, daß das der Welt einerlei ist. Der einzige Mensch, auf den es ankommt, ist man selbst, weil man mit sich selbst leben muß. Ich habe meine Männlichkeit unter Beweis gestellt, und wenn ich heute weinen will, dann weine ich auch, verdammt noch mal, und es macht mir nichts mehr aus, was die Welt über mich denkt.

Ich habe über das, was ich bei Carmen gesehen habe, dicht gehalten. All die Jahre habe ich es für mich behalten, weil ich nicht wollte, daß die Leute mich für blöd hielten. Ich weiß, daß ich es gesehen habe, ich habe nicht eine Sekunde daran gezweifelt. Aber ich war nicht so mutig, darüber zu sprechen. Erst als ich vor etwa zwölf Monaten Ihr Buch über Nahtod-Erlebnisse in der Bücherei auslieh, erkannte ich, daß es Menschen auf der Welt gibt, die diese und ähnliche Erfahrungen gemacht haben. Das hat mich fasziniert, denn ich fand es wirklich glaubhaft, weil es von so vielen verschiedenen Menschen aus aller Welt berichtet wird. Wie sollten normale Menschen eine solche Verschwörung zuwege bringen? (Lacht) Und selbst wenn, warum sollten sie es in dem Umfang tun, und warum? Das alles macht es so glaubhaft. Außerdem fand ich es tröstlich, zu erfahren, daß das Ende nicht schrecklich war. Als ich an dem Abend damals ihren Körper auf dem Bett betrachtete, war sie nicht da. Wissen Sie, man hätte in dem Zimmer mit ihrem Körper Fußball spielen können – wogegen ich heftig protestiert hätte –, aber sie hätte nichts davon gemerkt. Sie war nicht mehr in ihrem Körper.

Nachdem ich also Ihr Buch gelesen hatte, fragte ich mich, ob das, was ich gesehen hatte, vielleicht der Beginn von Carmens Reise war. Ich wußte, daß in diesen sechs oder sieben Sekunden etwas geschehen war, von dem ich keine Ahnung hatte. Damals dachte ich: ‹Vielleicht ist es ihre Seele, die in den Himmel steigt.› Aber ich habe eigentlich nicht an den Himmel geglaubt. Ich habe auch nicht an Gott geglaubt, aber tatsächlich hatte ich ja gerade aufgehört zu beten! Schließlich hatte ich es mir einfach als eine jenseits der menschlichen Erkenntnis liegende psychische Erfahrung zu erklären versucht.

Der Schmerz ist noch da, das Leid ist noch vorhanden, vor allem zu Weihnachten und an Geburtstagen, aber nach all den Jahren ist es nicht mehr so intensiv. Es kommt wahrscheinlich noch jeden Tag hoch, aber es ist nicht mehr das A und O meines Lebens. Aber zu Weihnachten und an Geburtstagen, vor allem an Weihnachten, weil es die Zeit der Kinder ist, schließe ich mich allein in meinem Zimmer ein. Es gibt noch zu viele Gespenster. (Bewegt) Zu viele leere Stühle.

Der Schmerz kommt auch auf andere, fast unmerkliche Weise, so zum Beispiel wenn Freunde Enkel bekommen und ich weiß, daß ich keine haben werde. (Bewegt) Carmens Tod hat mir den Lebenssinn genommen. Schon vor vielen Jahren kam ich einmal nach Hause und fragte mich, wozu das alles, zum Teufel. Warum schufte ich und strampele mich ab, warum gehe ich tagtäglich zur Arbeit, wohin soll das eigentlich führen? Jeder macht im Leben solche Phasen durch. Und dann klettert einem so ein kleines Kind auf den Schoß und sagt: ‹Papa, ich hab dich lieb.› (Bewegt) Dann weiß man, warum.

Ich habe meine Mutter verloren, als ich sechs Jahre alt war. Wahrscheinlich bin ich erst mit fünfzehn darüber hinweg gekommen. Mein Vater starb an Kehlkopfkrebs, als ich Mitte Zwanzig war. Dafür habe ich wahrscheinlich ein Jahr gebraucht. Meine Großeltern, die mich während der Pubertät betreuten, habe ich verloren. Sie standen mir sehr nah, und das hat ein Jahr oder anderthalb gedauert, glaube ich. Bei Erwachsenen rechnet man damit, daß sie eines Tages sterben. Manchmal sterben sie zu früh, aber man denkt immer, sie waren an der Reihe. Aber bei kleinen Kindern, vor allem bei strahlenden, immer lachenden, immer fröhlichen! (Bewegt) Wer sonst bleibt schon stehen, um einer Spinne guten Tag zu sagen, die ein Netz webt? Wer gibt sich die Mühe? Das sind die Lektionen, die kleine Töchter ihren Vätern erteilen.

Eins hat der Tod von Carmen und Pat für mich bewirkt – ich weiß nicht einmal, ob es positiv oder negativ ist: Er hat mir den Ehrgeiz und den Antrieb genommen. Er hat die materialistische Einstellung von mir genommen. Ich hatte ein eigenes Haus mit schönen Möbeln. Ich hatte schicke Autos. Ich hatte mein eigenes Geschäft, einen Musikladen. Ich habe nichts mehr und lebe jetzt in einer Einzimmerwohnung als Untermieter bei einem Freund, dem das Haus gehört. Ich bin zur Zeit arbeitslos, aber ich glaube, in acht Wochen ergibt sich wieder was. Ich habe meine Bücher, meinen Computer, meine Musik und meine Gitarrenschüler. Die Gitarrenschüler geben mir das Gefühl, etwas zu tun.

Mein innerer Friede ist geradezu unwirklich geworden. Ich habe keinerlei Probleme. Außer mit Weihnachten und meinen Erinnerungen habe ich keine Probleme. Außerdem habe ich kein Geld mehr. Aber ich bin glücklich und zufrieden. Ich glaube, Zufriedenheit und Glück sind zwei der wichtigsten Dinge im Leben.

Der Tod rückt die Dinge zurecht. Eines Abends vor etwa einem Jahr ging ich am Strand entlang, hier im Ort, allein, so gegen halb elf, und betrachtete den Mond. Ich konnte nicht schlafen und unternahm einen Mondspaziergang. Das ist das beste am Alleinsein, man kann jederzeit tun und lassen, was man will. (Lacht) Es war fast Vollmond, und über dem Wasser lag ein Band aus Mondlicht, nur ein Streifen, der sich wie ein goldenes Band im Wasser spiegelte. Es war sehr schön. Mein Blick wurde davon angezogen und wanderte dann entlang des Bandes zum

Strand, wo er sich auf eine winzige Welle – nicht viel mehr als ein Kräuseln – richtete, die sich auf dem Sand überschlug. Ein Teil versickerte im Sand, und der Rest ging einfach in die nächste Welle über. Ich dachte: ‹Wie wunderschön! Hier bin ich nun allein mit der Natur und habe gerade eine einzigartige Welle gesehen. In der ganzen Weltgeschichte wird keiner, der je auf dieser Erde wandelt oder in Zukunft wandeln wird, diese Welle sehen, außer mir.› Wenn das kein Wunder ist!

Erzählen Sie mir nicht, daß es auf der Welt keine Magie mehr gibt, denn das stimmt nicht. Die Welt ist ein wunderbarer Platz zum Leben. Ich bin noch nicht ganz bereit für die nächste Welt. Aber ich bin sicher, daß eine wartet. Und ich glaube, es ist durchaus möglich, daß ich eines Tages, wenn ich sterbe, Carmen und Pat wieder in den Arm nehmen kann.

Carmens Tod hat mich viel weicher gemacht, reifer, nachdenklicher. Ich glaube, das Leben ist so zart wie diese eine Welle. Man hat nur den Augenblick. Die Vergangenheit ist dazu da, daß man aus ihr lernt: Man kann sie nicht mitnehmen, es sei denn als Erinnerung. Über die Zukunft kann man nachgrübeln, aber ich plane nicht mehr viel im voraus. Pläne können zunichte werden, und ich bin wohl nicht mehr ehrgeizig. Ich weiß nicht, ob ich eine Zukunft habe. Wenn ich morgen sterbe, dann sterbe ich glücklich. Wenn ich in zehn Jahren sterbe, werde ich glücklich sterben. Sterbe ich in zwanzig Jahren, dann werde ich auch glücklich sein. Bis dahin werde ich mir über nichts mehr Sorgen machen. Wenn jetzt ein Problem auftaucht, egal welches, dann kann ich mir ehrlich sagen: ‹Das jetzige Problem ist nicht so schlimm wie der 24. Januar 1974. Den habe ich überstanden, deshalb kann ich das hier auch schaffen.› Es macht einen, verdammt noch mal, fast unbesiegbar!»

Martine und Françoise

Ich lernte Martine vor mehr als sieben Jahren auf einer Konferenz zum Thema «Tod, das große Abenteuer» kennen. Ein paar Monate später besuchte ich sie zu Hause in Sydney, um sie über ihr Nahtod-Erlebnis zu befragen. Bei dieser Gelegenheit sprachen wir auch über die Krankheit und den Tod ihrer Tochter Françoise. Von jenem Tag an haben wir den Kontakt gehalten.

Martine wurde in der Schweiz geboren, hat aber die meiste Zeit in Australien verbracht. Sie ist Künstlerin, eine lebhafte Frau, die Energie ausstrahlt, und man kann sich kaum vorstellen, daß diese Frau schon über Siebzig sein soll. Als wir uns zuletzt trafen, habe ich eine Unterhaltung aufgezeichnet, die wir über Françoise und die Umstände ihres Todes führten.

«Françoise starb mit vierundzwanzig. Sie war in England, wo sie mit behinderten Kindern arbeitete. Bei der Arbeit ging irgend etwas schief, und Françoise wurde am Arm verletzt. Eine Art Blase bildete sich. Ein Freund aus Australien besuchte sie und riet ihr, einen Arzt aufzusuchen. Sie ging also zu einem Arzt und schrieb mir danach in einem Brief ganz beiläufig: ‹Ich muß für drei Tage ins Krankenhaus und das Ding herausnehmen lassen.› Kurz darauf bekam ich einen Brief von ihrem Arzt, der mir mitteilte, sie habe eine sehr schlimme, sehr seltene Krebserkrankung. Sie bekam Chemotherapie, mit allen Nebenwirkungen.

Dann fuhren wir zusammen nach Marokko. Aber während unseres Aufenthalts dort wurde sie erneut sehr krank, so daß wir wieder nach England zurückkehrten. Sie kippte immer wieder um, und die Ärzte waren der Ansicht, es seien Nebenwirkungen, aber schließlich wurde Knochenmark entnommen, und man stellte fest, daß sie an Leukämie erkrankt war. Und daran starb sie.

Ich hatte immer das Gefühl, sie wußte, sie würde nicht mehr lange unter uns sein. Deshalb war sie stets in Eile. Dauernd warf sie ihre Entwürfe fort. Wissen Sie, wenn etwas nicht funktionierte, fing sie von vorn an – so wie ich es jetzt versuche. Ich hatte immer einen Radiergummi und radierte etwas weg und arbeitete weiter, aber sie hatte nie Zeit, sie hatte nie Zeit dafür. Sie zum Beispiel hatte nie Zeit, ein Kleid richtig fertigzustellen. Sie sagte stets: ‹Mama, wozu auch? Ich werde es nur ein- oder zweimal tragen. Ich setze mich doch nicht stundenlang hin, um es ordentlich fertigzustellen.› Heute verstehe ich, warum sie es so machte, aber damals konnte ich das Kind nie verstehen.

Der Arzt in England sagte, sie würde Weihnachten nicht mehr erleben, aber sie lebte noch bis gegen Ende Februar, weil sie leben wollte. Sie wollte weitermachen. Aber am Ende lernte sie, alles aufzugeben. Das einzige, was sie in ihrem Leben nicht geschafft hat, war, ein Kind zu bekommen. Nachdem sie verheiratet war, sagte John zu ihr: ‹Jetzt können wir ein Kind adoptieren.› Aber das mußte verworfen werden, weil es ihr nicht gut genug ging. Er sagte daraufhin: ‹Wir können doch Pflegeeltern sein.› Aber dafür ging es ihr auch nicht gut genug. Sie mußte schließlich loslassen, alles loslassen. Zuletzt sogar das Leben. Sie war sehr wütend, als sie starb. Sehr, sehr wütend. Sie schimpfte: ‹Das ist ein übler Trick!› Sie würde weiterleben und wollte es erzwingen! Aber dann fiel sie ins Koma. Als sie die Augen aufschlug, bat sie mich, sie nach Hause zu bringen. Das war das Schöne. Sie sagte: ‹Bring mich nach Hause›, und ich glaube, nur wenige verstanden, was es bedeutete, aber ich wußte genau, was sie damit sagen wollte. Ich nahm sie mit. Sie wachte danach noch einmal aus dem Koma auf und strahlte. Sie redete in einer Sprache, die ich noch nie gehört hatte. Ich weiß nicht, was sie gesagt hat. Wir schauten uns an, John und ich, und wir wußten nicht, was sie sagte. Sie brabbelte ganz aufgeregt und zeigte uns etwas. Vor ihr stand ein hübscher Blumenstrauß, in dem Bienen summten – keine Schmetterlinge wie bei Kübler-Ross, sondern kleine Bienen –, und sie fuhr fort, zu zeigen und zu brabbeln, und dann sank sie wieder ins Koma und erwachte nicht mehr.»

Vor kurzem hat mir Martine noch einmal von diesem Erlebnis geschrieben:

«Heute weiß ich, daß ich die Tür für sie aufgestoßen habe, daß ich kurz ihre Hand hielt und sie dann auf den Weg schickte, den Weg, den ich selbst zuvor während meines Nahtod-Erlebnisses einmal beschritten hatte. Ich wußte, daß ich nicht mehr für sie tun konnte, das war unmöglich. Aber ich konnte ihr wenigstens den Weg weisen. Ich ahnte selbst nicht im geringsten, wo es hinführen würde, aber ich weiß, wie sehr ich mich für sie freute, als sie aus dem Tunnel kam und ‹reines Licht› wurde. Ich kann Ihnen nicht sagen, wie froh ich war, daß sie es geschafft hat. Können Sie sich das vorstellen? Selbst heute noch ist mir, als müßte mein Herz zerspringen. Stellen Sie sich das vor, noch einundzwanzig Jahre danach!

Ich hatte mein Nahtod-Erlebnis vor sehr langer Zeit, 1955, lange bevor Françoise starb. Ich konnte nicht darüber reden, weil es damals nicht üblich war. Aber es war so friedlich, daß ich dachte: ‹Mach dir keine Sorgen über den Tod, hab keine Angst. Damals ging es mir unglaublich schlecht, aber dann war ich urplötzlich von Frieden erfüllt, und ich fühlte keine Schmerzen mehr. Seitdem habe ich überhaupt keine Angst vor dem Sterben. Da ich diese Erfahrung gemacht hatte, fiel es mir leichter, mit Françoises Tod umzugehen. Wenn Leute zu mir sagten: ‹Sie müssen aber traurig sein›, dann stimmt das nicht. Ich trauerte nicht um sie! Ich betrauerte mich, aber nicht sie. Woher will ich denn wissen, ob sie jetzt glücklich gewesen wäre? Ich weiß es nicht! Sie hätte sich ein Bein brechen oder verunglücken oder von ihrem Mann getrennt sein können. Alles mögliche hätte passieren können. Es ist so lange her, und sicher wäre ihr vieles zugestoßen, weil das bei jedem Menschen so ist. So hat sie in den paar Jahren mehr geschafft als vielleicht ein Mensch, der achtzig oder neunzig wird. Sie hat wirklich gelebt, und sie hat mir gezeigt, wie man lebt. Ich habe lange dafür gebraucht, erst jetzt gelingt es mir richtig. Sie hat mir beigebracht, den Augenblick zu leben.

Wir verbrachten das letzte Weihnachtsfest zusammen. Wir wußten, daß es unser letztes gemeinsames Weihnachtsfest sein würde, und für mich war es das schönste überhaupt. Ich hätte traurig sein sollen, für mich hätte das Weihnachtsfest schrecklich sein müssen, da ich wußte, daß meine Tochter sterben würde. Aber es war das tollste Weihnachtsfest, das wir je hatten. Sie hatte sich Kartoffelpuffer gewünscht, deshalb habe ich jede Menge gemacht. Sie wollte immer mehr, und deshalb haben wir ein Dutzend nach dem anderen zubereitet, und das alles in der winzigen Küche. Dann hatten wir auch mit Johns Familie ein wunderschönes Weihnachtsfest. Wir haben gelacht und uns an den vielen Dingen, die wir hatten, erfreut.

Mein Nahtod-Erlebnis hat mir so geholfen. Ich habe mich beweint, ich habe mir selbst leid getan, aber tief im Innern glaube ich nicht, daß ich sie bedauert habe, ganz und gar nicht. Ich traf eine Freundin von ihr aus Kanada und habe zu ihr gesagt: ‹Wissen Sie, sie hat alles getan, was sie tun mußte.› Wie konnte ich so etwas sagen? Aber ich hatte das Gefühl, ich war überzeugt, daß sie wirklich alles getan hatte, was sie tun mußte. Das hat mir viel geholfen.

Heute kann ich über sie reden und dabei lachen. Und wenn ich Zeichnungen anfertige, habe ich ihre Energie, sie hilft mir. Das Zutrauen hatte ich vorher nicht. So ein Gefühl hatte ich noch nie, nämlich, daß ich gut genug bin und etwas kann. Vorher habe ich mich selbst immer in der letzten Sekunde zurückgenommen und nichts zu Ende geführt. Eine Freundin sagte einmal zu mir: ‹Du lernst. Es spielt keine Rolle, was du tust.› Françoise sagte immer dasselbe: ‹Wir müssen lernen. Du mußt deine Hemmungen ablegen und einfach tun. Und wenn es falsch ist, na und!› Ja. Sie ist oft bei mir, wenn ich arbeite, und ich fühle, daß sie glücklich ist. Ich spüre, daß sie sehr oft sehr glücklich ist, wissen Sie. ‹Gut so! Weiter so, Mama!› Ja. Und ich spüre sie. Sehr oft empfinde ich dieses Lächeln wie Energie, so aufmunternd, daß ich froh bin.

Irgendwie war sie anders als meine anderen Kinder, und heute ist sie in allem, was ich mache und wie ich lebe, ein Beispiel für mich. Den Augenblick leben! Und die Hemmungen fallen lassen! Ich muß sagen, ich habe mein möglichstes getan, sie ihr zu vermitteln. (Lacht) Sie wollte sie nicht! (Lacht) Bei ihr ging es wirklich auf und ab, sie lebte den Augenblick und probierte aus. Immerzu dachte ich: ‹Wie kannst du das tun? Warum kommst du nicht zur Ruhe und bist nett und beständig wie ich? Aber so war Françoise nicht. Alle bewunderten sie.

Allein wie sie ihren Umzug nach Übersee plante, war typisch für sie. Sie kannte mich, und sie wußte, daß wir auf die eine oder andere Art versuchen würden, ihr Angst zu machen. So waren wir halt aufgewachsen: ‹Sei vorsichtig hier, sei vorsichtig da!› Sie sagte keinen Ton, und wir fuhren in Urlaub. Sie blieb zu Hause, weil sie damals Lehrerin war und noch etwas zu erledigen hatte, so zumindest lautete die Ausrede. Eine Woche später kreuzte sie auf und sagte: ‹Nun ratet mal!› Ich fragte: ‹Was hast du denn jetzt schon wieder gemacht?› Und sie antwortete: ‹Ich habe meinen Paß, meine Fahrkarte und meine Impfungen, und morgen fahre ich nach Europa.› (Lacht)

John heiratete sie, als sie krank war. Sie rief an einem Sonntagmorgen um sechs Uhr an und sagte: ‹Ratet mal! Er hat mich gebeten, ihn zu heiraten!› John also. Alles, was wir hörten, war ‹John›. Sie würde John heiraten. Wir fuhren zur Hochzeit. Ich war in Peru und Mexiko gewesen und befand mich auf dem Rückweg. Mein Mann kam aus der anderen Richtung, wir trafen uns in Holland. Das Paar, meine Tochter Françoise und John, trafen wir am Tag vor ihrer Hochzeit. Wir schauten ihn an, und es war, als wären wir schon immer eine Familie gewesen. So ist es auch heute noch. Genauso. Seine Schwester, sein Vater, der Mann der Schwester, der Priester, der sie getraut hat – das Ganze war ein Wiedersehen. Aber so war sie schon immer gewesen.

Ich kann mich noch an einen Brief erinnern, den sie mir aus England schrieb. Sie klagte nicht, sondern teilte mir mit, wie schwer es in London sei. Sie könne nicht arbeiten, weil sie kein Diplom habe, und müsse wieder studieren. Um mit behinderten Kindern zu arbeiten, benötigte man ein Diplom. Aber sie brachte den Kindern das Reden bei, weil sie so ein Mensch war, der autistische Kinder ‹wecken› konnte. Sie schrieb mir also in diesem Brief: ‹Ich habe kein

Geld, und ich weiß nicht, wovon ich mir etwas zu essen kaufen soll.› Sie erwähnte es eher beiläufig. Natürlich ging Mama auf der Stelle zu einem Postamt und schickte ihr Geld, damit sie essen konnte und nicht verhungern mußte. Postwendend kam ein Brief von ihr: ‹Es war fabelhaft, als dein Geld kam! Ich bin sofort losgezogen und habe Kerzen und alle Bücher gekauft, die ich mir bisher nicht leisten konnte.› (Lacht) Kein Essen! Nichts! (Lacht) Genauso hat sie gelebt. Das ist es, was ich jetzt von ihr bekomme. Ich mache es heute genauso. Aber es kommt von ihr. Etwas von ihr ist auf mich übergegangen. Es ist, als hätten wir einander geholfen, oder was auch immer. Aber ich bin bestimmt nicht mehr dieselbe. Ich fühle mich viel friedvoller.

Françoise mußte selbst sterben – niemand konnte es für sie tun. Sie liebte ihren Mann und alles, aber trotzdem mußte sie selbst sterben. Wenn ich recht überlege, finde ich es wunderbar, daß sie sich an mich wandte und mich bat, sie nach Hause zu bringen. In dem Moment, als sie es sagte, verstand ich sie. Ich sagte einfach: ‹Ja.› Ich weiß nicht, was ich unternommen habe, um sie mitzunehmen, aber es verlief ohne Komplikationen, ganz friedlich. Ich glaube, damals hat sie mir Kraft gegeben. Sie war gerade gestorben, als ich ihren Mann fragte: ‹Was sollen wir ihr anziehen?› Er antwortete: ‹Dafür habe ich jetzt keinen Sinn!› Aber ich bestand darauf: ‹John, wenn du es heute nicht tust, wirst du es morgen bereuen.› Ich war so gefaßt, so gefaßt wie nur möglich. Ich weiß, daß mein Nahtod-Erlebnis mir geholfen hat. Ich habe mich selbst betrauert, aber da ich wußte, wo sie war, konnte ich deswegen nicht traurig sein. Es ist schön dort, wo sie ist. Ich weiß, dort gibt es keinen Schmerz. Das hat mir sehr geholfen. Ich hatte keine Angst. Ich habe mich für sie gefreut.

Mein Mann mußte sich von anderen Menschen helfen

lassen, er konnte nicht einmal laufen. Er sah wie ein Hundertjähriger aus. Er war ein gebrochener Mann. Er erlitt anschließend einen Nervenzusammenbruch und mußte abreisen. Ich wollte mitfahren, aber er antwortete: ‹Du mußt auf John aufpassen.› So in dem Sinn: ‹Du brauchst keine Hilfe.› Er hat seine Eltern in Auschwitz verloren, und er hat sich mit ihrem Tod nie auseinandergesetzt, so daß er keinen weiteren ertragen konnte. Er reiste ab. Es ist schade und traurig.

In mir ist etwas geschehen. Es ist schwer zu erklären – es geschah einfach. Es gibt einen Unterschied zwischen Kenntnissen und Wissen. Ich hatte Kenntnisse, aber kein Wissen. Mir ist, als wäre ich innerlich gestorben und neu geboren. Ich bin nicht mehr dieselbe wie zuvor. Tief in mir hat sich etwas verändert. Ich bin von Frieden erfüllt.»

Selina und Geoffrey

Selina begegnete mir zum ersten Mal nach einem Interview in Brisbane. Ihr Sohn war erst kurz vorher gestorben, und eine Nachbarin hatte sie mitgebracht, damit sie sich anhörte, was ich über Nahtod-Erfahrungen zu berichten hatte. Nicht lange danach führten wir ein längeres Gespräch, und schließlich trafen wir uns zu einem Interview.

Selina ist eine sehr beeindruckende Frau, sehr groß. Sie hat eine schöne Sprechstimme und ist eine begabte Sängerin. Die Verheerung, die der plötzliche Tod ihres Sohnes an einem Herzanfall bei ihr hinterlassen hatte, beeindruckte mich jedesmal aufs neue. Sie war verzweifelt, und ihr Gesicht war vom vielen Weinen aufgedunsen. Sie berichtete:

«Geoffrey war vierundzwanzig, als er starb. Er hatte nur eine einzige Herzattacke vor der, die ihm das Leben kostete. Beim ersten Mal kam er für einen Tag von der Küste herauf, um mich zu besuchen, und als er am Haus ankam, war er sehr blaß und erregt. Als ich ihn ansah, sagte ich: ‹Geoffrey, dir geht es nicht gut!› Er war eiskalt und schwitzte. Ich fühlte seinen Puls, den ich nicht zählen konnte, weil er über zweihundert lag. Auf der Stelle fuhr ich mit ihm ins Krankenhaus. Er kam sofort auf die Intensivstation. Der Puls war inzwischen auf zweihundertfünfzig. Man probierte alle Medikamente aus, die man mir in der Regel auch verabreichte, um meine Herzbeschwerden in den Griff zu bekommen, aber es gelang nicht, ihn zu stabilisieren. Deshalb kam er auf die Herzstation, wo sein Zustand sich schließlich besserte. Von dort aus verlegte man ihn später in ein anderes Krankenhaus, wo er eine ganze Reihe von Untersuchungen über sich ergehen lassen mußte. Man kam zu dem Ergebnis, sein Herz sei physisch unauffällig und der Anfall wahrscheinlich durch Streß ausgelöst. So ist es auch bei mir.

Am Donnerstag, den 29. Januar, erhielt ich bei der Arbeit einen Anruf. Ich wußte, daß er eines Tages kommen würde. Monatelang hatte ich darauf gewartet. Ich wußte nicht, daß es sich um Geoffrey handeln würde, aber ich wußte, daß so ein Anruf bevorstand. Ein Arzt aus dem Krankenhaus teilte mir mit: ‹Mrs. Harrison, es tut mir sehr leid, Ihnen sagen zu müssen, daß Ihr Sohn schwer krank ist. Er hatte einen Herzstillstand. Eigentlich besteht keine Hoffnung mehr, aber es wäre gut, wenn Sie so schnell wie möglich herkommen könnten. Aber fahren Sie vorsichtig!› Ich war völlig aufgelöst, denn von meinen drei Kindern war Geoffrey derjenige, mit dem ich am engsten verbunden war.

Meine Chefin wollte mich fahren, aber ich lehnte dankend ab. Es würde schon gehen. Mir ging es besser, wenn ich selbst fuhr. Aber während der Fahrt passierte etwas sehr Merkwürdiges. Ich fuhr auf die Mauthäuschen an der Autobahn zu, und ich wurde durch alle drei hindurchgewinkt! Ein paar Tage später sagte ich zu meiner Chefin: ‹Vielen Dank, daß Sie angerufen und mir freie Fahrt verschafft haben.› Sie antwortete: ‹Das habe ich nicht.› Ob sie es also meinem Gesicht angesehen haben, als ich auf sie zufuhr, ich weiß es nicht.

Es dauerte eine Stunde, bis ich bei Geoff war. Man hatte seiner Frau Carly und ihrem Vater bereits mitgeteilt, es sei nicht damit zu rechnen, daß Geoffrey noch länger als eine Stunde zu leben hätte. Um ein Uhr am Donnerstag mittag war es passiert, und ich kam erst gegen Viertel vor fünf zu ihm. Später erfuhr ich, daß es den Ärzten selbst unbegreiflich war.

Er hätte an dem Tag arbeiten sollen, aber sein Chef hatte ihn angerufen und gesagt, er solle den Tag freinehmen, weil sie ihn am Wochenende brauchten. Carly war krank gewesen, und Donnerstag war ihr erster Arbeitstag, aber sie fand: ‹Ich gehe noch nicht, ich verbringe den Tag mit dir.› Und Carlys Schwester Jane rief an und sagte: ‹Wenn ihr zu Hause bleibt, paßt doch bitte auf Jesse auf.› Jesse ist zwei Jahre alt. Janes drei Kinder hingen sehr an Geoffrey, und er war in Kinder vernarrt. Er konnte es kaum erwarten, selbst Kinder zu haben. Deshalb waren sie zu Hause, und er schwamm und tollte mit Jesse im Swimmingpool. Nach dem Mittagessen saßen sie noch am Tisch. Er hatte eine Schachtel Buchstabengebäck geholt und bildete mit Jesse Sätze, als sein Kopf plötzlich wie aus heiterem Himmel nach hinten fiel, dann wieder nach vorn und noch einmal nach hinten. Dann war er bewußtlos. Carly hörte ihn irgendwie röcheln. Er war groß und schwer, und sie ist nur ein winziges Persönchen, so daß sie ihn nicht vom Stuhl heben konnte. Außerdem hatte sie Angst, daß er sich am Kopf verletzen würde, wenn sie ihn zöge. Jedenfalls hat sie sofort im Krankenhaus angerufen. Sie schickten zwei Krankenwagen und versorgten ihn mit allem, was nötig war. Aber als sie im Krankenhaus ankamen, hatten sie bereits festgestellt, daß sein Gehirn mindestens fünf Minuten lang nicht mit Sauerstoff versorgt gewesen war.

Er hing an allen nur denkbaren lebensrettenden Geräten. Schließlich kam der Arzt zu uns. Es ist unglaublich, wie dieser Mann mit uns redete. Ich vermute, daß er nicht wußte, wie er mit der Situation umgehen sollte. Als ich fragte: ‹Wie geht es ihm?› antwortete er: ‹Wir haben versucht, sein Herz wieder in Gang zu bekommen, aber die Nieren haben versagt, und nun ist er gestorben.› Seine Körpertemperatur war auf zweiundvierzig Grad gestiegen, man hatte ihn unter eine Kühldecke gelegt und Eis in Armbeugen und Leisten gepackt, um die Temperatur zu senken. Aber da war ohnehin schon keiner mehr in ihm drinnen. (Bewegt)

Er war erst kurze Zeit verheiratet. Ich hatte am Tag seiner Hochzeit, als ich Geoffrey in der Kirche erblickte, das sonderbare Gefühl, zum letzten Mal mit ihm zusammen zu sein. Nicht, weil er heiratete. Das saß irgendwie tiefer.

Ich hatte ein Gedicht für ihn geschrieben – ich dichte hin und wieder –, das ich ihm gab, kurz bevor ich mich auf den Weg zur Kirche machte. Er öffnete es und konnte es nicht lesen, weil ihm die Tränen kamen. (Weint) Die ganze Zeit während des Gottesdienstes war mir bewußt, daß die Zeit sehr kurz war. Einmal fragte Carly mich: ‹Warum weinst du?› Ich antwortete: ‹Das kann ich nicht erklären. Ich hatte keine Zeit, mich zu verabschieden.› (Weint)

Sie gingen natürlich wieder an die Küste zurück und lebten ihr eigenes Leben. In den nächsten zwölf Wochen traf ich sie ein paarmal. Wir feierten Weihnachten miteinander, und er sah richtig gut aus.

Über meinen früheren Mann habe ich mich wirklich geärgert. Von meinen drei Kindern hat er meinen zweiten Sohn James offenkundig bevorzugt. Von meiner Tochter Jenny mit ihrer Gehirnlähmung und allem, was dazu gehört, hätte er nicht einmal sagen können, wo die Behindertenwerkstätten sind. Er war nie dort. Ich habe sie erst tagtäglich dorthin gebracht, dann jede Woche, bis sie siebzehn war. Dann hat sie zwei Jahre dort gelebt. Aber James hat er wirklich geliebt. Ich nehme an, er hat sie alle geliebt, aber für Geoffrey hat er nie etwas getan. Wahrscheinlich habe ich des Guten zuviel getan, als ich versuchte, auszugleichen.

Ich weiß noch, daß ich mit Geoffrey einmal zu einem Hautspezialisten ging und mein Mann nicht bereit war, die hohen Behandlungskosten zu übernehmen. Das habe ich ihm nie verziehen, so sehr ich ihn auch noch liebte. Nach Geoffreys Tod wurde er schwer krank und verfiel zusehends. Er bekam schwere Arthritis, und es ging ihm gar nicht gut. Eines Tages hatte mein Mann mit der Frau, mit der er damals zusammenlebte, eine heftige Auseinandersetzung, die ziemlich lange dauerte. Beide waren äußerst erregt, und Max hatte große Schwierigkeiten, sich zu beruhigen. Er hatte das Gefühl, sein Blutdruck steige ins Unermeßliche, daher ging er zu Bett und versuchte, zur Ruhe zu kommen, aber es gelang ihm nicht.

In diesem äußerst erregten Zustand stellte er plötzlich fest, daß er seine Arme und Beine nicht mehr bewegen konnte, so sehr er es auch versuchte. Dann tauchte eine Gestalt – Kopf und Schultern – neben seinem Bett auf, und er rief: ‹Bist du das, Geoffrey?› Er erhielt keine Antwort, spürte aber plötzlich, wie diese Person beide Hände auf ihn legte. Allmählich wurde ihm am ganzen Körper vom Kopf bis hin zu den Füßen kühl. Seine Erregung legte sich, er wurde ruhig und schlief sofort ein. Obwohl er das Gesicht nicht deutlich erkennen konnte, ist er sicher, daß Geoffrey ihn beruhigt und damit gerettet hat.

Noch etwas passierte ungefähr fünf Monate nach Geoffs Tod, als Max zu einer Wahrsagerin ging. Die Wahrsagerin dachte, er sei wegen seiner Gesundheit gekommen, und befaßte sich sogleich eingehend mit seiner Gesundheit und seinem Leben. Dann fragte sie: ‹Haben Sie noch Fragen?› Er antwortete: ‹Ja, ich trauere um meinen Sohn. Haben Sie Nachricht von ihm?› Sie sagte: ‹Oh, das erklärt vieles. Er ist hier, und er ist seit heute früh hier. Sobald ich aufstand, wußte ich, daß jemand hier wartete, aber ich wußte nicht, auf wen. Es ist ein großer junger Mann mit hellem, rötlichem Haar und sehr hübschem Gesicht.› Vielleicht sollte ich hier erwähnen, daß mein Mann nur einssechzig groß ist und dunkles Haar hat. Es war Geoffrey! Das konnte sie nicht wissen. Niemand ahnte, daß Max diese Frage stellen würde.

Ich war Wahrsagerinnen gegenüber immer skeptisch. Einige unter ihnen sind redlich und manche eben nicht, aber es gibt durchaus Menschen, die eine übersinnliche Veranlagung haben, andere wiederum nicht. Ich wollte nicht zu einer Wahrsagerin gehen, weil Geoffrey mich nicht hingeführt hat. Ich wartete darauf, daß er mir sagen würde, was ich tun sollte, weil ich davon überzeugt war, daß er sich aufgrund unserer starken Bindung bei mir melden würde. Geoff ließ meinem Mann durch die Wahrsagerin ausrichten: ‹Ich bin glücklich, Papa, mir geht es sehr gut, und ich bin gesund, und es war kein Unfall, es gibt Dinge, die ich tun muß.›

Als Max von dieser Wahrsagerin kam, war er wie ein neuer Mensch. Es ging ihm blendend, und das machte mich echt wütend. Dabei wußte ich, daß Geoffrey ihn liebte und versöhnlich war. Er konnte Max immer alles verzeihen, weil er über seine Fehler hinwegsehen konnte, was mir nicht gelang. Ich wurde richtig sauer, weil ich dachte: ‹Er verdient es nicht, daß es ihm so gut geht, nachdem er so vieles versäumt hat, was er hätte tun sollen.› Jedenfalls ging es Max danach phantastisch, und er sagte zu mir: ‹Geoffrey hat gesagt, er kommt dich besuchen. Er kommt zu jedem von uns, auch zu Carly und Jenny.›

Ich bin sicher, daß er bei Jenny war. Hundertprozentig. Wissen Sie, Jenny lebt in ihrer eigenen Welt, und sie hat sich die Schuld an Geoffreys Tod gegeben. Eine Woche bevor Geoffrey starb, kreuzte er überraschend bei uns auf. Wir saßen alle auf der Dachterrasse beim Grillen, als Jenny eine Vision hatte: Geoffrey und Carly küßten sich und gingen dann in verschiedenen Richtungen auseinander. Dann sah sie ihn in einem Sarg. Sie hat sich so erschrocken, daß sie mit niemandem darüber reden konnte. In der Woche darauf starb er, und sie gab sich die Schuld, weil sie es ihm nicht gesagt hatte. Sie dachte, er hätte vorsichtiger sein können. Als er dann starb, stellte sie sich immer wieder die Frage: ‹Warum mußte es ausgerechnet Geoffrey sein? Warum konnte es nicht sein Bruder oder eine Schwester von Carly sein? Warum konnte nicht jemand anders sterben?› Sie wünschte allen schreckliche Dinge, so wie wir alle. Auch ich. Aber dann fürchtete sie, es könnte ihnen wirklich zustoßen. Es war für sie die reine Hölle.

Sie hat seither zweimal versucht, sich das Leben zu nehmen. Beim zweiten Mal wurde sie in die Psychiatrie überwiesen. Aber sie wollte wirklich sterben. Sie sagte mir: ‹Ich will weggehen und bei Geoffrey sein, Mama.› Sie hielt ihn für vollkommen. Sie sagte mir: ‹Mama, ich habe doch Gehirnlähmung, ich bin nicht gesund. Ich hätte sterben sollen.›

Jedesmal, wenn ich sie im Krankenhaus besuchte, sagte sie: ‹Geoffrey war hier, Mama. Ich habe ihn gesehen. Er kam um die Ecke und trug ein weißes T-Shirt.› Sie sah ihn tatsächlich körperlich vor sich, sein Gesicht strahlte. Er kam ein paarmal, um ihr zu sagen, daß sie wieder gesund würde. Aber es hat lange gedauert, bis man zu ihr durchdringen konnte. Als sie ihn zum ersten Mal sah, hat er geweint. Beim zweiten Mal war er auf einem Boot. Das Boot hatte weiße Segel, und er war ganz in Weiß gekleidet. Das dritte Mal, als er sie im Krankenhaus besuchte, trug er ein weißes T-Shirt und eine kurze Segelhose. Sie berichtete: ‹Als ich ihn diesmal gesehen habe, Mama, lächelte er. Und er sagte: ‘Es wird wieder gut werden, Jen, alles ist in Ordnung, du wirst wieder gesund.’› Und es ging ihr allmählich besser.

Mein Erlebnis mit Geoff war ganz anders. Ich wollte unbedingt wissen, ob Geoffrey wohl da sein würde, wenn ich sterbe. Das war für mich wahrscheinlich das Wichtigste. Eines Tages arbeitete ich auswärts. Ich sprach mit ihm: ‹Bitte, Geoffrey, ich muß wissen, ob du da bist, wenn ich sterbe.› Plötzlich war mir, als schaute ich auf einen riesigen Bildschirm, und ich schaute nicht nur darauf, sondern war darin. Ich war umgeben von weißem Licht, wie Feuer, ich konnte die ‹Flammen› sehen, sie waren so weiß, daß sie überhaupt keine Farbe hatten. Ich spürte sie auf der Haut, ich konnte diese ‹Flammen› um mich herum spüren, hatte aber überhaupt keine Schmerzen. Sein Kopf und sein Gesicht, Schultern und Arme tauchten auf und hoben mich aus diesem ‹Feuer›. Als ich dieses Erlebnis hatte, wurde ich ganz euphorisch, und dann überkam mich ein Gefühl tiefen Friedens. Das hielt nicht sehr lange an, aber jetzt weiß ich, daß er da sein wird.

Ich habe einer Freundin von diesem Erlebnis erzählt, aber sie wurde wütend. Sie wollte nichts davon wissen, hielt es für Unsinn. Es war frustrierend. Denn ich war ganz aufgekratzt bei dem Gedanken, daß er mich besucht hatte. Für mich war es überwältigend. Ich fragte mich: ‹War es nur Wunschdenken? Wollte ich nur, daß es geschah?› Aber wenn das der Fall gewesen wäre, hätte ich es bewußt noch einmal hervorrufen können, aber das gelingt mir nicht.

Die Leute reagieren normalerweise peinlich berührt, sobald ich von Geoffrey rede. Sie wissen nicht, wie sie damit umgehen sollen. Nur mit einer Freundin kann ich darüber reden, sie ist Krankenschwester, die selbst schon mehrmals an der Schwelle des Todes gestanden hat. Von allen, bei denen ich Trost fand, hat sie mir am meisten gegeben. Ich glaube, wahrscheinlich deshalb, weil sie selbst schon beinahe dort war.

Zwar teilte Geoffrey uns durch Max mit, er sei aus einem bestimmten Grund gestorben, er habe etwas zu erledigen, aber ich habe mich damit nicht mehr abgefunden. Er hatte so viel um die Ohren, so vieles, wofür er lebte und was er tun wollte!

Letztes Jahr an Weihnachten feierte mein jüngerer Sohn James seinen einundzwanzigsten Geburtstag. Ich regte mich auf, denn James war betrunken und wollte in die Stadt gehen. Ich ging in den Garten, um mich zu beruhigen; da kam Geoffrey hinter mir her. Er schaute mich mit klaren Augen an, legte einen Arm um mich und sagte: ‹Ich hab dich so lieb, Mama. Ich bin so stolz, daß ich so bin wie du. Ich bin genauso empfindsam wie du.› Es war das einzige Mal, daß er das gesagt hat. Ich bin so froh.

Übrigens passierte dasselbe, kurz bevor meine Mutter starb, ungefähr zwei Wochen vor Geoffrey. Ich hatte die Gelegenheit, ihr zu sagen: ‹Ich hab dich so lieb, Mama.› Ich glaube, man spürt instinktiv, daß es an der Zeit ist.

Geoffs Tod hat mich vieles gelehrt, zum Beispiel, mir über viele verschiedene Dinge Rechenschaft abzulegen. Und er hat mich gelehrt, daß ich meinen anderen beiden Kindern näherkommen muß. Ich habe mir um die beiden nie Sorgen gemacht. Ich liebe sie und tue alles für sie, aber ich hatte nie Grund, mir Sorgen zu machen. Bei Geoffrey war es anders. Sobald er aus dem Haus war, konnte ich nicht einschlafen, bis er wieder zu Hause war. Ich hatte immer so eine irrationale Angst. Aber sie war nicht irrational, oder?

Schon vor Geoffreys Tod habe ich an Wiedergeburt geglaubt. Ich wußte, ich würde zu irgendeiner Zeit wieder zurückkehren müssen. Es war mir klar, daß ich noch viel lernen muß. Aber ich wußte nicht, wohin ich gehen oder wie ich sein würde. Heute, nach meinem Erlebnis, habe ich Trost gefunden. Der Himmel weiß, was ich erwartet habe, wenn ich sterbe, aber inzwischen macht es mir eigentlich nichts mehr aus, weil ich jetzt weiß, daß er da sein wird. Und ich weiß, daß er glücklich ist. Das ist doch das wichtigste.»

Nachwort

Im Januar 1996 schrieb mir Selina noch einmal, um mir von ziemlich außergewöhnlichen Erlebnissen zu berichten, die Jenny nach unserem letzten Gespräch hatte.

«Am 2. April 1994 hat James, mein Jüngster, in unserem Garten seine Frau Isabelle geheiratet. An diesem Tag fühlten wir uns Geoff sehr nahe, denn er liebte unser Haus und unseren Garten. Dann fuhren sie in die Flitterwochen, und während ihrer Abwesenheit kam Jenny übers Wochenende nach Hause. Sie war sehr aufgeregt. Geoff war bei ihr gewesen und hatte ihr ein neugeborenes Kind gezeigt. Es sei für James, habe er gesagt und strahlend gelächelt.

Und tatsächlich stellte Isabelle ein paar Wochen später fest, daß sie in der siebten Woche schwanger war – es paßte zeitlich genau zu ihren Flitterwochen. Im Februar 1995 kam ein kleines Mädchen zur Welt.

Als die Kleine drei Monate alt war, kam Jenny nach Hause und sagte uns, sie habe Geoff in der Nacht zuvor wieder gesehen. Er habe gelächelt und ihr ein zweites Neugeborenes gezeigt, wieder mit den Worten, es sei für James. Zu der Zeit stillte Isabelle noch und war der Meinung, damit würde sie auf natürliche Weise verhüten. Als die Monate ins Land gingen, nahm sie an Umfang zu, und ich drängte sie, einen Arzt aufzusuchen. Schließlich ging sie zu ihrem Gynäkologen, der nach einer Ultraschalluntersuchung bestätigte, daß sie im sechsten Monat schwanger war. Genau so viel Zeit war vergangen, seitdem Jenny uns gesagt hatte, das Kind sei unterwegs!

Für Jenny ist es vollkommen normal, Geoffrey zu sehen. Sie spricht die ganze Zeit mit ihm und über ihn. Ihre Erlebnisse sind real. Wir alle hatten unsere Erlebnisse mit Geoffrey, aber Jenny hat am meisten Glück, oder vielleicht weiß Geoffrey einfach, daß sie ihn am meisten von uns allen braucht. Wir haben ihn alle so geliebt.»

Jean, Desmond und Lindsay

Ich hatte Jean und Desmond schon ein paarmal getroffen, ehe wir uns schließlich zu einem Interview zusammensetzten. Am meisten beeindruckte mich immer wieder, wie nah sie sich standen, ihre Freundlichkeit und Großzügigkeit, vor allem ihre große Neugier auf die geistigen Seiten des Lebens. Bei aller Ernsthaftigkeit sind sie ein fröhliches Paar, das gern lacht.

Das Leben hat sich für beide nach dem Tod ihrer Tochter Lindsay dramatisch verändert. Zunächst bat ich Jean, mir zu beschreiben, wie Lindsay ums Leben kam.

Jean: «Letzte Woche waren genau neun Jahre seit ihrem Motorradunfall vergangen. Sie war dreiundzwanzig, und ihr Verlobter war neunundzwanzig. Sie waren zu Besuch bei seinen Eltern im Süden Australiens gewesen. Es war an einem Sonntagabend, alles war ruhig, und es war noch nicht dunkel. Offensichtlich lag kein besonderer Grund für einen Unfall vor – in einer langgestreckten Kurve kamen sie einfach von der Straße ab. Es passierte zu einem besonderen Zeitpunkt in ihrem Leben, als nämlich alle losen Fäden verknotet waren. Das hat uns wohl am meisten überrascht. Sie hatte am Freitagnachmittag die letzten Schulden bezahlt, und noch anderes war an diesem Wochenende erledigt worden. Natürlich haben wir das erst hinterher erkannt.

Es war ein Schock, obwohl wir eigentlich immer damit gerechnet hatten, wahrscheinlich wegen ihrer Vorliebe für

Motorräder. Alle Freunde, die sie je hatte, besaßen ein Motorrad. Sie wußte, wie wir darüber dachten, meinte aber nur: ‹Man muß das Leben leben.› Da sie jedoch an sich immer sehr vernünftig war, fanden wir uns damit ab.»

Desmond: «Ich habe mich der Motorrad-Idee gefügt. Aber einmal an einem Wochenende, als ich zu Hause herumwerkelte, schoß mir die Frage durch den Kopf: ‹Ist Lindsay Walker Ihre Tochter?› Ich schob sie weg, aber vielleicht zwei- oder dreimal tauchte diese Frage auf.»

Jean: «Und als wir sie dann zum ersten Mal hörten, war es zwei Uhr morgens.»

Desmond: «Es traf mich an der Haustür. Eine Polizistin und ein Polizist standen da, und der Polizist fragte: ‹Ist Lindsay Walker Ihre Tochter?›»

Jean: «Mehr mußten sie gar nicht sagen. Wir wußten es. Das gehört zu den Dingen, die man instinktiv weiß. Davor hatten wir am meisten Angst gehabt.»

Desmond: «So viele Gefühle stauen sich an! Die müssen raus. Sie wurden in den folgenden Stunden freigesetzt. Und am nächsten Tag mußten wir uns dann darum kümmern, wie wir nach Adelaide kommen würden, vierhundert Kilometer entfernt. Der Vater des jungen Mannes rief an und fragte: ‹Können wir Lindsay für Sie identifizieren?› Wir hatten seine Eltern noch nicht kennengelernt und verabredeten uns für Dienstagmorgen in dem Haus, in dem die beiden Kinder lebten.»

Jean: «Wir lernten Pauls Eltern also dort kennen. Sie hatten schreckliche Angst, daß wir ihm die Schuld geben würden, weil es sein Motorrad war. Aber wir sagten, er sei auf keinen Fall verantwortlich, denn sie war ja eine sehr energische junge Dame. Wir wurden enge Freunde.»

Jean: «Nach vierzehn Tagen fing ich wieder an zu arbeiten – ich arbeite im Krankenhaus. Ich wurde dort gebraucht, und es schien mir das Richtige. Leider war Desmond richtig krank und arbeitsunfähig. Aber für mich war es das Beste, denn bei der Arbeit im Krankenhaus hat man immer jemanden, dem es noch schlechter geht als einem selbst. Man wird so in die Atmosphäre und den Betrieb hineingezogen, daß man eine Zeitlang tagsüber abschaltet. Weil sie immer mit trauernden Menschen umgehen müssen, waren die Menschen, mit denen ich arbeitete, mitfühlend und erwarteten nicht mehr von mir, als ich geben konnte. Ich hatte also großes Glück.

Außerdem hatten wir das Glück, gute Freunde in der Nähe zu haben, die sich sehr um uns kümmerten. Obwohl sie so etwas noch nie erlebt hatten, schienen sie instinktiv zu wissen, was zu tun war. Sie waren auch so praktisch! Abends nach der Arbeit, ehe sie nach Hause gingen, kamen sie vorbei, schauten sich um und sagten: ‹Es ist nicht mehr viel zu essen da. Am besten, ihr kommt mit zu uns zum Abendessen.› Sie erwarteten nichts von uns, und sie gingen nicht davon aus, daß wir uns innerhalb von drei Wochen auf wunderbare Weise erholen würden. Leider ging der Mann, für den Desmond arbeitete, davon aus. In drei Wochen!»

Desmond: «Am Montag gingen wir beide zum Arzt, der uns krank schrieb. Das gab uns Zeit, uns um unsere Angelegenheiten zu kümmern. Er war durchaus bereit, Beruhigungsmittel zu verschreiben, aber ich hatte so etwas noch nie benutzt. Jean hatte die verheerenden Folgen an Menschen erlebt, mit denen sie arbeitete.»

Jean: «Man muß da durch. Macht man es nicht gleich, muß man es später tun.»

Desmond: «Ich nehme an, die Vorstellung, mich so sehr auf Ärzte einzulassen, erschreckte mich. Aber in Wirklichkeit war ich durch die Umstände wie vor den Kopf geschlagen. Ich war ganz leer. Jegliche Motivation fehlte. Ich hatte einfach dichtgemacht.»

Jean: «Nach außen hin sieht es nicht einmal so aus, als hätte man dichtgemacht. Man bewegt sich, zieht sich an, duscht, ißt, wenn auch nicht viel. Aber wenn man so jemanden in dieser Situation anspricht, stellt man fest, daß man nicht unbedingt die Antwort bekommt, mit der man rechnet, weil für lange Zeit nichts mehr den üblichen Gang geht.»

Desmond: «Ich weiß nicht mehr genau, wann es war, aber anscheinend wurde ich zu einer Veränderung in meinem Leben motiviert. Durch übersinnlich veranlagte Freunde erhielten wir eine Botschaft von Lindsay. Das mag ein, zwei Monate nach ihrem Tod gewesen sein. In dieser Zeit fiel uns einiges auf, Gegenstände waren verschoben. Es geschah sogar in meinen Töpferkursen. Eines Tages arbeitete ich an der Drehscheibe im Töpferstudio und wollte gerade einen Deckel für einen bestimmten Topf ausmessen, den Greifzirkel hatte ich schon in der Hand. Da kam eine Freundin von Lindsay vorbei, um mit mir zu reden. Während sie mir ihr Beileid aussprach, legte ich den Greifzirkel auf den Tisch zu den anderen Werkzeugen. Ich stand auf, wir plauderten und schauten uns die verschiedenen Arbeiten an, die auf den Regalen trockneten. Es verging etwa eine Viertelstunde, dann ging sie, und ich setzte mich wieder an die Töpferscheibe. Als ich den Greifzirkel zur Hand nehmen wollte, war er nicht mehr da!(Lacht) Ich dachte: Was soll denn das? Ich versuchte nachzuvollziehen, wo ich langgegangen war, um zu sehen, ob ich ihn irgendwo liegengelassen hatte, als wir miteinander redeten. Rechts von mir stand eine Reihe Bänke. Dahinter war ein Durchgang, und dann kam die Wand mit dem Waschbekken und den Schränken. Da habe ich ihn schließlich gefunden. Er war unter einem Stapel Putztücher, Bürsten und Seife buchstäblich vergraben. (Lacht) Ich dachte: ‹Na, bravo. Wer war das? Wer hat das gemacht? Paul oder Lindsay?› Später las ich, daß diese Dinge vorkommen, um uns den Geist ins Bewußtsein zu rufen.

Ein andermal saßen wir im hinteren Zimmer unseres Hauses, und während ich beiläufig mit einer unserer Bekannten sprach, nahm ich meine Brille ab und legte sie auf den Tisch neben mir. Als die Freundin fort war, wollte ich die Brille wieder aufsetzen. Aber ich konnte sie nirgends finden! Ich habe überall nachgeschaut, sogar draußen. Wir hatten einen Swimmingpool, und schließlich fand ich sie auf einer Bank am Ende des Beckens.

Es gab noch eine Reihe anderer Dinge, die auch in der Zeit um Lindsays Tod herum geschahen. Unsere zweite Tochter Julie lebte in Brisbane, und ihr Mann hatte gerade Arbeit auf den Ölfeldern gefunden.»

Jean: «Er gehörte zur Familie, seitdem er sechzehn war. Er war schon mit Lindsay befreundet, ehe er mit Julie ausging, er war also keine zufällige Bekanntschaft.»

Desmond: «Aber weil er gerade erst da hingefahren war, wollten wir ihn nicht mit der Nachricht von Lindsays Tod irritieren.»

Jean: «Es war vor allem Julies Entscheidung, obwohl wir eine Art Familienkonferenz darüber abhielten. Er nahm uns das sehr übel, sagte später noch, er könne das nicht verzeihen. Ich erwiderte, wir hätten uns Sorgen gemacht, daß er seine Stelle verlieren könnte, wenn er zurückgekommen wäre. Aber er war sehr verärgert.»

Desmond: «O ja, er war wirklich verletzt. Denn wissen Sie, sie waren gut befreundet. Sie gingen zusammen angeln.

Ohne zu wissen, daß sie gestorben war, hatte er da draußen auf den Ölfeldern ein Erlebnis. Er stand unter der Dusche und spürte, daß es kälter wurde. Dabei arbeitete er in einem Schuppen, in dem eine Temperatur von über fünfzig Grad herrschte! Er hatte halt so ein unheimliches Gefühl.»

Jean: «Er sagte, ihm sei immer wieder ihr Name durch den Kopf gegangen, und er habe sich gefragt, was ist denn los? Ich werde hier noch zum komischen Kauz!»

Desmond: «Deshalb war es ziemlich bedauerlich, daß er erst drei Wochen später von Lindsays Tod erfuhr. Da hatte er zum ersten Mal frei, um nach Hause zu fahren.»

Jean: «Unsere Tochter fragte uns, ob wir nicht nach Queensland ziehen wollten. Ich glaube, sie machte sich Sorgen. Das war eine weitere, große Veränderung.»

Desmond: «Von allen Seiten wurde uns zugeraten. So viele übersinnliche Dinge passierten.»

Jean: «Ja, und wir hatten zuvor noch nie ein solches Erlebnis.»

Desmond: «Das alles half uns ungeheuer, mit Lindsays Tod fertig zu werden. Vor ihrem Tod hatten wir keine feste Vorstellung, was im Augenblick des Todes passiert. Überhaupt keine.»

Jean: «Nein, aber es gehörte zu den Dingen, nach denen wir häufig fragten. Wir konnten den Gedanken, völlig ausgelöscht zu sein, nicht ertragen und nicht damit leben. Vor Lindsays Tod sprachen wir allerdings eher im Plauderton über das Thema.»

Desmond: «Damals dachten wir ohnehin nicht, es könnte jemals passieren. Das Leben war auf seine Art viel zu schön, wie es sich für uns darstellte. Dieses Ereignis schlug deshalb wie eine Bombe ein.»

Jean: «Körperlich wirkte sich der erste Schock auf mich so aus, daß ich das Gefühl hatte, als wäre alles, was immer auch in mir existiert haben mochte, entfernt worden, und ich war hohl. Da war nur noch ein Loch, in dem nichts war. Ich spürte körperlich, daß alles entfernt worden war.»

Desmond: «Als würde ihr das Herz aus dem Leib gerissen.»

Jean: «Ja, und dieses Gefühl hielt ein paar Wochen an, ziemlich lange.»

Desmond: «Heute glaube ich, daß der Tod nur ein Übergang ist.»

Jean: «Ja. Seit Lindsay gestorben ist, kann ich sie hier immer wieder vor mir sehen, und zwar stets an derselben Stelle, immer rechts von mir und etwas erhöht. Und sie lächelt jedesmal. Aber sie steht mit dem Rücken zu mir und schaut sich über die Schulter nach mir um. Es ist jedesmal gleich, ich habe nie richtig einordnen können, warum. Ich habe mich gefragt, ob es eine Art Symbol dafür sein soll, daß sie ihren Weg fortsetzt. Sie schaut zwar zu mir zurück, geht aber weiter.

Selbst im sehr frühen, traumatischen Stadium, als mir unbegreiflich war, wie irgend jemand über irgend etwas lächeln konnte, verblüffte es mich, daß sie tatsächlich lachte. Sie hatte ein besonders ansteckendes, unverwechselbares Lachen. Ich habe es oft gehört. Ich höre es zuweilen noch immer, vor allem wenn ich etwas mache, das ihr gefallen würde. Sie fragte mich immer: ‹Was machst du jetzt?› Sie hat stets versucht, dafür zu sorgen, daß ich nicht durcheinander kam. Sie fand mich immer ein bißchen schusselig.

Es ist interessant, daß Desmond die Sache mit den verlegten Gegenständen passiert ist. Desmond ist nämlich viel genauer und ordentlicher als ich, müssen Sie wissen. Wenn mir so etwas passiert wäre, hätte ich einfach gedacht: ‹Wieso habe ich es da liegenlassen?› Aber bei ihm war es anders. Und wenn man darüber nachdenkt, dann mußte es so und nicht anders sein. Aber für mich ist es eine Stimme, – wenn die Stimme da ist, dann höre ich zu.»

Desmond: «Ausschlaggebend für unseren Entschluß, nach Queensland umzuziehen, war letztendlich ein Ereignis im Zusammenhang mit zwei Münzen, die ich beim Aufräumen eines Schrankes fand, die eine war von unserem Urlaub in Singapur, die andere von unserem Urlaub in Griechenland übriggeblieben. Ich zeigte sie Jean, und sie hat sie in eine Obstschale mitten auf dem Küchentisch gelegt. Ich arbeitete noch immer nicht, das ging nun schon ein halbes Jahr so, und versuchte halt, mich zusammenzureißen und zu einem Entschluß zu kommen. Nachdem Jean eines Tages zur Arbeit gegangen war, ging ich hinauf ins Bad, duschte, kam wieder nach unten und stellte fest, daß die Münzen vom Küchentisch mitten auf die Bettdecke gelegt worden waren. Das war für mich die ausschlaggebende Botschaft: ‹Nehmt euer Geld und geht fort.›»

Jean: «Und als ich nach Hause kam, hatte er sich entschieden, und das war's.»

Desmond: «Wir hatten die Aussicht auf ein besseres, gesünderes Leben, und seitdem wir hier wohnen, haben wir uns sehr verändert. Wir beschäftigen uns heute mehr mit geistigen Inhalten.»

Jean: «Ja. Außerdem glaube ich, daß sich meine Haltung gegenüber anderen Menschen und mein sozialer Kontakt verändert haben. Ich bin viel mitfühlender, und ich merke, daß ich das, was ich gebe, auch zurückbekomme. Außerdem bin ich viel toleranter geworden, weil ich jetzt anerkenne, daß unterschiedliche Menschen unterschiedliche Wege gehen.

Wir haben das durch unsere Tochter entdeckt. Wir haben bei Lindsay immer gespürt, schon als sie noch sehr klein war, daß sie hinsichtlich vieler Dinge die wissende

Haltung einer Erwachsenen einnahm. Sie überraschte uns immer wieder mit dem, was sie sagte und tat, und viele Menschen hielten sie infolgedessen für ein sehr schwieriges Kind. Sie konnte bereits mit zehn Monaten laufen, und sie stürzte sich kopfüber in alles. Für sie war das Leben ein einziges großes Abenteuer. Sie wollte auch Dinge tun, noch ehe sie eigentlich dazu fähig war. Als sie dann die High-School besuchte, nahm sie zusammen mit einer Lehrerin benachteiligte Kinder mit in ein Ferienlager.

Als sie zurückkehrte, sagte sie: ‹Das will ich machen. Ich will sozial Schwache unterrichten. Diese Kinder brauchen besondere Zuwendung.› Allmählich kam sie vom Unterrichten ab und wandte sich der Sozialarbeit zu. Schließlich arbeitete sie in einem Erziehungsheim für, wie sie es nannte, ihre ‹kleinen Kriminellen›. Zwischen vierzehn und siebzehn, das härteste Alter überhaupt. Direkt neben dem Gefängnis. Wenn sie nach Hause kam, redete sie sehr viel darüber.»

Desmond: «Wir hatten ein Erlebnis, das uns sehr berührte, als wir von den Jungen eingeladen wurden, nachdem sie gestorben war. Sie hatten auch an der Beerdigung teilgenommen, ungefähr zwölf Jungen trugen den Sarg. Und alle Jungen warfen eine Rose, die sie von ihrem Taschengeld bezahlt hatten, auf den Sarg.»

Jean: «Sie luden uns ein. Sie benahmen sich tadellos und waren sehr aufmerksam. Sie fragten uns, was wir uns als Erinnerung wünschten, und wir suchten uns einige Bücher für die Bibliothek aus. Viele von ihnen hatten überhaupt keine Ausbildung.»

Desmond: «Ich bin mir völlig sicher, daß Lindsays Tod einem Zweck diente, er sollte uns dem Geistigen näherbringen.»

Jean: «Und wahrscheinlich unser Leben verändern, was

ja auch geschah. Es hat sicher einen positiven Wandel gegeben und infolgedessen auch viele andere Menschen betroffen. Es ist, als werfe man einen Stein ins Wasser – er zieht immer weitere Kreise.»

Desmond: «Wir konnten bei vielen der Jugendlichen, die sie damals gekannt hat, ebenfalls eine Veränderung beobachten.»

Jean: «Besonders um diese Zeit des Jahres im Dezember schreiben sie uns. Wir bekommen Karten und Fotos von ihren Babys. Wir hören noch von vielen. Lindsays Tod hat sich auf sie auch ausgewirkt. Er hat sie auf unterschiedliche Wege gebracht. Wahrscheinlich war er der Anlaß, daß sie, jung wie sie damals waren, auf ihrem Weg innehielten und sich selbst betrachteten.

Manchmal ist es noch wie gestern. Aber ohne den Schmerz.

Zu Anfang, wenn es geschehen ist, will man sie nur wiederhaben, und sei sie auch in Stücke gerissen. Wir alle müssen dieses Stadium durchlaufen. Nichts sonst will man. Aber dann erkennt man langsam und allmählich, daß es für sie nicht das Beste wäre. Man meint, es sei das Beste für einen selbst. Aber wenn man als Eltern wirklich das Beste für sein Kind will, muß man loslassen. Je länger ich darüber nachdenke, scheint mir, als sei das Lächeln und das Glück, das ich an ihr wahrnahm, wenn sie erschien, von Anfang an vorhanden gewesen. Sie hat versucht, mir zu helfen, das zu verstehen, dessen bin ich mir sicher.»

Maggie und Michael

1992 bekam ich den ersten Brief von Maggie. Sie hatte mein Buch *Transformed by the Light* gelesen, und kurz darauf war ihr ein Artikel in einer Zeitschrift aufgefallen, in dem erwähnt wurde, daß ich begonnen habe, die Erlebnisse von Eltern nach dem Tod eines Kindes zu untersuchen. Sie schrieb mir, sie gehöre zu diesen Eltern, und schilderte kurz ein paar Erlebnisse.

Getroffen haben wir uns schließlich, als sie und ihr Partner von einer Autotour nach Zentralaustralien, die sie geleitet hatten, auf dem Rückweg nach Perth waren. Als sie in mein Hotelzimmer trat, hatte ich das Gefühl, eine alte Freundin zu treffen.

Maggies achtzehnjähriger Sohn Michael war fünf Jahre zuvor gestorben, als ein Feuerwehrfahrzeug eine rote Ampel überfuhr und mit seinem Motorrad zusammenprallte. Maggie schrieb dazu: «Michael starb sofort an einem Schlag gegen den Kopf, als er mit seinem Motorrad unter die Räder geriet.»

Wir begannen das Interview mit einem Gespräch über Vorahnungen.

«Ich habe mir um ihn immer sehr viel Sorgen gemacht. Ich glaube, unsere erste Vorahnung hatten wir ein paar Wochen vor seinem Tod. Er zerbrach einen Spiegel, einen doppelseitigen Make-up-Spiegel, und sagte zu mir: ‹Oh, Mama, mir ist was Dummes passiert!› Er zeigte mir den Spiegel, und ich sagte: ‹Tja, das ist schlecht, Michael, das bedeutet nämlich nicht nur sieben, sondern vierzehn Jahre Unglück!› Wir haben darüber gelacht. Er erzählte mir oft von den Beinahe-Unfällen, die er auf seinem Motorrad erlebte. ‹Wenn es so gefährlich ist›, sagte ich, ‹dann fahr doch lieber mit deinem Auto!› Aber er antwortete: ‹Ach, mach dir keine Sorgen um mich. Wenn ich gehe, dann einfach so!› und schlug sich gegen die linke Kopfseite.

An einem Abend sprachen wir über Testamente, denn ich hatte eins aufgesetzt, und machten uns darüber lustig. ‹Wer bekommt das Haus?› ‹Wer bekommt dies?› ‹Wer bekommt das?› Dann sagte er: ‹Wenn ich sterbe, Jim, kannst du das Auto haben, und du, Barry, kannst meine Schußwaffen haben, und du, Mama, bekommst meinen Hund.› Das Motorrad erwähnte er mit keinem Wort. Ich fragte: ‹Du willst doch nicht etwa sterben, Mike?› Er verneinte und lachte.

An einem Donnerstagnachmittag kam er nicht direkt von der Arbeit nach Hause, sondern rief mich an und hinterließ eine Nachricht auf dem Anrufbeantworter. Das Band habe ich übrigens immer noch. ‹Ich habe einen Unfall gehabt, Mama, am besten, du holst mich ab.› Aber ich konnte nirgendwohin, denn ich wußte nicht, wo er war! Es war entsetzlich! Eine halbe Stunde später kam er munter nach Hause. Ich schimpfte mit ihm: ‹Was hast du dir dabei gedacht, so eine Nachricht auf dem Anrufbeantworter zu hinterlassen?› Er tat, als wüßte er von nichts, und ich habe das Band zurückgespult. ‹Oh›, fragte er, ‹das habe ich gesagt?› Ich antwortete: ‹Aber sicher, und du hast mir einen Heidenschreck eingejagt. Mach das nicht noch einmal! Was war denn los?› – ‹Ach, ich dachte, ich hätte nicht genug Sprit, um nach Hause zu fahren, und ich wollte, daß du mir Geld bringst.›

Am darauffolgenden Nachmittag hat er um dieselbe

Zeit, etwa zwanzig vor vier, dasselbe getan, aber diesmal war ich persönlich am Telefon. Er sagte: ‹Mama, jetzt habe ich wirklich einen Unfall gebaut.› – ‹Ach, Mike, mach keinen Unsinn!› – ‹Nein, Mama, diesmal stecke ich fest.› Natürlich wurde ich ernst und fragte ihn, was passiert sei. Seine Antwort: ‹Ach, nichts, alte Fledermaus.› Er nannte mich immer alte Fledermaus, weil er wußte, daß ich Höhlen nicht ausstehen kann. (Lacht) Erklärend fügte er hinzu: ‹Ist schon gut, ich habe mich nur aus dem Auto ausgeschlossen. Würdest du mir bitte den Ersatzschlüssel bringen?› Also fuhr ich hin, und da saß er auf der hinteren Wagenklappe, ließ die Beine baumeln und trank eine Cola. Als wir nach Hause kamen, sagte ich: ‹Mike, mach das bitte nie wieder. Wenn es noch einmal passiert, hast du vielleicht wirklich einen Unfall, und ich kann dir nicht helfen.› Am nächsten Morgen verunglückte er.

Der nächste Tag war ein ganz normaler Samstag, und ich bat Jim, mit mir einkaufen zu gehen. Er antwortete: ‹Ach, wozu denn, Mama? Ich will mit Mike Motorrad fahren.› Das machten sie jeden Samstag. Aber ich sagte: ‹Nein, nur dieses eine Mal. Ich will das Klavier kaufen, und ich möchte, daß du es dir anschaust. Ich brauche Gesellschaft.› Barry arbeitete gerade an meinem Wagen und wechselte Öl oder etwas Ähnliches. Michael lag noch im Bett. Bevor ich fuhr, brachte ich ihm ein Glas Zitronensaft, den er so gern mochte. Natürlich war alles ein großer Spaß. Jim fing an: ‹Ach, wieso kriegt er das ans Bett? Mir hast du sowas nie gebracht.› – ‹Na ja, er ist eben was Besonderes.› Mike schaute zu Jim auf: ‹Tja›, sagte er, ‹ich bin was Besonderes, siehst du.› Ich ging zu ihm und zerzauste ihm das Haar oder so. Jedenfalls lag er noch im Bett, als ich ihn zum letzten Mal sah, und ich sagte: ‹Bis später, Kleiner.› Er hat nicht gesagt, daß er fortgehen wollte. Michael stand für gewöhnlich auf, wann er Lust hatte, und stellte sich eine halbe Stunde unter die Dusche, wie alle Teenager eben. Er war erst achtzehn. Jim und ich gingen einkaufen.

Während wir uns das Klavier anschauten, blieb ich plötzlich wie angewurzelt stehen, als hätte mich jemand geschlagen, und mir wurde speiübel. Ich legte Jim eine Hand auf die Schulter und sagte: ‹Jim, mir geht es nicht besonders. Ich weiß nicht, was es ist. Ich glaube, ich bin krank.› Und Schweiß, Wasser, nicht einfach nur Schweiß, rann mir aus den Haaren über den Rücken. Es war ein ganz ungewöhnliches Gefühl. Ich schaute Jim an, und er schaute mich an, und ich sagte: ‹Du siehst auch nicht gerade gut aus. Du bist ganz heiß.› Ich legte ihm den Handrücken auf eine Wange, und er glühte wie ein Ofen. Er sagte: ‹Ja, mir geht's auch nicht gut.› – ‹Ich weiß nicht, Jim, laß uns nach Hause gehen, ich habe so ein Gefühl, daß da was nicht stimmt. Ich weiß nicht was, aber ich muß auf der Stelle nach Hause. Schluß mit dem Einkaufen.› Der Wagen stand genau gegenüber auf dem Parkplatz. Die Hunde warteten. Aber ich wurde aus irgendeinem Grund aufgehalten und kam erst eine halbe Stunde später zum Auto, obwohl ich wußte, daß ich nach Hause mußte.

Auf dem Rückweg fuhren wir über die Kreuzung, auf der Michael ums Leben gekommen war. Zwei Feuerwehren standen dort, Sand lag auf der Straße, und ich dachte, Chemikalien seien ausgelaufen. Ich muß genau über die Stelle gefahren sein, an der Michael gelegen hat. Dann bog ich um die Ecke nach Hause. Ich spürte nichts Ungewöhnliches.

Er war nicht da, sein Motorrad war weg, und Barry war auch nicht da. Das Komische war nur, daß Barry offensichtlich überstürzt fortgegangen sein mußte, weil die Motorhaube von meinem Wagen noch offenstand. Ich ging ins

Haus und bereitete Fettuccine für Michael zu, er mochte sie so gern. Jedenfalls kam Barry pünktlich um die Mittagszeit, und ich begrüßte ihn: ‹Hallo, Liebling.› Er sagte: ‹Michael ist tot. Er ist fort und kommt nie mehr zurück.› Wieder wurde mir speiübel, und ich sagte: ‹Das ist ein schlechter Witz, Barry!› Jim stand da, und Barry trat zwischen uns. ‹Nein, ich scherze nicht. Michael ist tot, gestorben. Ich habe seinen Leichnam gerade im Leichenschauhaus gesehen.›

Ich brachte es nicht fertig, mich ihm zuzuwenden, als wäre es seine Schuld. Ich ging sofort zu Jim, und wir umarmten uns und begannen zu weinen. Dann brach die Hölle los, und ich weiß nicht mehr viel von dem Nachmittag. Ich weiß nur, daß ich auch eine Stunde später noch zitterte. Und ich ertrug Barrys Nähe nicht. Ich hatte das Gefühl, als habe er mit der Sache etwas zu tun.

Wie sich herausstellte, hatte auch Barry sich unwohl gefühlt und sich hingelegt, was ungewöhnlich war, denn wenn Barry an einem Wagen herumwerkelt, kann ihn nichts davon abhalten! Er erzählte mir später: ‹Ich habe mich hingelegt und muß wohl eingenickt sein, und dann klopfte es heftig an der Tür. Ich ging hin, und da stand ein Polizist. Ich war noch ziemlich verschlafen, und der Mann sagte: ‘Wir haben unten im Leichenschauhaus vermutlich einen Michael Fraser, und wir hätten gern jemanden mitgenommen, der ihn identifiziert.’ Ich habe ihn nur gefragt, was er denn meinte, wenn er sagte, sie hätten vermutlich jemanden dort. ‘Na ja’, sagte er, ‘laut Ausweis handelt es sich um einen Michael Fraser.’ Ich mußte also mit dem Polizisten ins Leichenschauhaus, um Michael zu identifizieren.›

Es folgte eine Woche, von der ich nicht mehr viel weiß. Es geht mir oft so, daß ich mich an nichts erinnern kann. Ich kann etwas tun oder über etwas reden, und dann vergesse ich es einfach. Oder jemand sagt: ‹Du mußt das doch noch wissen›, aber ich weiß es nicht. Vorher hatte ich jedoch immer ein gutes Gedächtnis.

Dann, ich glaube, es war etwa anderthalb Wochen nach Michaels Tod, lag ich eines Abends im Bett und tat mir leid. Jim schlief in seinem Zimmer, und Barry war damals nicht da. Er zog erst zu mir, nachdem Jim ausgezogen war. Ich schaute auf das Kruzifix an der Wand. Es war sehr alt, ich hatte es vor vielen Jahren von einer alten Freundin geschenkt bekommen, und bei Tageslicht glänzte es. Ich lag also da, schaute es an und dachte: ‹Ach, Junge, warum hast du sie nicht gesehen? Eine Feuerwehr! So etwas Großes! Warum, warum, warum?› Dann vernahm ich plötzlich aus einer Zimmerecke eine Stimme: ‹Maggie!› Nur einmal. Ich schaute mich um und dachte: ‹Komisch, da erlaubt sich einer einen Spaß mit mir.› Es war gegen zwei Uhr morgens. Ich schaute noch in die Richtung. Allmählich fühlte ich mich besser. Ich dachte: ‹Das ist Michaels Stimme! Aber warum nennt er mich Maggie? Warum sagt er nicht Mama?› Dann fiel es mir wieder ein. Er hat mich häufig Maggie genannt. Ich sagte dann immer: ‹Ich bin nicht Maggie, ich bin deine Mama!› – ‹Ja, Mama Maggie.› Es war einer unserer Standard-Scherze. Und es war seine Stimme. Etwas anderes auf keinen Fall. Sie war so deutlich und lebendig, als wäre er anwesend.

Ich habe versucht, mit anderen darüber zu reden, sie hielten mich für verrückt. Es gab noch eine ganze Reihe anderer Kleinigkeiten. So hatte ich manchmal zum Beispiel das Gefühl, als bewegte sich etwas, oder ich glaubte seine Anwesenheit zu spüren. Ich träumte, und ein paar Träume waren so real! Einmal träumte ich, er wäre zurückgekommen und stünde am Swimmingpool neben dem Tisch. Ich sagte zu ihm: ‹Michael, du bist es ja!› – ‹Ja,

Mama, ich habe beschlossen, zurückzukommen.› – ‹Du kannst nicht zurückkommen, dann müßte ich ja die ganzen Karten zurückschicken.› (Lacht) Das war das einzige, was mir Sorgen bereitete. Ich wurde wach und konnte nicht glauben, daß es nur ein Traum war. Aber ich hatte viele solche Träume.

Sein Vater glaubte mir nicht. Er glaubt nicht an ein Leben nach dem Tod: ‹Wenn du tot bist, bist du tot. Basta. Du liegst unter der Erde, und damit hat sich's. Das Leben hört auf.› Er war sehr erregt, denn er hatte Mike nicht sehr nahegestanden, sie haben sich oft gestritten. Jedenfalls lag er eines Abends im Bett und las, als er am Fußende eine Bewegung wahrnahm. Er sagte: ‹Ich habe über den Brillenrand geschaut, und da saß Michael am Fußende. Ich habe ein paarmal die Augen zugekniffen, aber er blieb dort. Ich fragte ihn: 'Michael, was machst du hier? Du bist doch tot.' Michael hat mich angegrinst; er sah aus wie mit zwölf Jahren. Und er sagte: 'Ja, ich bin's, und ich bin's nicht. Ich bin hier bei dir.' Er lächelte in einem fort, und dann verschwand er.› Bevor James so etwas verlauten läßt, muß es sich wirklich zugetragen haben. Noch dazu, wenn er es jemandem erzählt. Aber danach dachte ich: ‹Sieh an, vor deinem Vater läßt du dich blicken, aber nicht vor mir!› Und wissen Sie, eigentlich habe ich es ihm nicht direkt übelgenommen, aber im stillen doch gedacht: ‹Warum kann ich ihn nicht sehen?›

Aber ich kann ihn spüren. Manchmal, wenn ich ein Problem habe, sage ich: ‹Komm, Mike, hilf uns›, und prompt kommt die Antwort. Es ist, als könnte ich mit ihm reden. Und die Antwort, die mir sofort einfällt, ist die richtige. Keine, über die man nachdenken müßte. Und was seinen Hund betrifft, als Fang starb, konnte ich es fast nicht glauben. Ich sagte immer: ‹Fang, du mußt zurückkommen.›

Michael hatte Fang erst vier Jahre gehabt. Er hat ihn bekommen, als er noch die High-School besuchte. Damals sagte er zu mir: ‹Mama, deine Hunde sterben.› Sie hatten Leukämie. ‹Du hast mir versprochen, wenn deine Hunde sterben, dann bekomme ich einen Hirtenhund.› – ‹Ach, was willst du mit einem Hirtenhund in der Stadt, Liebling!› – ‹Ja, aber vergiß nicht, nach der Schule werde ich Viehzüchter, ich werde Hubschrauberpilot und treibe das Vieh zusammen.› Ich gab nach. Es war schon immer sein Traum. Wir bekamen Fang als Welpen, reinrassig, der beste aus dem Wurf. Der Hund bedeutete ihm einfach alles, wie das Motorrad.

Fang hat immer draußen am Tor auf Michael gewartet, wenn er nach Hause kam. Er lag da mit ausgestreckten Vorderpfoten und hoch aufgerichtetem Kopf. Sobald er das Motorrad oder sein Auto den Hang herabfahren hörte, war er auf den Beinen und sprang überall herum. Michaels Tod hat Fang sehr mitgenommen. Darüber habe ich immer weinen müssen. Michael kam jeden Tag um zwanzig vor vier nach Hause. Jeden Nachmittag ab ungefähr halb vier wartete Fang bis gegen fünf am Tor. Bei Regen, bei jedem Wetter wartete er. Schließlich, das ging monatelang so, ging ich zu ihm hinaus und sagte: ‹Komm, Fang, er kommt doch nicht wieder. Mama hat dich lieb, komm mit rein.› Er wandte nicht einmal den Kopf, um mich anzusehen. Er stellte nicht einmal die Ohren auf. Er starrte nur vor sich hin. Fang und ich, wir kamen uns sehr nahe. Er folgte mir überallhin. Und er saß immer da und schaute mich an. Ich sagte: ‹Was glotzt du so, du komischer alter Ochsenfrosch? Ich werde nicht fortgehen.› Und er starrte mich weiter an, ließ die Ohren hängen und wedelte kurz mit dem Schwanz. Er wußte immer, wann ich unglücklich war. Dann kam er und lehnte sich an mein Bein. Er war anders als alle

Hunde, die ich je hatte. Es war, als wäre Mike in Fang und die beiden wären eins. Solange ich Fang hatte, hatte ich Mike nicht ganz verloren.

Als Fang starb, war ich untröstlich. Es war, als hätte ich Mike noch einmal verloren, und alle beide waren sie so plötzlich gestorben, ohne jede Warnung oder ein Lebewohl.

Ich bin völlig zusammengebrochen. Ich konnte nichts mehr tun. Ich konnte nichts essen, litt an Anorexie, konnte nicht schlafen. Ich träumte lebhaft von Fang und weinte. Und ich hatte das Bedürfnis, ihn auszugraben. Es machte mir nichts aus, daß er tot war, ich wollte ihn einfach noch einmal sehen. Dann ging ich zu einem Freund, der sich mit Naturheilverfahren beschäftigt, und der brachte mich wieder auf die Reihe. Ich konnte wieder auf natürliche Weise einschlafen, ohne Medikamente. Und dann kam Fang eines Nachts zu mir, so lebendig! Es war sehr schön. Ich habe ein Doppelbett ganz für mich allein, und er schlief immer am Fußende. Ich lag halb auf der Seite und war wach. Ich glaube, es war irgendwann gegen drei Uhr; drei oder vier Uhr morgens. Ich spürte, wie der Hund auf das Bett sprang. Aber ich wußte, daß kein Hund auf das Bett springen konnte, weil ich quer über der Tür eine Sperre angebracht habe, eine Barriere, damit sie nicht herein können. Ich merkte, wie die Matratze einsank. Ich rührte mich nicht, und ich fühlte, wie die Hundepfoten näher kamen. Dann legte sich der Hund an meine Seite und legte mir den Kopf ans Schulterblatt. Mir war klar, daß es Fang war. Aber ich bewegte mich nicht. Ich habe es nicht gewagt, aus Angst, er könnte verschwinden. Er muß ein paar Minuten dort gelegen haben. Ich konnte sein Gewicht spüren. Ich fühlte mich so friedlich, so glücklich. Er war gekommen! Dann hob sich plötzlich das Gewicht, und ich wandte den

Kopf, aber natürlich war nichts zu sehen. Aber ich konnte immer noch die nasse Stelle an meiner Schulter spüren, wo die Hundeschnauze gelegen hatte.

Vermutlich werde ich immer diese besonderen Gefühle und Besuche haben. Es scheint einfach so weiterzugehen. Dinge passieren. In meinem Haus hängen Glöckchen, wie in Indien. Barrys großer Sohn stieß so oft dagegen, deshalb habe ich sie heruntergenommen und an die Seite gehängt. Jetzt werden die Glöckchen nie mehr berührt und bewegen sich nicht, sie hängen einfach nur da. Eines Abends hatten wir ferngesehen. Ich war aus dem Zimmer gegangen, war im Schlafzimmer. Dann kam Barry herein und fragte: ‹Warum hast du mit den Glöckchen geklingelt?› ‹Welche Glöckchen?› – ‹Na, diese albernen Dinger, die da hängen.› – ‹Ich habe keine Glöckchen angerührt, ich war hier im Schlafzimmer.› – ‹Aber es war jemand dran! Vielleicht der Hund?› – ‹Wie soll der Hund da drankommen?› – ‹Soll es etwa der Wind gewesen sein?› – ‹Barry, hier ist kein Wind, mitten im Haus.› – ‹Es war jemand da, hat sie angefaßt und geläutet.› – ‹Das wird Michael gewesen sein.› Ich weiß nicht, wie solche Sachen passieren.

Da war noch eine Sache. Ein paar Tage nach Fangs Tod war ich draußen im Busch, da wußte ich noch nicht, daß er gestorben war, und da passierte etwas sehr Wunderliches. Wir hatten eine Gruppe von zehn Geländewagen nach Pilbara geführt. Über Nacht hatten wir die Zelte aufgeschlagen und vollzogen gerade das übliche Morgenritual: Ich faltete die Bettsachen aus dem Zelt und reichte sie Barry, der sie im Auto verstaute. Ich faltete gerade eine meiner Decken, und auf einmal war mir, als würde es ringsum ganz still. Ich konnte die anderen nicht hören. Es war so still, als hätte jemand die Welt angehalten. Ich hatte die Decke über dem Arm und sagte: ‹Ich kann Fang riechen.› Es war so stark! Ich dachte: ‹Wie kann ich Fang hier draußen, mitten im Busch, riechen?› Aber ich roch ihn, und es muß ungefähr eine halbe Minute gedauert haben, dann schüttelte ich den Kopf und dachte: Ich werde noch verrückt! Plötzlich waren alle Geräusche wieder da, und Barry kam zu mir, und ich gab ihm die Decke. Ich fragte mich die ganze Zeit: Warum habe ich Fang hier draußen gerochen? Ich glaube, er war gekommen, um mich zu suchen.

Michael wollte mit einem Freund auf die Jagd gehen. Er freute sich sehr darauf. Er war fortgegangen, um Munition zu kaufen, und als er ums Leben kam, war er unterwegs zum Waffenladen, wo er seinen Freund treffen wollte, um noch mehr Munition zu kaufen. Dann brauchte er keine mehr . . .

Ein paar Tage nach seinem Tod hatte ich einen Traum. Ich konnte ihn sehen, er trug die Sachen, in denen er gestorben war, und er ging auf der rechten Straßenseite an der Autobahn entlang. Sie war eben und verlassen. Und er schritt sehr zielbewußt aus, trug nichts bei sich, keinen Hut, er ging nur. Alle paar Schritte schaute er nach links, ging aber weiter. Ich wurde wach, es war so real gewesen!

Er verunglückte im April, und im Juli leiteten wir eine Tour. Wir fuhren diese Strecke entlang. Aber ich habe nicht weiter darüber nachgedacht. Auf der Rückfahrt nahm ich dieselbe Strecke und wäre beinahe von der Straße abgekommen. Barry ruhte sich gerade aus, und ich platzte heraus: ‹Das ist die Stelle! Hier ist es!› Und er sagte: ‹Wovon redest du?› – ‹Das hier ist die Stelle, an der Michael entlangging. Ich erkenne die Straße wieder.› Es war der einzige Streckenabschnitt, der eine weiße Linie hatte und asphaltiert war, ehe er in Staub überging. Ich sagte: ‹Hier ist er entlanggegangen!› Die Landschaft war genau dieselbe. Deshalb nahm ich meine Kamera und machte zwei Fotos. Als ich nach Hause kam, habe ich sie entwickelt. Es war genau die Stelle aus dem Traum. An den Fotos war nichts Ungewöhnliches, aber ich weiß, daß ich davon geträumt habe, und ich glaube, Michael ist dort hinaufgegangen. Er schaute nach links, weil von links die Feuerwehr kam. Es hat viele solcher Kleinigkeiten gegeben.

Bevor Michael starb, wußte ich eigentlich nicht so richtig, was passiert, wenn man stirbt. Ich hatte eine vage Vorstellung, daß man in den Himmel kommt, wenn man ein gutes Leben geführt hat, und in die Hölle, wenn man schlecht war, aber wie schlecht man gewesen sein mußte, wußte ich nicht. Aber als er starb, beschloß ich, nach mehr zu suchen. Ich war davon überzeugt, daß es mehr geben mußte. Etwas Geistiges, das ist wohl das richtige Wort dafür. Ich wollte es wissen, mußte es herausfinden. Ich las viele Bücher zum Thema, die mir eine völlig neue Welt eröffneten. Und als ich von einer Frau las, die in der Küche stand, als die Stimme ihres Mannes sie von hinten ansprach, dachte ich: Das ist mir auch passiert! Genau das! Ich war so froh. (Lacht) Ja, ich war froh bei dem Gedanken, daß Mike meinen Namen gerufen hatte.

Heute glaube ich, daß die Menschen, die wir kennen und lieben, noch bei uns sind, wenn sie sterben. Oft hatte ich um Hilfe gebeten und Hilfe bekommen. Zunächst war ich überrascht, aber dann begann ich zu erkennen, daß die Worte ‹Bitte, und dir wird gegeben› genau das meinen. Aber wir müssen von Herzen bitten.

Manchmal gehe ich auf den Friedhof. Ich glaube, ich muß gehen, weil es sich so gehört. Ich gehe an Geburtstagen, zu Ostern, Muttertag, zu Weihnachten. Manchmal werde ich traurig, aber dann wieder lachen wir. Wir haben an seinem einundzwanzigsten Geburtstag eine große Party dort veranstaltet. Es ist ein Rasenfriedhof im Busch, mit herrlichen Gummibäumen und Känguruhs und Vögeln. Es ist schön da. Weiter draußen kann man nicht beerdigt werden, deshalb liegt er dort. Und er ist in einem ganz besonderen Bereich beigesetzt, weil Barry den Friedhofswärter kannte. Ein Jahr darauf, fast auf den Tag genau, verlor Barry seinen Vater. Sein Vater liegt neben Michael. Es ist schön da draußen, aber wie ich schon sagte, ich spüre nicht, daß er da ist. Sie sind nicht dort.

Ich habe an der Ecke, an der er ums Leben kam, auch ein weißes Kreuz aufgestellt. Gestern kam ich aus Coolgardie zurück, und an der rechten Straßenseite hatte jemand ein kleines weißes, von Blumen bekränztes Kreuz aufgestellt. Natürlich hat das alle Erinnerungen wieder aufgewühlt.

Michael ist mir aus den Augen, aber nie aus dem Sinn und den Erinnerungen. Er fehlt mir, und ich liebe ihn so sehr, daß es weh tut! Nach außen hin bin ich noch dieselbe, aber innerlich möchte ich noch immer, daß mein Sohn wieder nach Hause kommt, mich umarmt und mir sein Lächeln schenkt.»

Rosemary und Kellie

Rosemary hat mir zum ersten Mal geschrieben, nachdem sie *Within the Light* gelesen hatte. Die Ähnlichkeiten zwischen den Nahtod-Erlebnissen, über die ich geschrieben hatte, und dem Erlebnis, das sie nach dem Tod ihrer fünfzehnjährigen Tochter Kellie gehabt hatte, die 1988 bei einem Autounfall ums Leben kam, hatten sie fasziniert. Viele solche Briefe von Eltern in ähnlichen Situationen hatten mich erreicht, und ich war froh, ihr versichern zu können, daß sie damit nicht allein stand. Außerdem war ich sehr daran interessiert, mehr von ihrer Geschichte zu erfahren. Wir korrespondierten, telefonierten, und vor kurzem flog ich nach Queensland, um sie zu interviewen.

Ich begann mit der Frage, was für ein Kind Kellie gewesen sei.

«Kellie war ein sehr liebes Mädchen. Ich habe zwei Töchter. Vicky ist überhaupt nicht anschmiegsam; wenn man sie in den Arm nimmt, versteift sie sich, aber Kellie war anders, sie war sehr liebevoll. Von Kindesbeinen an war sie so, bis wenige Jahre vor ihrem Tod.

Wir lebten eine Zeitlang in Mackay, aber dann zogen wir nach Newcastle um, und dort fingen unsere Probleme an. Sie geriet in falsche Gesellschaft, und in ihrem ersten Jahr auf der High-School wurde ich immer wieder am Arbeitsplatz angerufen, weil sie die Schule schwänzte. Da begann es, aber es entwickelte sich wie eine Lawine, und schließlich landete sie auf der Straße.

Das war für mich sehr schwierig. In gewisser Weise stand sie unter der Aufsicht der Heilsarmee von Newcastle, denn es gab da einen bestimmten Menschen, der sie im Auge behielt, weil ich ihn aufgesucht hatte. Es gelang uns also, mit Kellie in Kontakt zu bleiben, als sie auf der Straße lebte.

Am Ende kam sie doch nach Hause. Als sich der Unfall ereignete, wohnte sie wieder zu Hause. Aber wir waren nicht da. Meine Mutter war gekommen, um auf Kellie aufzupassen, während der Rest der Familie, meine Tochter, ihr damaliger Freund und mein Mann, in Urlaub gefahren war. Wir waren in Byron Bay und wollten dort ein paar Tage bleiben, als meine Mutter eine Nachricht hinterließ und dringend um Rückruf bat. Sie teilte uns mit, Kellie sei bei einem Autounfall ums Leben gekommen.

Sie war erst fünfzehn. Sie war unterwegs nach Glen Innes zu einem Straflager, um einen Jungen zu besuchen, mit dem sie befreundet war. Sie fuhr nicht selbst, sondern mit einer Frau, einer älteren Dame, deren Mann auch dort einsaß. Sie haben sich auf diese Weise angefreundet, und die Frau nahm Kellie mit. Es geschah gegen drei Uhr morgens. Ein Fahrzeug kam ihnen entgegen. Der Fahrer, ein älterer Mann, war eingeschlafen und stieß frontal mit ihnen zusammen. Er starb, die Fahrerin von Kellies Auto starb, und Kellie kam ums Leben. Anscheinend war ihre Halsschlagader aufgerissen, so daß es ziemlich schnell gegangen sein muß.

Es ist schwer, Kellie zu beschreiben. Es war eine harte Zeit für uns, denn ich bin ein Mensch, der gern sieht, wenn die Dinge ihre Ordnung haben. Ich kann es nicht ausstehen, wenn etwas durcheinandergerät. Ich kam mit Kellies Verhalten überhaupt nicht zurecht. Ich fand es so abstoßend. Aber ich bin sicher, sie hätte es überwunden. Ganz bestimmt. Es war einfach die Phase in ihrem Leben. Sie rebellierte; alles war ein einziges großes Abenteuer für sie: von der Schule abgehen, auf der Straße leben, von der Polizei aufgegriffen werden.

Als sie starb, war sie fünfzehn, und ich bin sicher, sie hätte es überwunden. Sie war nach Hause zurückgekommen und ging wieder zur Schule. Allerdings rauchte sie Marihuana, das weiß ich. Mir ist nicht bekannt, ob sie andere Drogen nahm, aber ich kann mir vorstellen, daß sie in der Umgebung, in der sie lebte, vieles ausprobiert hat. Sie war sehr unabhängig und wollte ihr eigenes Ding durchziehen, und für sie spielte es keine Rolle, welchen Preis sie dafür bezahlen mußte. Sie wußte, daß sie uns verletzte, ich bin sicher, sie wollte das nicht. Aber so ist das Leben, das sie führte, und sie fand, wir sollten uns keine Sorgen um sie machen. Sie konnte nicht begreifen, warum wir nicht wollten, daß sie dieses Leben führte. Wir wollten halt, daß sie unser Leben führte.

Manchmal denke ich jetzt: Na ja, wenigstens weiß ich jetzt, wo sie ist. Wenigstens weiß ich sie in Sicherheit und im Trockenen. Sie steht nicht irgendwo draußen in Regen und Kälte. Ich denke nicht die ganze Zeit daran, aber hin und wieder denke ich einfach: Ich weiß, wo du bist.

Rob und Cheryl waren enge Freunde von uns, sind es noch. Rob ist Kaplan an einer Privatschule in Sydney. Nachdem wir es gehört hatten, rief Ronnie, mein Mann, gleich Rob an und sagte ihm, was passiert war; daß Kellie draußen bei Scone bei einem Unfall ums Leben gekommen war. Sie fuhren sofort hin. Rob setzte Cheryl bei uns zu Hause in Newcastle ab, um meiner Mutter beizustehen, und er fuhr gleich weiter nach Scone, um Kellie zu identifizieren. Er wußte, daß eine schreckliche Zeit vor uns lag, deshalb nahm er es auf sich. Es gehört zu den Dingen aus jener Zeit, die wir nie vergessen haben, daß er das für uns getan hat.

Als sie ihren Leichnam nach Newcastle überführten, gingen wir drei, Ronnie, Vicky und ich, hin, um sie zu sehen. Ich sagte sogar zu meiner Mutter: ‹Macht es dir etwas aus, wenn nur Ronnie, Vicky und ich hingehen?› Ich weiß nicht, warum mir das so wichtig war. Es erschien mir wichtig, daß nur die engsten Familienmitglieder dort waren. Sie war gekränkt, und wie. Aber fünf Minuten später kam ein anderer Freund von uns, auch ein Geistlicher, mit seiner Frau vorbei, und ich sagte: ‹Sieh mal, wir gehen jetzt, nehmt ihr bitte Mutter mit hinein?› Er war so nett und hat es auf sich genommen. Das ging also auch.

Wir gingen also hin und sahen sie, und wir waren sehr froh, daß wir es getan haben. Ich hätte es nicht anders gewollt, weil man das braucht. Als mein Vater mit zweiundfünfzig an einem Herzinfarkt starb, war ich achtzehn. Ich erinnere mich noch daran, daß ich mir ganz klar war: Da war er nicht mehr. Das war nur sein Körper. Es war etwas, das sich mir eingeprägt hat. Deshalb wußte ich, daß wir Kellie noch einmal sehen mußten. Wir mußten sehen, daß alles in Ordnung war.

Natürlich mußten wir uns ja auch um die Beerdigung kümmern. Da geschah noch etwas, was wir nie vergessen werden: Die Dame vom Bestattungsinstitut sagte zu uns: ‹Wenn die Zeit da ist, ist sie da, nicht wahr?› Ronnie und ich warfen uns einen Blick zu. Wie kann man so etwas zu Eltern sagen, die ihre Tochter verloren haben! Ich wollte nicht, daß sie stirbt! Es war ein Unfall. Sie sollte leben, achtzig werden und eines natürlichen Todes sterben. Wir sagten einfach nur: ‹Nein.› Man hat schon eine Menge Mumm, glaube ich. Man darf in einer solchen Zeit Dinge sagen, die man sonst nicht sagen würde. Und deshalb widersprachen wir: ‹Nein, ihre Zeit war noch nicht gekommen. Sie sollte noch nicht sterben.›

Viele Familienangehörige waren bei der Beerdigung. Zwei Brüder kamen mit ihren Frauen, und Mutter war da. Ronnies beide Brüder mit ihren Frauen kamen und seine Mutter. Es ist eine sehr merkwürdige Zeit. So viele Menschen um sich zu haben, die sich liebevoll darum kümmern, was man braucht, ist aufbauend. In gewisser Weise ist es sogar eine wirklich schöne Zeit, man erfährt Liebe und Unterstützung, aber zugleich ist es schrecklich, weil man doch nicht will, daß es so ist.

Uns haben sehr viele Menschen geholfen. Ich habe noch eine Freundin, die an jedem Jahrestag anruft, sie ruft an Kellies Geburtstag an und an ihrem Todestag. Sie war damals unsere Nachbarin. Wir haben also immer noch Freunde, die bereit sind, mit uns darüber zu reden. Das hatten wir die ganze Zeit.

Obwohl es hart ist, wenn andere versuchen, einem darüber hinwegzuhelfen. Ich weiß noch, daß mein Bruder, ungefähr ein Jahr nachdem Kellie umgekommen war, einmal sagte: ‹Wir machen uns alle Sorgen, daß ihr nicht darüber hinwegkommt.› Mich ärgert das, aber ich weiß an sich, daß sie solche Sachen nur sagen, weil sie uns helfen wollen.

Ich muß jedoch zugeben, daß es in jenen ersten Jahren für mich keine Rolle gespielt hätte, wenn ich gestorben wäre. Einzig und allein aufgrund der Tatsache, daß ich wußte, was ich durchmachte, als meine Tochter starb, wollte ich nicht, daß es jemand anderem ebenso erging. Aber es hätte mir nichts ausgemacht, wenn ich gestorben wäre. Wissen Sie, das Leben geht einfach in die Brüche. Auch wenn man alles tut, was man tun soll und was gut und richtig ist: Der Schmerz hört nicht auf.

Aber Ronnie und ich waren immer in der Lage, darüber zu sprechen und uns gegenseitig zu stützen. Jetzt, nach so vielen Jahren, ist es anders, aber damals war er gut drauf, wenn es mir schlechtging. Wir konnten immer miteinander reden. Mit Vicky weniger. Sie ist nicht der Mensch, der darüber reden muß. Sie wird auf ihre eigene Art damit fertig. Aber für Ronnie und für mich war es einfach wunderbar. Aber immerhin waren wir schon lange verheiratet, und wir führen eine gute, starke Ehe. Wir sind in vielen Dingen einer Meinung. Deshalb fällt es uns leicht, denselben Weg zu beschreiten.

Als ich ein paar Tage nach Kellies Tod nach Hause kam, sagte meine Mutter: ‹Weißt du, was Kellie zu mir gesagt hat, als ihr fort wart?› – ‹Wie bitte?› – ‹Sie sagte, sie wollte, sie würde bei einem Autounfall sterben.› Ich weiß nicht, ob das wirklich eine Vorahnung war. Ich glaube, es war einfach die Art und Weise, wie Kellie redete, sie meinte es eigentlich nicht so.

Ich hatte mein Erlebnis eine Woche nach ihrem Tod. Ich kann mich noch lebhaft daran erinnern. Außer Ronnies Bruder und seiner Frau waren alle nach Hause gefahren. Das Haus war daher ruhig. Ich war wie ausgelaugt und wollte mich hinlegen. Sobald ich lag, war mir, als wäre mein Körper ganz leicht. Es war irgendwie so bequem, sehr angenehm. Ich weiß nicht, warum ich mich so fühlte. Vielleicht war ich so überreizt, daß der Körper einfach so reagieren mußte. Ich weiß es nicht. Jedenfalls lag ich da und genoß dieses Gefühl.

Plötzlich hatte ich den Eindruck zu schweben. Ich dachte: Ach du meine Güte! Ich bin doch noch wach! In dieser Phase muß ich bei Bewußtsein gewesen sein, denn ich dachte noch: Wenn ich die Augen aufschlage, bin ich unter der Decke! Ich hatte das Gefühl, unter der Decke zu schweben. Dann war ich offensichtlich nicht bei Bewußtsein, denn ich war an einem mir unbekannten Ort. Es schien, als würde ich nicht direkt schwimmen, aber mich bewegen, ich stieg in die Höhe. Und alles war dunkel. Ich stieg höher und bekam es mit der Angst zu tun: Wo zum Teufel bin ich? Irgend etwas zieht mich! Ich wußte nicht, was ich tun sollte, und geriet in Panik.

Dann merkte ich mit einemmal, daß ich die Richtung verändern konnte, wenn ich mich frei bewegte, ich konnte das beeinflussen. Ich hielt es nicht für möglich, aber es war so. Ich begann mich zu bewegen, etwas zu tun. Und ich dachte: Oh, mir geht es gut. Ich kann hierhin und dorthin. Dann spürte ich plötzlich diese Person, nein, eine Gegenwart an meiner Schulter. Ich sah nichts, ich sah sie nicht, ich sah Kellie die ganze Zeit nicht, aber ich spürte einfach, daß sie da war. Und wir sprachen nicht ein Wort, nichts. Sie war einfach nur da.

Dann führte sie mich und zeigte mir etwas. Am besten weiß ich noch, daß wir über unsere Stadt flogen. Wir schauten von oben hinab, da lag die Stadt ganz in Pastelltönen, blau, rosa, malvenfarben, diese Art von Farben. Und ich weiß nicht, was es war. Dann waren wir auch über einer großen Wasserfläche. Die ganze Zeit über war ich erfüllt von diesem wunderbaren Frieden. Es ist einfach unbeschreiblich, dieses Gefühl, weil man ein Gefühl eben nicht beschreiben kann. Es war sehr, sehr friedlich. Ich habe keine anderen Menschen gesehen. Ich hatte nicht das Gefühl, daß noch andere da waren. Ich spürte nur Kellie in meiner Nähe, die mir zeigte: Siehst du, hier bin ich jetzt. Mach dir keine Sorgen, es geht mir gut.

Es ist komisch, die einzigen Farben, an die ich mich erinnern kann, waren in der Stadt. Warum Pastelltöne? Ich weiß es nicht. Und es schien eine Weile zu dauern.

Dann lag ich wieder auf dem Bett, ich glaube, Ronnie kam ins Zimmer. Ich habe die Rückkehr nicht gespürt. Ich war einfach plötzlich wieder da. Aber sofort dachte ich:

Was war das? Und ich erzählte Ronnie: ‹Ich weiß nicht, wo ich gerade war, aber ich war irgendwo!› Und er sagte nur: ‹Das war offenbar ein Geschenk Gottes.›

Kurz nachdem es passiert war, habe ich mit Peter darüber gesprochen. Er ist Geistlicher, aber er beschäftigt sich mit diesen Dingen. Ich rief ihn also sofort an und schilderte ihm den Vorgang. Er sagte, er habe schon von anderen so etwas gehört. Ich war ziemlich aufgeregt. Ich wollte auch anderen Menschen davon erzählen, aber ich war wählerisch, schließlich wollte ich es niemandem erzählen, der mich auslachen würde.

Ich habe es einer anderen Freundin erzählt. Sie hat mir zugehört und gesagt: ‹Ich hatte in der Woche einen Traum, und in diesem Traum schwebte ich auch mit Kellie über eine Wasserfläche.› Sie sagte, es sei ein Traum gewesen. Sie beschrieb es einfach als einen Traum. Sie flog über eine Wasserfläche, und Kellie war bei ihr, und Jenny, meine Freundin, sagte (zu Kellie): ‹Ist es so, wenn man tot ist?›

Aber das, was noch geschah, davon habe ich zwölf Monate später erfahren. Als wir Newcastle verließen, rief ich eine andere Freundin an. Wir unterhielten uns, und sie sagte plötzlich: ‹Ich wollte dir schon lange etwas sagen, habe es aber noch nicht getan, weil ich dich nicht aufregen wollte.›

Zuerst dachte ich, sie wolle mir etwas Schreckliches erzählen, was Kellie gemacht hat und was ich nicht hören wollte! (Lacht) Aber ich fragte: ‹So, was denn?› – ‹Ich hatte ein Erlebnis. Ich war mit Kellie zusammen, und wir flogen über eine Wasserfläche.›

Sie hatte dieses Erlebnis offensichtlich am Tag nach Kellies Tod, aber damals wußte sie noch nicht, daß Kellie umgekommen war. Sie konnte sich nur nicht vorstellen, warum sie von Kellie geträumt hatte. Dann erzählte ich ihr, was mir passiert war.

Es ist interessant, besonders das mit dem Wasser. Ist das ein Symbol für Frieden? Ich weiß es nicht.

Noch heute, wenn ich mit Ronnie darüber rede, frage ich: ‹Ist es wirklich geschehen, oder habe ich es mir nur eingebildet?› Manche Menschen würden das sagen. Aber er sagt einfach: ‹Nein.› Er glaubt an Gott, nicht stärker, aber anders als ich, schlichter vielleicht. Er glaubt einfach, es sei ein Geschenk Gottes gewesen. Er sagt: ‹Gott hat das für dich getan, um dir zu zeigen, daß es Kellie gutgeht.› Aber Gott war nicht da. Ich habe nicht einmal ein Licht gesehen. Ich glaube deshalb vielmehr, daß es ein Geschenk von Kellie war. Daß Kellie imstande war, das zu tun. Ich weiß nicht, wie. Ich dringe nie weiter in die Natur dieser Dinge ein, ich habe keine Ahnung. Aber ich glaube, es war ein Geschenk von Kellie; sie hat mich gezogen, meinen Geist in diese Dimension gezogen, um mir zu zeigen, wo sie ist.

Dieses Erlebnis hat uns geholfen, und Kellies Tod hat uns verändert. Er hat dem Leben eine neue Perspektive verliehen. Er hat uns irgendwie freundlicher gemacht. Vielleicht war ich immer schon ein mitfühlender Mensch, aber ich habe heute viel mehr Mitgefühl, glaube ich. Ich bin kein anderer Mensch dadurch geworden, aber ich sehe die Dinge einfach anders.

Unsere Familie war immer religiös. Wir wuchsen in einer Familie auf, die zur Kirche ging, wenn Sie so wollen. Mein Vater war Laienprediger bei den Methodisten, deshalb gingen wir sonntags in die Kirche. Auch Ronnie war Kirchgänger, und so setzten wir gemeinsam die Tradition fort. Aber ich habe schon immer alles in Frage gestellt. Ich konnte nicht alles akzeptieren, nur weil es in der Bibel steht oder weil ein Geistlicher das eine oder andere als

Wahrheit ausgab. Wenn mir etwas nicht einleuchtete, wenn ich es nicht logisch fand, mußte ich es in Frage stellen. Ich war kein Mensch, der einfach nur glaubte, ich mußte noch über die Dinge nachdenken.

Aber nachdem Kellie gestorben war, fand ich es sehr, sehr schwer, in dieselbe Kirche zu gehen, in der die Beerdigung stattgefunden hatte. Letztendlich wollte ich nicht gehen. Ich habe Gott nie einen Vorwurf gemacht. Ronnie und ich werden wütend, wenn wir von Leuten zu hören bekommen: ‹Gott hat es so gewollt.› Mir ist unverständlich, wieso Menschen so denken können! An was für einen Gott glauben die eigentlich?

Meine Ansicht über Religion oder Christentum hat sich grundlegend verändert. Ich habe gelesen, daß viele Menschen mit Nahtod-Erlebnissen dasselbe gesagt haben, nämlich daß sie sozusagen geistiger, geistorientierter geworden sind. Genau das ist mit mir geschehen. Ich habe nie den Glauben an Gott verloren. Ich weiß nicht, was Gott ist, aber ich habe nie meinen Glauben an ein geistiges Wesen verloren. Aber wir gehen nicht mehr zur Kirche, und ich glaube nicht mehr an die organisierte Religion. Sie hat sicher ihren Platz, aber ich komme nicht mehr damit klar. Sie ist nichts für mich.

Ich habe eine Freundin, die heute total auf einer besonderen Religion steht und davon überzeugt ist, daß das, was in der Bibel steht, richtig ist! Aber ich habe sie gefragt: ‹Wenn deine eigenen Erfahrungen von dem, was da drin steht, abweichen, was dann? Glaubst du, was du tatsächlich erlebt hast, oder glaubst du einfach nur, was in einem Buch steht?› Ich weiß, daß die Bibel viel mehr als nur ein Buch ist. Aber ich glaube, wir müssen beides miteinander verbinden.

Ich habe mich immer gefragt, ob dieses Erlebnis noch

einmal vorkommen könnte. Ich glaube schon. Ich glaube nämlich, daß es einen Kanal gibt, einen Weg für den Geist eines Menschen, um in diese Dimension vorzudringen. Manchmal denke ich, es wäre schön, weil ich Kellie dann wiedersehen würde oder in ihrer Nähe sein könnte. Aber vielleicht muß sie irgendwie verfügbar sein oder was auch immer; vielleicht muß sie einen hinüberbringen wollen. Es könnte sein, daß es so ist. Wenn sie nicht die Initiative ergreift, ist es nicht möglich. Ich habe darüber nachgedacht, ob es mir möglich wäre. Aber ich hatte nie den Wunsch, es zu versuchen, weil ich glaube, daß man sich dafür in einen besonderen meditativen Zustand versetzen muß, und das kann ich nicht.

Andererseits habe ich überhaupt nichts getan, als es geschah. Ich wußte nicht einmal, daß es passieren würde. Es hatte mit mir nichts zu tun. Nur mein Körper muß in einem Zustand gewesen sein, der es ermöglicht hat. Wenn man wach ist und herumläuft, passiert es einem offenbar nicht.

Ich gehöre nicht zu den Leuten, die regelmäßig zu Wahrsagerinnen gehen, aber ich interessiere mich dafür. Ich habe eine aufgesucht, bevor Kellie starb, irgendwann, als sie von zu Hause weggegangen war. Ich war ziemlich fertig, und da hat es mir jemand vorgeschlagen. Ich habe Sachen aufgeschrieben, die sie mir sagte; es waren ein paar sehr interessante Einzelheiten dabei. Ganz plötzlich sagte sie: ‹Ich sehe ein kleines, verirrtes Mädchen.› Da bin ich zusammengebrochen. Genau deshalb war ich bei ihr. Und sie sagte: ‹Der nächste Juli wird sehr wichtig für Sie sein.› Kellie kam im Juli ums Leben. Sie sagte: ‹Sie werden einen Berg besteigen müssen.› Der Satz hat mir damals noch nichts gesagt.

Ich habe immer an ein Leben nach dem Tod geglaubt, an eine andere Dimension oder an ein anderes Leben. Wenn ich sage: ‹Ich habe daran geglaubt›, dann soll das heißen, ich meinte daran zu glauben. (Lacht) Aber heute weiß ich es, ich weiß, wie es ist. Ich weiß nicht, was passiert, wenn man dort hinkommt, aber ich weiß, wohin man kommt.

Diese Erfahrung war etwas sehr Persönliches, nehme ich an. Ich bin sicher, daß es wirklich und wahrhaftig passiert ist. Ich bin so froh darüber, weil ich danach meinen Frieden mit Kellies Tod geschlossen hatte. Das Erlebnis gab mir keinen Frieden hinsichtlich der Tatsache, daß sie nicht mehr bei mir ist, es hat meine Trauer, meinen Verlust nicht von mir genommen. Aber es gab mir Frieden beim Gedanken an sie und ihren Tod. Danach wußte ich, daß es ihr gutging.

Es ist eine Weile her, es war 1988. Inzwischen ist vieles geschehen, und wir führen heute ein anderes Leben. Aber es ist nicht nur eine Erinnerung, sondern ein Teil meines Lebens.»

Kim, Keith und William

Ende 1992 hörte ich zum ersten Mal von Kim und Keith, als sie mir über Erlebnisse schrieben, die sie nach dem Ertrinken ihres dreijährigen Sohnes William hatten. Ich war bewegt von ihrer Geschichte und beeindruckt von ihrer positiven Einstellung. Kim schrieb: «William hat uns als Eltern viel Kraft gegeben. Wir glauben, daß er hier war, um uns bedingungslose Liebe zu lehren und auch, um zu beweisen, daß ein Leben nach dem Tod existiert.»

Etwa einen Monat darauf holte mich Keith für das Interview vom Hotel ab, Kim wartete zu Hause auf uns, sie war schwanger und kümmerte sich um ihre drei Söhne.

Keith und Kim sprachen über die Zeit, die sie mit William hatten, wie über ein Wunder.

Keith: «William war etwas Besonderes. Unsere Beziehung war außergewöhnlich. Er wurde geboren, als wir in Tonga lebten. Und ich weiß noch, als ich ihn im Krankenhaus zum ersten Mal sah, ein kleines weißes Baby, umringt von schwarzen Hebammen: Er war so blaß und zerbrechlich. Das werde ich nie vergessen.

Kurz darauf kamen wir nach Australien zurück. Kim und ich waren aus verschiedenen Gründen nicht so gut miteinander ausgekommen und trennten uns für etwa sechs Monate. Wir sind dann wieder zusammengekommen, und urplötzlich kannten Kim und ich uns besser. Bei William war es so, als wäre ich innerlich gewachsen, um zu verstehen, was es heißt zu lieben. Zum ersten Mal im Leben hatte ich so eine Beziehung.

William war erst drei, als er starb. Wir sind uns durch seinen Tod noch näher gekommen. Wir waren beide wütend. Wir fühlten alles mögliche! Aber wir hätten uns danach nicht trennen können. Wir haben zwar noch immer unsere Differenzen, aber das ist etwas anderes: Ich habe begriffen, daß Kim nicht dasselbe denken muß wie ich. Ich muß sie nicht beherrschen. Sie kann sie selbst sein. Manchmal spüre ich, daß ich noch immer männliches Gebaren an den Tag lege, aber ich bin mir dessen bewußter geworden. Ich habe mich enorm verändert.

Vor kurzem sprach ein Psychologe über den Tod. Er sagte, die Menschen würden im Hinblick auf einen Verstorbenen unrealistisch, sie würden dazu tendieren, ihn oder sie auf ein Podest zu heben. Ich habe versucht, seine Aussagen objektiv zu betrachten, und mich gefragt, ob er recht hat und ob es mir mit William so geht. In gewisser Hinsicht mag er recht haben, aber William war tatsächlich ein Katalysator. Er war ein Teil unseres Lebens, und er hat mir geholfen, mich kennenzulernen, beinahe wie ein Lehrer in der Schule. Wissen Sie, wenn ein Lehrer Ihnen hilft, sich selbst zu entdecken, dann ist er ein phantastischer, ein wunderbarer Lehrer. Und nur weil er drei ist, heißt das noch lange nicht, daß er kein Lehrer wäre! Aber wissen Sie, er konnte ja kaum sprechen! Deshalb fragte ich mich: ‹Hebst du ihn auf ein Podest?› Wir alle, die ganze Familie, hatten so viel Freude miteinander.

Dann, als er starb, zeigte er uns noch etwas anderes. Wir hatten den Tod bislang noch nie erlebt. William zeigte uns, daß der Tod zum Leben gehört! So einfach ist das. Nun könnte man einwenden, das habe nicht in seiner Hand gelegen, sei jenseits seiner Macht gewesen. Vielleicht stimmt das, aber wer hat es sonst in Händen? Es war auch ein großer Lernprozeß für uns und für die Jungen. Es hat ihnen zu einer Reife verholfen, die man nicht aus Büchern oder sonstwoher bekommt. Sie haben auf einem hohen Niveau begriffen, was Leben ist. Da haben sie anderen durchaus etwas voraus.

Als ich an dem Morgen des Tages, an dem er starb, aufwachte, saß er auf meiner Brust. Als ich die Augen aufschlug, schaute er mir direkt in die Augen. Daran kann ich mich noch gut erinnern. Er war an jenem Tag wie außer sich, er lachte und steckte voller Frohsinn. Ich weiß noch, wie er im Garten herumlief. Es war der 28. Dezember.

An jenem Tag fuhren wir Kims Tante besuchen. Sie hat ein zweistöckiges Haus mit einem Swimmingpool. Wir waren alle am Becken gewesen und gingen dann hinauf, um zu Mittag zu essen. Die Jungen gingen wieder hinunter, um drinnen Billard zu spielen, William war oben bei uns. Wir unterhielten uns. William ging nach einer Weile runter, und ich dachte: Er ist zu den Jungen gegangen. Ich warte einen Moment und gehe dann hinterher. Dann packte mich ganz plötzlich die Furcht. Ich ging durch das Wohnzimmer und beschloß, direkt am Schwimmbecken nachzusehen, und da schwamm er.

Ich weiß noch, wie William aussah, als die Sanitäter kamen. Ich saß in dem einen Krankenwagen, der zweite fuhr vornweg. Ich hatte die Augen geschlossen und versuchte, im Geist bei William zu sein. Ich sah, wie er sich in seinem Körper aufrichtete, und dachte noch: Wenn ich ihn erreiche, geht es ihm wieder gut. Ich glaubte, er sei es gewesen, der sich aufgerichtet hat. Ich konnte ihn sehen. Aber als ich hinkam, erfuhr ich, er sei tot und es bestehe keine Hoffnung. Sie konnten ihn nicht wieder ins Leben zurückholen.

Dann passierten so viele Dinge. Nie zuvor war ich so traurig. Ich weinte und trauerte so stark, daß mein Körper sich auflud. Wenn ich nur durch das Haus ging, sprang jedes kleinste Stückchen Plastik, das auf dem Boden lag, auf und klebte mir am Bein.

Eines Nachts, als Kim und ich im Bett lagen, kam etwas über uns, ich würde sagen eine Art Engel. Es war, als würde unser ganzer Körper zwar nicht direkt taub, aber wir wurden sehr leicht und wie taub. Ich fragte Kim, ich suchte nach Worten: ‹Kim, spürst du das auch?› Und sie antwortete: ‹Oh, ja. Ist es nicht wunderbar!› Da wußte ich, daß es ihr genauso ging wie mir. Ich weiß bis heute noch nicht, ob es William war oder ein Engel, oder was da in jener Nacht zu uns kam.

Zwei Wochen darauf war ich in einem Meditationskreis. Normalerweise konzentrierte ich mich beim Meditieren auf meine Atmung, und damals wollte ich das auch, als mich urplötzlich etwas in die Höhe hob. Es ging sehr schnell, es gab eine Turbulenz, und dann stieg ich immer höher und höher und kam plötzlich an einen Ort. Dort war eine Art wunderschönes Theater aus Marmor mit goldenen Säulen an den Seiten, und Jesus war da. Mein Leben lang habe ich nicht an Jesus glauben wollen. Ich hatte sogar Angst, das Wort auszusprechen. Noch schwerer war es, das Wort *Gott* über die Lippen zu bringen. Jedenfalls war er da, voller Liebe und Verständnis. William stand neben mir, und auch andere Menschen waren da. Es hatte alles mit Liebe zu tun, und wir alle waren eins. Dann haben wir diese Menschen irgendwie geheilt, und sie sahen alle wieder wohl aus. Jesus und William gingen auf eine Klippe zu, und ich folgte ihnen. Wir schauten über einen hohen Berg, die Luft schimmerte rötlich-violett. Jesus sagte: ‹So ist es dort, wo die Engel leben. Es ist so schön wie hier. Das ist für dich, damit du sehen und verstehen kannst. Es ist so schön wie hier.›

Dann schauten wir hinaus, und ich hörte den Jubelgesang. Es war schön, wie ein jubilierender Chor, aber ohne Worte. Ich schaute William an, und ich schaute Jesus an, und die beiden schauten einfach hinaus, und auf ihren Gesichtern lag heitere Gelassenheit. Plötzlich hüpfte William einen Schritt nach vorn, nur einen kleinen, und Jesus sagte: ‹Ja, auch hier ist er noch ein Kind.› Dann drehten wir uns um und gingen zurück. Er gab mir so etwas wie ein Kreuz, ein goldenes. Es war auf einer Art Scheibe. Ich glaube, es heißt keltisches Kreuz oder St. Johannes-Kreuz, das hat einen Kreis, wird nach oben hin breiter und hat eine weiße Rose. Er sagte: ‹Wenn dir ein Unglück widerfährt, denke daran, und es wird dich wieder zu diesem Augenblick zurückführen. Benutze es, und es wird dich wieder dahin bringen, wo wir sind.› Es war mir wirklich eine große Hilfe. In schlechten Zeiten oder wenn ich jemanden kennenlerne, der irgendwie der Heilung bedarf, stelle ich ihn mir im Geiste vor und gebe ihm die Scheibe mit dem Kreuz. Das ist inzwischen zu einem starken Symbol für mich geworden.

Als ich aus der Meditation erwachte, sagte eine Dame aus dem Kreis, die schon viele Jahre meditiert hatte: ‹So eine Hitze habe ich bisher noch bei keiner Meditation erlebt. Ich glaube nicht, daß ich es noch einmal aushalten kann.› Auch ich spürte es, meine Haut war puterrot.

Zwei Monate nach Williams Tod gingen wir zum ersten Mal nach White Eagle Lodge. Als Symbol verwendet man dort einen Außenkreis mit einem innenliegenden Kreuz. Eine Zeitlang habe ich mir Gedanken gemacht, ob ich dort vielleicht auf dem falschen Weg sein könnte, weil es nicht das Symbol war, das mir geschenkt worden war. Später jedoch erfuhr ich, daß man einen Meditationsraum entweder mit dem Symbol des Kreuzes im Kreis oder mit dem St. Johannes-Kreuz einrichten kann.

Ich glaube nicht mehr an Zufälle. Es passiert vieles in unserem Leben, dessen wir uns gar nicht bewußt sind. Ein Freund sagte mir einmal: ‹Es ist so ähnlich wie beim Kauf eines Autos. Du gehst eine Straße entlang und siehst all die anderen Autos, die genauso aussehen wie deines. Dann merkst du, daß es nicht einmalig ist.› Er betrachtete die Dinge aus dieser negativen Perspektive. Plötzlich sagte ich: ‹Ja, du hast recht! Aber das ist nichts Negatives, es ist positiv!› Alle können wir sehen!»

Kim: «Vieles geschah. In der Nacht, als William gestorben war, war ein Engel in unserem Zimmer. Ich spürte, daß er einfach da war, um uns zu trösten. Er stand am Fußende unseres Bettes und warf etwas über uns, das ich nur als eine Art Staub beschreiben kann. Das jedoch, um uns Trost zu spenden, glaube ich. Aber seine Anwesenheit war deutlich spürbar, und ich werde nie vergessen, wie er aussah. Es war so schön. Ich sage immer ‹er›, dabei weiß ich gar nicht, ob es ein ‹er› oder eine ‹sie› war. Vollkommenheit. Mitgefühl.

Am nächsten Tag dann, als wir uns um die Beerdigung kümmern mußten, gingen wir, um William im Sarg zu sehen. Ich bemerkte eine Bewegung im Satin, mit dem der Sarg ausgeschlagen war. Meiner Schwiegermutter, die mitgekommen war, fiel die Bewegung auch auf. Die Jungen sahen auch, daß sich etwas bewegte. Ich habe den Eindruck, William wollte uns einfach sagen: ‹Ich bin hier.› Obwohl man von dem Tag, an dem es passierte, bis zum nächsten sehen konnte, daß der Geist den Körper verlassen hatte. Er sah aus wie eine Hülle, obwohl er noch immer hübsch war. Jedenfalls gab ich ihm einen Kuß, alle taten das, und wir gingen nach Hause.

Keith und ich lagen im Bett und versuchten einzuschlafen, als plötzlich ganz viele Energiewellen durch meinen Körper auf und ab liefen, eine nach der anderen, das ging fünf Minuten so. Ich fragte Keith: ‹Merkst du das auch?› ‹Ja, du auch?› Ich spürte William zwischen uns. In den letzten Wochen vor seinem Tod hatte er jede Nacht bei uns geschlafen. Er lag einfach zwischen uns, und wir konnten es beide spüren. Und dann, als Besonderheit für mich, konnte ich etwas riechen. Als ich ihn im Sarg geküßt hatte, war dieser Geruch auch da gewesen. So war noch ein Sinn angesprochen – ein weiterer Beweis.

Dann kam der Tag der Beerdigung. Viele Menschen waren gekommen, mit uns zu fühlen und uns Kraft zu schenken. Viele beteten für uns und waren in Gedanken bei uns. Nach der Beerdigung kamen viele Leute herüber, aber gegen halb vier, vier waren Keith und ich wieder ganz allein.

Wir versuchten, ein wenig zu schlafen, weil wir beide erschöpft waren, und da hatte ich ein Erlebnis, das einfach unglaublich war! Ich lag im Bett, Keith schlief fest, und ich spürte erneut Energiewellen wie in der Nacht zuvor. Jedenfalls lag ich einfach nur mit geschlossenen Augen da. Ich habe nicht meditiert, nicht geschlafen, nichts dergleichen, aber meine Augen waren geschlossen, und dann war ich plötzlich bei William. Als er noch lebte, hat er kaum gesprochen, obwohl er schon drei Jahre alt war. Aber als ich nach seinem Tod bei ihm war, redete er mit mir wie ein Wasserfall. (Lacht) Er hat mir einfach alles erzählt, was passiert war. Es war ein langes Gespräch, das ich irgendwie verinnerlicht habe, aber ich kann mich nicht mehr an Einzelheiten erinnern. Sinngemäß sagte er etwa, er habe uns lieb und sei nur kurz hier, seine Zeit sei gekommen. Er redete mit mir, weil ich immer noch nicht glauben konnte, daß es passiert war.

Ich habe ihn immer einen kleinen Engel genannt, weil er so blonde Haare hatte, blaue Augen, sehr blasse Haut. Er glich uns überhaupt nicht. Und wissen Sie, es war, als wäre es ihm von Anfang an nicht bestimmt gewesen, lange zu bleiben. Auch als er ertrank – ich weiß nicht, wie lange es gedauert hat, aber es war nicht lange –, wußte ich, daß er uns zurückgebracht worden wäre, wenn er noch nicht hätte sterben sollen. Ich spürte es in meinem Herzen, daß es für ihn an der Zeit war zu gehen. Seine Zeit war gekommen.

Mein Großvater war auch da. Nachdem William ertrunken war, sah ich immer wieder meinen Großvater, wie er William hielt. Ich habe das Bild immer abgewiesen, weil mein Großvater drei Jahre vor William gestorben war. Aber die ganze Zeit konnte ich ihn sehen, wie er William in den Armen hielt. Trotzdem schob ich es von mir und dachte: Ach was, das kann nicht sein, das kann einfach nicht sein. Mein Großvater war also da, und er redete. Nach kurzer Zeit, ich weiß nicht, wie lange das so ging, kam mein geistiger Führer zu mir. Ich habe meinen geistigen Führer immer als ein Lichtwesen wahrgenommen. Es sagte mir: ‹Es ist Zeit für William zu gehen.› Ich entgegnete: ‹Nein, ich will nicht, daß er geht. Nein, ich kann ihn nicht gehen lassen.› Irgendwie klammerte ich mich an ihn und wollte nicht loslassen. Dann verwandelte sich das Lichtwesen in ein menschliches Wesen, in einen normalen Mann, den ich sehen konnte. Er war ganz sanft und sagte voller Mitgefühl: ‹Es ist an der Zeit.› Aber ich sagte: ‹Nein, ich kann nicht.›

Direkt vor uns leuchtete ein goldenes Licht, ein Lichtbogen aus strahlendem Gold, und es herrschte vollkommener Friede. Dann bemerkte ich durch das Licht hindurch als erstes ein Paar nackter Füße, dann das weiße Gewand, und Jesus kam durch das Licht. Das vergesse ich nie. Er kam auf mich zu, schaute mir direkt in die Augen und sagte: ‹Mein Kind, es ist Zeit, dein Kind jetzt zu nehmen.› Da sagte ich: ‹Gut.› Und ich gab ihm William. Ohne weiteres. Es war, als würde ich Jesus kennen. Es war ein unglaubliches Gefühl. Dann machte er einfach kehrt und nahm ihn mit. Ich weiß nicht mehr, ob er ihn trug oder ob William neben ihm herging. An die Kleinigkeiten kann ich mich nicht mehr erinnern. Aber sie gingen alle wieder zurück, mein Großvater, mein geistiger Führer, alle gingen zurück durch das Licht. Ich sah Engel über dem Lichtbogen und hörte Musik. Ich fragte mich, ob ich wohl träumte, und schlug die Augen auf und schloß sie wieder, aber ich war immer noch dort. Das Gefühl war unglaublich. Als dann alle zurückgegangen waren, erblickte ich eine wunderschöne Landschaft, wie eine grüne Wiese. Ich glaube, dort war er damals.

Seitdem habe ich verschiedentlich gehört, daß alle Kinder nach ihrem Tod das erleben, daß Jesus oder jemand anders kommt und sie in Empfang nimmt. Ich hatte damals großes Glück, das mit ansehen zu können. Wenn doch nur andere Mütter oder Eltern so etwas auch erleben könnten! Es hat mich so getröstet. Ich habe nur wenigen Menschen davon erzählt, aber für mich war es wirklicher als alles andere hier auf Erden. Es war einfach unglaublich.

Aber später wünschte ich, ich hätte ihn noch einmal in den Arm nehmen können. Ich begann, ein wenig zu meditieren. Da war er auf einmal wieder bei mir. Ich spürte, daß er dort saß. Ich habe ihn nicht gesehen, nur gespürt. Aber ich habe mir danach nie wieder gewünscht, ihn noch einmal umarmen zu können, denn nun hatte ich noch diese Erfahrung.

In den ersten sechs Monaten war er oft bei uns. Heute nicht mehr. Als er noch lebte, zog er mich immer an den

Haaren, und wenn er jetzt hier ist, dann ist mir, als ziepe mich jemand an den Haaren.

Es passierte so vieles, das auf seinen Tod hinführte. Um Weihnachten herum gewann William bei einer Tombola ein Fahrrad. Wir hatten nur fünf Lose gekauft, aber er hat das Fahrrad gewonnen! Eine andere Sache war, daß er kurz vor Weihnachten oft fest einschlief, ganz, ganz fest. Man hat uns später gesagt, er habe sich auf seinen Tod vorbereitet, obwohl man es erst dann, wenn es eingetroffen ist, miteinander verknüpfen kann.

An dem Tag, als William starb, sah er so bildhübsch aus. Er glühte. Ich habe ihn nie im Leben so hübsch erlebt. Er glühte, und seine Augen waren strahlend blau. Ich kann die Farbe nicht richtig beschreiben, sie strahlten einfach. Ich hatte zuvor noch nie erlebt, daß seine Augen so waren. Und dann muß er hinunter und schnurstracks ins Schwimmbecken gegangen sein. Das alles hat nicht einmal fünf Minuten gedauert. Er war fort. Und als wir ihn aus dem Becken holten, waren seine Augen gebrochen. Sie hatten keine Farbe mehr.

Ich schaue zurück und denke über alles nach. Wenn so etwas passiert, kann man es mit dem Verstand nicht erfassen, aber nach ein paar Wochen und Monaten fängt man an, darüber nachzudenken. Man sagt doch, die Augen seien das Fenster zur Seele. Es scheint, er wußte, daß er sterben würde. Ich kann heute nicht einmal darüber weinen, weil ich das Gefühl habe, daß er glücklich ist. Ich weiß, daß es ihm gutgeht, und ich kann um ihn nicht unglücklich sein. Ich käme mir unglaublich egoistisch vor, würde ich weinen.

Wir holten ihn aus dem Schwimmbecken. Es war sofort jemand da, der gerade einen Erste-Hilfe-Kurs absolviert hatte. Sie haben Mund-zu-Mund-Beatmung und alles mögliche versucht. Außerdem ist meine Tante Krankenschwester. Ich hatte schon gehört, daß Kinder wiederbelebt wurden, die eine Viertelstunde unter Wasser gewesen waren. Ich glaube nicht, daß William auch nur annähernd so lange drin war, aber ich weiß es nicht. Jedenfalls holten sie ihn heraus und bearbeiteten ihn. Ich hörte einen Laut, der mich an das Todesröcheln erinnerte, und ich dachte: Nein! Das darf nicht sein! Ich betete zu allen. Mein geistiger Führer war da, und mein Großvater hielt William fest. Ich sah es, konnte mich aber nicht damit abfinden. Auf jeden Fall hörte ich den Laut, den ich übrigens noch nie zuvor vernommen hatte, und dann dachte ich plötzlich: Wenn die Zeit für dich gekommen ist, gehe hin in Frieden. Das waren die Worte, die mir einfielen.

Krankenwagen kamen, und alles wurde für ihn getan, aber er kam nicht zurück. Wissen Sie, ich glaube fest daran, er wäre nicht gestorben, wenn seine Zeit noch nicht gekommen wäre.

Bei einer Meditation zeigte mir William, was er durchgemacht hatte. Ich sah, daß er, sobald er im Schwimmbecken war, buchstäblich auf der Stelle verschied. Er zeigte mir, daß zu beiden Seiten Menschen waren, die ich nicht erkennen konnte und die in zwei Reihen gingen, außerdem ein goldenes Licht. Es war so wunderschön, so viel Freude. Wir steckten damals hier so tief in unserer Trauer, und dort war so viel Freude für ihn.

Natürlich fehlt er mir noch immer sehr. Ich vermisse seine körperliche Präsenz und alles. Aber ich weiß, daß es ihm gutgeht. Selbst damals, kurz danach, konnte niemand verstehen, warum ich nicht zusammenbrach. Sie waren zu mir gekommen, um mir beizustehen, aber am Ende habe ich sie getröstet, weil ich ja wußte, daß es ihm gutging. Es ist sehr tröstlich zu wissen, daß diese Welt existiert und daß William dort glücklich ist.

Ich habe zum Glück mit vielen Freunden, die an ein Leben nach dem Tod glauben, reden können. Aber es gibt auch viele Menschen, mit denen ich niemals darüber reden würde. Meiner Schwiegermutter habe ich nie von dem Erlebnis mit dem Licht erzählt, nicht einmal davon, was an jenem Tag eigentlich passiert ist. Vermutlich hätte ich es ihr sagen sollen, aber es ist so kränkend, wenn man nicht für voll genommen wird.

Ich spürte, daß es für seinen Tod einen Grund gibt. Als er in unser Leben trat, lebten wir in Tonga. Danach haben Keith und ich uns für sechs Monate getrennt, und William war derjenige, der mich aufrecht hielt. Die beiden anderen Kinder waren schon in der Schule, und ihnen ging es gut. Ich wäre vermutlich völlig durchgedreht, wenn William nicht gewesen wäre. So aber wußte ich, daß ich dieses Kind füttern mußte, daß er meine Liebe und Aufmerksamkeit brauchte. Damit hat er mir geholfen. Als er sieben oder acht Monate alt war, sind Keith und ich wieder zusammengekommen. William war so ein liebevolles Kind. Er steckte voller Liebe. Er wurde nie krank. Es war eine Freude, ihn um sich zu haben. Ich glaube, er ist zu unserer Familie gekommen, um uns etwas zu lehren. Er hat uns so viel bedingungslose Liebe entgegengebracht, und die Erfahrung, die er uns vermittelte, als er starb, war etwas, das wir offensichtlich durchstehen mußten. Sie hat mir, unserer Beziehung und allem übrigen Kraft gegeben.

Etwa vier oder fünf Monate nach seinem Tod ging ich nach England, um an einem Seminar über geistige Fragen teilzunehmen. Es gab dort einen übersinnlich veranlagten Künstler, der mir doch tatsächlich ein Bild von William malte. Er kannte mich nicht, hatte mich nie zuvor gesehen und wußte nichts von mir. Er sagte: ‹Ich sehe einen kleinen Jungen. Er ist sehr schnell gestorben. Er zeigt mir ein Fahrrad, er ist so stolz darauf. Er zeigt mir das Fahrrad, aber es hat nichts mit seinem Tod zu tun. Er gibt mir eine Chrysantheme.› Ich sagte daraufhin: ‹Sie haben gerade meinen Sohn gezeichnet.›

Ich glaube, es gibt Erfahrungen im Leben, die man einfach durchstehen muß. Vor Williams Tod war ich Fragen von Tod und Sterben gegenüber eher gleichgültig. Ich dachte, wenn man stirbt, geht man in die geistige Welt über, und damit hat es sich. Aber ich war nicht darauf vorbereitet, ein Kind zu verlieren. Bei einem älteren Menschen trauert man und denkt: ‹Sie sind da oben, vielleicht sind sie von ihrem Leiden erlöst, zum Beispiel, wenn sie eine schwere Krankheit hatten. Ich war recht oberflächlich, aber seit William gestorben ist, bin ich überhaupt nicht mehr gleichgültig. Wissen Sie, die Gefühle und alles übrige, was man durchmacht, sind einfach unglaublich.»

Keith: «Ja. Es ist tröstlich zu wissen, daß die andere Welt existiert, aber manchmal ist es auch enttäuschend. Denn wenn man in dieser Welt der Dualität lebt, dann entsteht Durst oder Wut oder heftige Frustration darüber, daß man selbst hier sein muß, obwohl man weiß, daß es ein anderes Leben gibt. Für mich war das sehr schwer. Plötzlich erkennt oder erfährt man, daß es mehr gibt. Dann ist man auf dem Weg.

Die Jungen und ich waren in diesem Jahr bei Sai Baba, und da fügten sich mit einem Mal die vielen kleinen Puzzleteile zusammen. Allmählich erkannte ich, wie doch alles Teil eines Ganzen ist. Früher gab es für mich keine Zusammenhänge, es gab den Himmel hier und die Hölle da, oder hier den Himmel und da die Erde. Aber das waren immer zwei verschiedene Paar Schuhe.

Dorthin zu gehen war auf eine merkwürdige Weise hilfreich. Nichts war einfach. Ich habe viel gelernt. Ich erfuhr, daß Gott wirklich in uns ist. Ich lernte, daß wir in uns gehen müssen, und zwar auf bescheidene, demütige Weise. Nachdem ich von Sai Baba zurückgekehrt war, ging ich zu Raja Yoga. Dort wird gelehrt, daß wir in erster Linie aus einer Seele bestehen, dann erst aus dem Körper. Das war für mich wie eine Erleuchtung. Wenn man ruhig dasitzt und einfach sagt: ‹Ich bin eine Seele in diesem Körper›, sieht man die Dinge auf einmal in einem anderen Licht. Wenn man dann mit jemandem redet, sieht man, daß auch der andere eine Seele in einem Körper hat, und zwischen hier und dort sind sie Licht. Wenn man dann erkennt, daß auch Gott Licht ist, dann ist eine wunderbare Bruderschaft entstanden. Wir können etwas gemeinsam tun. Wenn wir uns jedoch nur als einen Körper vorstellen, tritt der Tod zwischen uns, weil wir wissen, daß der Körper nicht bleibt.

Ich nahm an einer Freizeit im White Eagle Lodge teil, wo wir jeden Morgen nach dem Aufstehen ein wenig Yoga gemacht haben. Dann gingen wir in die Bibliothek, setzten uns alle um einen runden Tisch und ließen uns durch eine Meditation führen. An einem Morgen ging ich bei der Meditation zu einem Schwimmbecken, und da war William. Dort waren auch viele andere Kinder, die alle schwammen und fröhlich waren. Er kam zu mir. Dann schwamm er unter eine Art Wasserfall. Er wollte, daß ich mitkam. Ich schwamm also hinter ihm her, und als ich dort ankam, lag er auf dem Rücken, und ich hielt ihn in meinen Armen. Ich schaute in seine Augen. Sie waren hellblau. Ich sah die Tiefe, die Tiefe seiner Seele, die ich in den Armen hielt. Ich setzte mich mit ihm an den Rand. Es war wie die Erfüllung unserer Beziehung. Was zwischen uns war, existierte noch immer, aber die Liebe war noch tiefer.

Am nächsten Tag war es wohl, daß ich dem Zentrum Gottes nahekam, ich berührte Gott. Ich sah so etwas wie die Sonne am Horizont, und ich versuchte, mit aller Macht dorthin zu gelangen, aber es ging nicht, deshalb ließ ich einfach mit dem Ausatmen los. Und ganz plötzlich war ich in diesen Zustand versetzt! Noch nie im Leben habe ich so viel Freude empfunden, so viel Glück. Es war so intensiv – in meinem ganzen Leben habe ich noch nie so viel Freude erlebt wie in diesem kurzen Augenblick während der Meditation. Dann wurde mir plötzlich klar, daß es Gott war. Das ist Gott! Das ist die Freude! Das ist die Liebe!

Lange brauchte ich die Erinnerung an William als einen Körper, aber dann war ich plötzlich stark genug zu erkennen, daß er mit allem eins sein konnte. Er konnte Licht sein, Freude und Liebe!

Nach all diesen Ereignissen muß ich niemandem mehr etwas verkaufen. Aber wenn ich den Eindruck habe, daß ein Mensch offen dafür ist, würde ich ihm etwas vorenthalten, wenn ich ihm die ganze Geschichte nicht erzählte. Doch es bleibt dem anderen überlassen, ob er das, was ich erzähle, positiv oder negativ bewertet. Es liegt an den anderen, was sie mit dem, was ich sage, anfangen.»

Kim: «Wie ich schon sagte, wurde William in Tonga geboren, und bei seiner Geburt lag die Nabelschnur um seinen Hals. Ich weiß noch, daß ich damals dachte: ‹O Gott, laß das Kind nicht sterben!› Als er dann starb und im Krankenhaus auf dem Tisch lag, hatte er dieselbe blaue Farbe, und der Gedanke kam mir wieder. Und ich sagte so etwa: ‹Gott, ich danke dir für die drei Jahre mit ihm.› Ich spüre, daß er uns so viel gegeben hat, mehr als wir jemals ausdrücken können.»

Meg und Lisa

Meg und ich trafen uns anläßlich eines Vortrags über Nahtod-Erfahrungen in Sydney, wo sie eine ihrer Töchter besuchte. Zuvor hatten wir schon Briefe gewechselt und auch telefoniert.

Meg ist Anfang Fünfzig, sie hat eine sehr positive Einstellung. So hat sie die vielen Tragödien in ihrem Leben nicht nur einfach überlebt, sondern ist sozusagen triumphierend daraus hervorgegangen. Im Laufe der Zeit gewann sie an Stärke und kümmerte sich neben ihrer eigenen Familie auch um fremde Kinder und arbeitete ehrenamtlich bei der Johanniter-Ambulanz. Seit kurzem ist sie in der Sterbehilfe tätig und betreut Hinterbliebene.

Zwischen 1977 und 1979 erlitt Megs Familie viele schwere Verluste, zum Teil durch Unfälle. So starben in diesen zwei Jahren ihr Schwiegervater, der Verlobte ihrer Tochter, ihr Mann und die dreizehnjährige Tochter Lisa. Ihre Geschichte beginnt im Jahr 1975, in dem sie selbst ein Nahtod-Erlebnis hatte.

«Mein Nahtod-Erlebnis hatte ich während einer Unterleibsoperation. Mein Eindruck war, ich sei noch unter Narkose. Viele schwere weiße Wolken waren da, dann bewegte ich mich irgendwie durch einen dunklen Tunnel, es sauste in den Ohren, als wehte Wind an mir vorbei, und am Ende des Tunnels war helles Licht. Aber ich weiß nicht, ob ich das Ende des Tunnels oder das Licht erreichte, denn ich erinnere mich dann als nächstes, daß ich auf dem Weg in die obere Ecke des Operationssaals war. Ich fühlte mich wie eine Energiekugel.

Damals war ich noch sehr schüchtern und naiv, ich hatte wenig Selbstvertrauen. Aber jetzt kam ich mir vor wie geballte Energie, und mein erster bewußter Gedanke war: ‹Ja, das bin ich wirklich!› Unterdessen stieg ich zur Ecke auf. Ich schaute zurück und sah das Ärzteteam an einem Körper arbeiten. Es interessierte mich nicht sonderlich. In diesem Erlebnis hatte ich überhaupt kein Zeitgefühl, dennoch erkannte ich plötzlich verwundert, daß es mein Körper war.

Mir war klar, daß mich jenseits der Zimmerecke etwas absolut Wunderbares erwarten würde. Was, wußte ich nicht. Aber mir war auch klar, daß ich dann nicht zurückkommen würde. Da sagte eine Stimme: ‹Deine Kinder brauchen dich.› Heute weiß ich, daß ich diese Stimme schon oft gehört und immer meiner Einbildung zugeschrieben hatte. Ich hatte augenblicklich das Bild meiner sechs Kinder vor Augen und sagte: ‹O nein. Sie kommen ganz gut alleine klar.› (Lacht) Die Stimme war sehr eindringlich und sagte: ‹Deine Kinder werden dich brauchen.›

Ich kann mich nicht mehr daran erinnern, wie ich wieder in meinen Körper gekommen bin, aber ich wurde sehr, sehr wütend, und das passiert sonst nicht so leicht. Ich war wütend auf die Ärzte, die mich zurückgeholt hatten, und ich weiß nicht, ob ich es laut gesagt habe oder nur dachte: ‹Laßt mich doch in Ruhe! Ich will nicht zurück! Warum laßt ihr mich nicht in Ruhe!› Ich glaube, sie riefen nach zusätzlichen, angewärmten Decken. Es war Hochsommer. Das neue Krankenhaus war noch nicht lange in Betrieb, die Klimaanlage funktionierte nicht, aber ich fror.

Ich war zu schüchtern, um mit jemandem über diesen verrückten ‹Traum› zu reden. Ich habe es versuchsweise meinem Mann erzählt, und der sagte nur: ‹Na ja, das war irgend so ein Traum!› Die Schwester fegte einmal kurz durch das Krankenzimmer, als er bei mir war, und erwähnte beiläufig: ‹Wir haben Sie da drinnen beinahe verloren, nicht wahr?› Ich dachte: ‹Herrgott, warum sagt sie so etwas Merkwürdiges?› Aber ich hätte niemals gewagt, eine Autoritätsperson wie sie in Frage zu stellen. Das war alles.

Ich habe alles auf meine Einbildung geschoben, die mich zum Narren gehalten hat. Sie wissen gar nicht, wie oft ich mich selbst in Frage gestellt habe: ‹Hatte meine Mutter recht? Bin ich verrückt?› Die Angst saß sehr tief. Heute jedoch ist mir klar, wenn ich auf meine Stimme gehört hätte, wäre meine Tochter heute vielleicht noch am Leben.

Danach passierten eine Menge merkwürdiger Dinge, aber auch ihnen habe ich keinerlei Bedeutung beigemessen. Mein Mann Dave war Vorarbeiter am Bau, ein typischer australischer Arbeiter-Macho: Geh nach Hause und hau der Frau gelegentlich ein paar hinter die Löffel, damit sie pariert – egal, ob du Grund hast oder nicht. Er war sehr brutal, wenn er ein paar Bier getrunken hatte. Ja, die Kinder und ich haben unter ihm viel mitgemacht, ja, meine Kinder haben mich im Laufe der Jahre tatsächlich gebraucht. Deshalb hatte die Stimme während meines NTE durchaus recht.

Mein Mann starb im April 1978. Er wurde im Hotel am Ort ermordet. Er hätte nie einen Streit angefangen, ging allerdings auch keinem aus dem Weg, aber aus einem unerfindlichen Grund hat er es an dem Abend doch getan, obwohl ein Typ, der sturzbetrunken war, eine Zigarette in seinem Gesicht ausgedrückt hatte. Mein Mann sagte: ‹Wenn ich hierbleibe, gibt es einen Kampf. Ich gehe nach Hause. Ich habe meiner Frau versprochen, mich nicht mehr zu schlagen.› Dann ging er zur Tür.

Er wollte gerade die Glastür öffnen, da rief der Typ seinen Namen, und als mein Mann sich umdrehte, hat der Kerl zugeschlagen. Dave flog durch die Tür, das Glas splitterte, eine Glasscherbe durchbohrte ihn, und er starb. Er ist verblutet.

In der Notaufnahme sprach er mit Luke Sinclair, der später unserer Familie so eng verbunden war, und sagte ihm: ‹Ich sterbe. Versprichst du mir, daß du dich um meine Familie kümmerst?› Es war ungewöhnlich, daß Luke darauf einging, denn er war schon lange bei der Johanniter-Notaufnahme tätig und wußte, daß man so eine Verpflichtung nicht leichtfertig eingeht. Auch ich lernte das noch, als ich später in der Notaufnahme arbeitete.

Ein Jahr zuvor war mein Schwiegervater gestorben. Hier wird es kompliziert! Jedesmal, wenn unserer Familie eine Tragödie bevorsteht oder ein Trauma sich nähert, werde ich ausgesprochen ungemütlich und reizbar und schnippisch. Ich weiß auch nicht, warum. Wenn es dann eingetreten ist, bin ich erst einmal erleichtert, und dann überkommt mich das der Situation angemessene Gefühl. Damals war es genauso. Ich war den ganzen Tag schon sehr kurz angebunden gewesen, und dann erhielt ich einen Anruf aus dem Krankenhaus, mein Schwiegervater sei an einem Herzinfarkt gestorben. Es war traurig, daß er gestorben war, aber ich war auch erleichtert, weil ich von dem unguten Gefühl erlöst war. Damals arbeitete mein Mann auf einer Baustelle in Canberra, wo man ihn anrief und ihm mitteilte, sein Vater sei gestorben. Er machte sich auf den Heimweg nach Adelaide, um an der Beerdigung teilzunehmen.

Am selben Abend kam der Verlobte meiner Tochter vorbei, um sie abzuholen. Er war einer unserer besten Schlittschuhläufer, und ich hatte ihm versprochen, sie könne mit ihm nach Melbourne fahren und sich seinen Lauf um die Goldmedaille ansehen. Aber als ich an die Tür ging, überkam mich in seiner Nähe eine so übermächtige Todesahnung, daß ich sagte: ‹Tut mir leid, sie kann nicht mit.› Er wandte ein: ‹Aber Sie haben es versprochen.› Die kleine Polly war ganz fertig. Wie hätte ich ihr sagen sollen: ‹Ich habe einfach dieses überwältigend starke Gefühl . . .›? Wie sollte ich das den jungen Leuten offen ins Gesicht sagen? Deshalb sagte ich einfach: ‹Tut mir leid, Maus (das war sein Spitzname), mein Schwiegervater ist gerade gestorben, und es wäre nicht recht, wenn ich Polly mit dir mitfahren ließe, jetzt, da ihr Stiefvater auf dem Heimweg ist.› Maus kam ein paar Tage später ums Leben.

Nachdem er fort war, ging ich zu Bett. Ich wachte um zwei Uhr auf, und mir war furchtbar kalt. Es war schrecklich. Wieder hatte ich keine Ahnung, warum. Aber gegen vier oder fünf Uhr morgens standen zwei Polizisten vor meiner Tür, um mir mitzuteilen, mein Mann sei auf dem Weg zur Beerdigung seines Vaters frontal mit einem anderen Fahrzeug zusammengestoßen. Nachdem der Polizist zu Ende geredet hatte, war ich zunächst wieder erleichtert.

Es war ein langes Wochenende, das Oster-Wochenende. Ich fuhr nach Mildura und holte meinen Mann nach Hause. Schon wieder überkamen mich solche Gefühle. Am Dienstagmorgen bat er mich, ihm die Zeitung zu holen. Als ich sie ihm brachte und kurz überflog, erfuhr ich, daß der Verlobte meiner Tochter überfallen worden und an Hirnverletzungen gestorben war. Ich hatte etwas gespürt, es aber nicht einordnen können. Es ging mir sehr nach, daß ich mein Versprechen dem jungen Mann gegenüber gebrochen hatte. Es hat mir einen Knacks versetzt.

Nach seinen Unfallverletzungen besserte sich mein Mann. Ich hatte gehofft, sein Lebenswandel würde sich zum Guten wenden, was eine Zeitlang auch eintraf, doch dann fiel er wieder in seine üblichen brutalen Manieren zurück. Jedenfalls saßen wir kurz vor Daves Tod eines Abends hier, und ich stopfte den Schlittschuh-Anzug von Maus, der bei dem Überfall zerrissen worden war. Mein Mann sah mich an und sagte: ‹Ich lebe auf geborgter Zeit›, eine für ihn höchst seltsame Ausdrucksweise. ‹Ich hätte voriges Jahr sterben sollen, nicht Maus.›

Kurz bevor er starb – und ich weiß verdammt gut, daß ich wach war –, brannte das Licht in der Küche, und ich dachte: ‹Aha! Eins der Kinder plündert die Keksdose.› Ich schlich auf Zehenspitzen in die Küche, und der verstorbene Verlobte meiner Tochter lehnte am Spülbecken. Er sagte: ‹Hallo, Mama.› Ich war nicht im geringsten überrascht, ihn dort zu sehen. Ich sagte: ‹Oh, Maus, ich bin so froh, daß du wieder hier bist. Jetzt kann ich dir sagen, warum ich mein Versprechen brechen mußte.› Und er sagte: ‹Ist schon gut, Mama, ich weiß.› Er sah mich traurig an, und ich sagte zu ihm: ‹Wenigstens hast du deine Mutter wieder getroffen. (Sie war bei seiner Geburt gestorben.) Bitte, komm mit rauf und sag Vater guten Tag.› Dann nahm ich ihn bei der Hand. Ich kann seine Hand bis heute noch spüren. Als ich ins Schlafzimmer hinaufkam, machte ich Licht und sagte: ‹Dave, sieh mal, wer da ist.› Als mein Mann aufwachte und sich im Bett aufrichtete, ging Maus fort. Ich sagte zu meinem Mann: ‹Maus war da.› Er sah mich ganz schief an und sagte: ‹Wenn du sagst, er war hier, dann war er hier.›

Mein Mann sprach nie über Gefühle. An dem Abend, bevor er starb, schüttete er alle Gefühle vor mir aus. Er könne seine Brutalität nicht unter Kontrolle halten. Die Gewalt sei eigentlich gegen ihn gerichtet wie bei den meisten gewalttätigen Männern, aber er habe sie an seiner Familie ausgelassen. Er sei froh, mich zur Frau zu haben, und so weiter. Er breitete seine ganze Gefühlswelt vor mir aus. Ich dachte: ‹Jetzt wird unser Leben einfacher.› Am nächsten Abend war er schon tot.

Er wurde auf den Tag genau ein Jahr nach seinem Autounfall getötet. Sein Unfall ereignete sich am 7. April 1977 um zwei Uhr morgens, und er starb am 8. April 1978 um Mitternacht. Er lebte also wirklich auf geborgter Zeit. An dem Abend, als er mir das sagte, meinte er auch: ‹Ich habe eine zweite Chance bekommen, und ich habe sie vertan.› Das konnte ich nur bestätigen. Trotzdem glaubten wir beide nicht an ein Leben nach dem Tod.

Am Abend, als er starb, brachten mich zwei Polizeibeamte gegen zwei Uhr morgens nach Hause. Gegen vier Uhr morgens wurde ich wach, und er war in meinem Zimmer. Ich sah ihn nicht, aber ich spürte ihn. Er war völlig durcheinander. Die Anfangsszenen in dem Film *Ghost* erinnern mich stark an Daves Gefühle. Er war tot, aber er wußte nichts davon. Er war völlig verwirrt. Ich sagte zu ihm: ‹Ich weiß, daß du hier bist, Schatz. Ich liebe dich. Gehe in Frieden.› Und dann ging er.

In den sechzehn Monaten nach seinem Tod erlitten alle meine Kinder Verletzungen. Sharon, die Älteste, und ihr Mann hatten einen Frontalzusammenstoß. Sie wurde schwer verletzt, erholte sich aber wieder. Der nächste Unfall passierte im September 1978. Pollys neuer Freund brachte ihr gerade das Fahren bei, als ein Auto voller Betrunkener in sie hineinfuhr; Polly wurde schwer verletzt. Eine Woche danach wurde Tammy vor meinen Augen überfahren, auch er erlitt schwere Verletzungen. Dann passierte nichts mehr bis zum darauffolgenden Jahr.

Im Juli 1979 hatte Brendan gerade angefangen zu arbeiten. Er hatte sich bei der Polizei beworben, war aber abgelehnt worden, wegen der Art und Weise, wie sein Vater ums Leben gekommen war. Er bekam dann eine Stelle auf einem Müllfahrzeug. Ich hatte zuerst etwas dagegen, aber er sagte: ‹Mama, ich verdiene da dreimal soviel wie bei der Polizei!› Er fuhr erst sechs Wochen auf dem Müllfahrzeug. Damals mußten sie mit den Mülleimern laufen und auf die Wagen springen. An dem Tag rutschte er aus und geriet unter die Räder des Wagens, so daß seine Beine zerquetscht wurden.

Ich holte Brendan aus dem Krankenhaus ab und brachte ihn nach Hause. Als ich ihn aus dem Wagen lud, kamen zwei Nachbarinnen herüber. Sie fragten mich, wie es mir damit gehe. Ich entgegnete: ‹Schrecklich. Es wird noch einen weiteren Unfall geben. Der wird tödlich ausgehen. Und mir bleiben nur noch die Zwillinge.› Das war Donnerstag mittag, und Lisa kam am Sonntagmorgen ums Leben. Eine der Nachbarinnen, eine sehr gläubige Dame, wurde damit nicht fertig. Sie ist deswegen sogar fortgezogen, wie sie mir schrieb und Jahre später auch erzählte.»

CS: «Können Sie mir ein wenig über Lisa erzählen?»

Meg: «Sie hat sich voll ins Leben gestürzt. Ihr Zwillingsbruder war sehr, sehr still und schüchtern. Bei Lisa wußte man immer, woran man war. Sie war glücklich, ging aus sich heraus. Sie liebte alles und jeden, sie hat nie etwas Schlimmes gesehen. Eine Frau hat einmal zu mir gesagt: ‹Als Lisa starb, verschwand der Sonnenschein aus unserer Straße.› So ähnlich äußerten sich eigentlich die meisten. Es war, als wäre sie etwas Besonderes.

Ein paar Wochen vor dem Unfall waren die Zwillinge gerade dreizehn geworden. Luke fuhr den Wagen, als es passierte. Ich hatte Luke Sinclair beim Gerichtsverfahren zu Daves Tod kennengelernt. Ich traf ihn im Gericht, ohne zu wissen, wer er war. Ich stand völlig neben mir. Weil er dort saß, hielt ich ihn für einen der Polizisten. Eines Tages fragte ich ihn, wer er denn sei, und er antwortete: ‹Ich bin Sanitäter.› – ‹Was machen Sie hier?› – ‹Ich bin Zeuge.›

Nach dem Gerichtsverfahren kam er mich besuchen. Er sagte mir, worum Dave ihn in der Notaufnahme gebeten hatte, und wir wurden enge Freunde. Er erzählte mir viel über seine Arbeit in der Notaufnahme der Johanniter, und natürlich weiß ich auch ziemlich viel über die Ambulanz, da ja alle meine Kinder bereits ins Krankenhaus eingeliefert wurden. (Lacht) Ich fing an, dort zu arbeiten, und Luke wurde mein Ratgeber, obwohl er sechzehn Jahre jünger ist als ich. Damit begann eine unglaubliche Freundschaft. Viele Menschen konnten das nicht begreifen, aber wir haben uns schnell an die bissigen Bemerkungen gewöhnt. Als er heiratete, schlossen wir seine Frau ebenso ins Herz.

Luke und seine Frau nahmen die Zwillinge, Lisa und Ethan, jeden Samstag mit in die Stadt auf den Markt. Dann schlug ich eines Tages vor, sie sollten doch immer nur einen von beiden mitnehmen. Sie waren noch nicht lange verheiratet, und ich dachte, es wäre ein bißchen viel für die junge Frau. Luke wollte von meinem Vorschlag nichts wissen, aber ich bestand darauf. An jenem Tag war daher Lisa an der Reihe.

Als sie Lisa morgens abholten, meine anderen Kinder waren alle alt genug, um auf eigenen Beinen zu stehen, fragte Luke: ‹Was haben Ethan und du heute vor? Kommt doch einfach heute abend zu uns zum Essen.› Sie wohnten am anderen Ende der Stadt.

Tagsüber habe ich auf das kleine Känguruh einer Freundin aufgepaßt. Als es so durch das Wohnzimmer hoppelte, fiel mir auf, wie wunderschön es im Sonnenlicht aussah. Auf einmal stand mein verstorbener Mann neben mir, und zwar an einer Stelle, an der sonst niemand hinpaßt. Ich sagte zu ihm: ‹Ich weiß, daß du da bist. Danke, daß du gekommen bist.› Das war alles.

Als ich an jenem Abend zu meinen Freunden zum Essen ging, habe ich ihnen davon erzählt. Mit Luke konnte ich offen über meine Gefühle reden. Beim Abendessen erwähnte ich: ‹Dave hat heute neben mir gestanden.› – ‹Was glaubst du, warum er gekommen ist?› fragte er, als wäre es das Natürlichste von der Welt. Ich antwortete: ‹Wahrscheinlich, weil ich zwei wunderbare Freunde gefunden und wieder lachen gelernt habe.›

Wir hatten vereinbart, daß die Zwillinge am nächsten Tag einen besonderen Gottesdienst besuchen durften, den Lukes Vater abhielt, und Luke sagte zu mir: ‹Komm doch morgen mit. Wir können dich auf dem Weg dorthin abholen.› Ich war einverstanden und wollte aufbrechen und Ethan mitnehmen. Ich weiß nicht mehr, wie es dazu kam, aber Ethan blieb auch über Nacht bei ihnen. Ich wandte ein: ‹Sie haben aber nur ihre alten Sachen an. Sie müssen noch nach Hause kommen und sich umziehen.› – ‹Macht nichts, sie können bei uns duschen, und wir brechen etwas früher auf, damit sie sich bei dir umziehen können.› Das war in Ordnung.

Ich fuhr nach Hause und war schon auf halbem Weg, als die Stimme zu mir sagte: ‹Fahr zurück und hol Ethan.› Ich dachte: ‹Du bist total verrückt, du führst wieder Selbstgespräche!› und fuhr weiter. Doch dann hörte ich sie wieder: ‹Fahr zurück und hol Ethan! Fahr zurück und hol einen der Zwillinge!› Ich dachte: ‹ Na bravo – welchen denn? Wenn ich Lisa mitnehme, ist sie sauer auf mich, denn sie ist an der Reihe mit Übernachten. Nehme ich Ethan mit, ist er sauer, weil wir ihm versprochen haben, daß er übernachten darf.› Wieder sagte die Stimme: ‹Fahr zurück und hol einen Zwilling.› Ich dachte: ‹Soll ich sie vielleicht beide mitnehmen? Nein, wenn ich das mache, wird Luke denken, ich verhätschele sie, weil sie keinen Vater haben.› Ich fuhr weiter. Und wieder sagte die Stimme: ‹Fahr zurück und hol einen Zwilling.› Also habe ich gewendet und bin zurückgefahren. Dann dachte ich: ‹Du Närrin! Du bist absolut verrückt! Jetzt fängst du wirklich an zu spinnen!› Ich wendete wieder und fuhr nach Hause.

In dieser Nacht schlief ich unruhig und träumte, wir hätten einen Unfall, der Wagen meiner Freunde sei auf einer Landstraße ins Schleudern geraten. In meinem Traum wurden wir alle herausgeschleudert und getötet außer Lisa. Als ich nach ihr suchte, verblaßte die Szene, und ich wurde wach. Ich dachte: ‹Wenn wir heute abend wieder zu Hause sind, werde ich ihnen diesen merkwürdigen Traum erzählen.›

Am nächsten Morgen stand ich früh auf. Ich begann unruhig hin und her zu laufen. Ich war gereizt und nervös. Luke rief mich an und sagte: ‹Ich wollte nur hören, ob du schon wach bist.› ‹Ich bin wach und angezogen und warte.› ‹Die Zwillinge sind gerade mit dem Duschen fertig. Wir kommen in ungefähr zwanzig Minuten vorbei.›

Das ungute Gefühl wurde immer stärker. Ich war total aufgeregt. Ich lief im Haus hin und her. Ich wußte, daß sie unterwegs bei einem Abschleppunternehmen vorbeischauen wollten, Luke hatte Freunde dort, deshalb rief ich bei der Firma an und sprach mit einem der Fahrer, den ich kannte. Ich fragte ihn: ‹Waren Luke und Jenny mit den Zwillingen bei euch?› Und er sagte: ‹Meg, bitte, du wirst etwas hören. Bestimmt.› Ich fand seine Worte höchst merkwürdig, sagte aber: ‹Ja, gut› und legte auf.

Ich wohne ziemlich am Ende der Straße, man kann die Ecke nicht einsehen. Das komische Gefühl wurde immer stärker. Dann hörte ich einen Wagen um die Ecke biegen, und mein erster Gedanke war: ‹Das ist die Polizei, am besten gehe ich gleich raus.› Ich trat vor die Tür und traf dort auf einen älteren Wachtmeister, der gerade seinen Sicherheitsgurt löste. Ich klopfte an sein Fenster. Er kurbelte es herunter, und ich fragte ihn: ‹Guten Tag, es hat einen Unfall gegeben, nicht wahr?› Er sah mich an und sagte: ‹Ja.› ‹Wie geht es ihnen? Nein, sagen Sie mir, wie es meinen Zwillingen geht.› In diesem Augenblick trat meine Nachbarin auf ihre Veranda. Das tut sie sonntags um diese Zeit nie, aber sie sagte mir später, etwas zwang sie dazu.

Der Polizist sagte mir: ‹Hatten Sie eine kleine Tochter Lisa?› Ethan war immer derjenige gewesen, der krank war oder sich verletzte, nicht Lisa, deshalb sagte ich: ‹Oh, nein, nein, Sie meinen Ethan.› Er sagte: ‹Tut mir leid, es handelt sich um Lisa.› Ich drehte mich um und rief meiner Nachbarin zu: ‹Colleen, es hat einen Unfall gegeben. Lisa ist tot.›

Ich ging ins Haus, weckte meine Kinder und sagte es ihnen. Dann mußte ich mit dem Polizisten gehen. Meine armen, unglücklichen Kinder blieben völlig verwirrt zurück. Meine Nachbarin kam und setzte sich zu ihnen.

Unterwegs fragte der Polizist: ‹Woher wußten Sie, daß ich kommen würde?› Ich antwortete: ‹Keine Ahnung.› Und als er fragte, woher ich gewußt hätte, daß ein Unfall passiert war, mußte ich ihm dieselbe Antwort geben.

Ich ging ins Leichenschauhaus und identifizierte Lisa. Es war ein schrecklicher Unfall gewesen. Luke war nicht die übliche Strecke zu mir gefahren, warum, wußte er auch nicht zu sagen. Es war Sonntagmorgen um 7.15 Uhr. Es hatte leicht geregnet. Adelaide war damals an einem Sonntagmorgen so früh wie ausgestorben. Vor dem Botanischen Garten hatte jemand seinen Wagen in einer leichten Kurve abgestellt. Als sie näher kamen, ließ der Mann den Motor an und wendete. Luke riß den Lenker herum, um hinter ihn zu kommen, aber der andere erwischte Luke an der vorderen Stoßstange auf der Fahrerseite, so daß Lukes Fahrzeug völlig außer Kontrolle geriet.

Später erfuhr ich vom Leichenbeschauer, daß Lisa sich nicht das Genick gebrochen, sondern daß sich die beiden oberen Rückenwirbel verschoben und die Wirbelsäule zerquetscht hatten. Sie war also schon tot, als sie aus dem Wagen geschleudert wurde. Sie hatte den Kopf auf die Seite gelegt und sich gerade die Haare gebürstet, als es zu dem Aufprall kam. Nächtelang lag ich wach und fragte mich, ob sie den Tod hatte kommen sehen und ob sie nach ihrer Mama gerufen hatte, deshalb war ich sehr dankbar, als ich erfuhr, daß sie tot war, noch ehe sie herausgeschleudert wurde. Ethan jedoch wurde das Entsetzen nicht los. Er als Anwärter im Johanniterorden hatte seine Schwester nicht retten können. Er ist zu einem sehr verbitterten Mann herangewachsen. Er ging sogar so weit zu sagen: ‹Wenn du uns nicht geboren hättest, müßte ich jetzt nicht diese Schmerzen leiden.› Er will nicht darüber reden. Ich wünschte, er würde es tun.

Kurz vor Lisas Tod sagte Ethan eines Abends zu mir: ‹Papa war bei mir und hat sich auf mein Bett gesetzt.› Ich sagte zu ihm: ‹Wir wissen nicht, was nach dem Tod passiert, mein Schatz, deshalb kann es durchaus sein, daß Papa bei dir war.› Daraufhin sagte Lisa: ‹Papa hat mir gesagt, daß er mich bald holen kommt.›

Ich habe sofort Luke angerufen, der mir sagte: ‹Ach du lieber Himmel, wir müssen auf Ethan aufpassen.› Ich hatte von Kindern gehört, die sich so verhielten und dann in ein Auto liefen oder so ähnlich. Weil er so ein ruhiges, schüchternes Kind war, hatte sein Vater nie viel Zeit für ihn gehabt. Als daher Lisa starb, wurde Ethan sehr verbittert, für ihn war dies ein Beweis, daß sein Vater sie lieber hatte als ihn! Es ist furchtbar traurig.

Ich ging ins Krankenhaus, um die Kinder zu sehen, und stellte fest, daß der Fahrer des Abschleppwagens, mit dem ich telefoniert hatte, zum Unfallort gerufen worden war. Jahre später fand ich heraus, daß mein Nachbar, der bei der Feuerwehr war, den ersten Feuerwehrwagen gefahren hatte, der zum Unfallort kam. Alle dort Anwesenden kannten das eine oder andere Opfer. Es ist einfach unglaublich. Das allein war schon merkwürdig.

War Dave zurückgekommen, um die Kinder zu informieren? Ich habe jahrelang nicht darüber nachgedacht, aber ich weiß sicher, daß Pollys Verlobter, Maus, zu mir kam und mit mir sprach, bevor Dave starb. Und Dave stand neben mir am Tag, bevor Lisa starb. Wenn ich zurückdenke, fallen mir viele solcher Geschichten von meiner Urgroßmutter ein, weil es für sie damals eine feststehende Tatsache war. Wenn Onkel Fred vor sechs Monaten starb und Tante Freda jetzt krank ist und Onkel Fred kommt, um sie zu holen, dann wurde das als ziemlich normal angesehen, es war selbstverständlich. Wir haben im Laufe der letzten Generationen schon etwas verloren.

Da Ethan auf der Intensivstation lag, wurden wir nur einzeln zu ihm gelassen, so daß ich zwischen der Intensivstation und der Station, auf der Luke und Jenny lagen, hin und her pendelte. Damals gingen mir natürlich viele Dinge durch den Kopf. Ich war gerade mitten auf einem Flur im Hospital, und ich . . . es ist schwer zu erklären . . . ich sah sie leibhaftig vor mir. Ich blieb wie angenagelt stehen. Ich war mit einem Mal vollkommen von Liebe und Frieden und Freude erfüllt, Gefühlen ähnlich denen, die ich während meines Nahtod-Erlebnisses hatte. Auf dem Flur im Krankenhaus umgab mich dieselbe unbeschreibliche Liebe.

Lisa war immer ein glückliches Kind gewesen, das stets lachte und hüpfte und tanzte, sie war ständig in Bewegung, und ich konnte sie über einen von Blumen gesäumten Weg zwischen herrlichen grünen Hügeln, hinter denen in der Ferne ein Fluß zu ahnen war, tanzen sehen. Die ganze Szene war in ein ungewöhnlich helles Licht getaucht. Und sie war einfach so froh und glücklich, daß ich es nicht zugelassen hätte, wenn mir jemand gesagt hätte: ‹Ich verleihe dir die Macht, deine Tochter ins Leben zurückzurufen.› Ich hätte sie dort gelassen. Auch das hat mich viele Freunde gekostet, als ich versuchte, das zu erklären. Dort herrschte eine Freude, die wir hier nicht erleben, und es wäre falsch gewesen, sie ihr zu nehmen.

Und dann hatte ich den Eindruck, daß hinter ihr so etwas wie ein Lattenzaun mit einem Torbogen aus Rosen war, neben dem eine Säule aus strahlendem Licht stand. Sie hatte menschliche Umrisse, aber ich würde sagen, es war eine Lichtsäule. Und die ersten Worte, die mir in den Sinn kamen, waren: ‹Das ist das Lichtwesen! Ja, ich kenne dich schon ein Leben lang!› Es setzte sich mit mir in Verbindung, heute weiß ich, daß es ‹Telepathie› war, aber damals kannte ich das Wort noch nicht. Es sagte: ‹Ich liebe deine Tochter mehr als du.› Ich blieb wie angewurzelt stehen und redete mit der frischen Luft, die mich umgab. ‹Wie kannst du meine Tochter mehr lieben als ich? Ich bin ihre Mutter.› Und das Lichtwesen sagte zu mir: ‹Deine Kinder sind dir nur geliehen.› Ich dachte: ‹Halt mal, das hast du doch schon irgendwo gehört.› Aber zum ersten Mal habe ich wirklich begriffen, was es bedeutete. Es hinterließ ein sehr, sehr friedliches Gefühl in mir. Ich sage anderen oft, daß mir das den Verstand gerettet hat.

Ich ging sofort auf die Station, in der Luke und Jenny lagen, ich nahm ihre Hände und sagte: ‹Weint nicht mehr.

Lisa ist so glücklich da, wo sie jetzt ist.› Und Luke sagte: ‹Ist das wieder so ein Gefühl von dir, Meg?› Ich sagte: ‹Ja, und das stärkste, das ich je hatte.› Dann versuchte ich es ihnen mit vielen Unterbrechungen und Neuanfängen zu erklären. Als ich fertig war, lächelte mein Freund unter Tränen und sagte: ‹Wenn mein Vater kommt, sagst du ihm bitte dasselbe wie uns?›

Als Reverend Sinclair hereinkam, berichtete ich ihm, was ich erlebt hatte, und er drückte mich auf einen Stuhl und sagte: ‹Meine Liebe, das Lichtwesen ist Er, den wir Gott nennen.› Da ich nicht im geringsten gläubig war, sagte ich zu ihm: ‹Wissen Sie, ich weiß nicht, wie Sie es nennen, aber es liebt meine Tochter mehr als ich, und sie ist sehr glücklich da.›

Das Gefühl dieser Vision hielt mich in der kommenden Zeit aufrecht. Ich versammelte meine anderen Kinder um mich, während wir darauf warteten, daß Ethan wieder gesund wurde. Der Schmerz seines gebrochenen Herzens bereitete uns größere Sorge als seine Verletzungen.

In den ersten Jahren war Lisa häufig da, nicht nur bei mir, sondern auch bei anderen. Ein paar Wochen nach ihrem Tod hatte ich gerade die Nase von allem voll und tat etwas total Unübliches. Ich sagte den Kindern, die sich gerade für die Schule fertig machten: ‹Heute findet keine Schule statt, wir nehmen einen Tag frei von der Welt.› Als sie mich ungläubig anschauten, sagte ich: ‹Ich weiß nicht, wir fahren einfach irgendwohin.› Die Jungen rannten herum und fragten: ‹Können wir die Angeln mitnehmen?› Ich war damit einverstanden. Polly war bei der Arbeit, und Sharon war verheiratet, und Tammy sagte zu mir: ‹Ich sorge für die Stärkung, und du machst die Brote.› Alle hatten zu tun, und ich war aufgeregt. Ich wollte ab und zu aus dem Haus. Ich weiß auch nicht, warum.

Plötzlich spürte ich es: Ich stehe über die Arbeitsplatte gebeugt und streiche die Brote, und hinter mir kommt Lisa in die Küche gelaufen und fragt: ‹Kann ich auch mitkommen, Mama?› Und ich antwortete: ‹Natürlich, Lisa!› Dann trat Totenstille ein. Alle hielten inne und schauten mich an. Ich sagte: ‹Ach, eure Schwester war gerade hier.› Sie wußten es auch.

Einmal hat Luke mich angerufen. Er hatte einen kleinen Schaukelstuhl aus Rohr im Wohnzimmer, und er sagte mir, der Schaukelstuhl habe sich bewegt. Ich sagte: ‹Ja.› – ‹Du weißt, wer darin gesessen hat, nicht wahr?› – ‹Ja.› Der Stuhl stand in seinem Wohnzimmer an einer Stelle, an die kein Windzug kam, der ihn hätte in Bewegung setzen können. Er und seine Frau traten ins Wohnzimmer, und der Stuhl schaukelte. Wir nahmen es als Tatsache hin.

Ich weiß nicht, wie es bei Ethan war. Ich nahm ihn eines Tages mit ans Grab und sagte ihm: ‹Wie geht es dir bei dem Gedanken, daß deine Schwester jetzt hier ist, so wie dein Vater?› Er erwiderte: ‹Sie ist nicht hier.› Ich dachte erschrocken, er habe ihren Tod nicht akzeptiert, und fragte: ‹Wo ist sie denn?› – ‹Sie geht neben mir her wie immer.› Ich freute mich darüber und hatte einen Kloß im Hals und Tränen in den Augen, deshalb habe ich ihn nicht näher befragt. Das habe ich überhaupt nie, ich weiß nicht, warum.

Ein anderes Mal saß ich mit Polly im Eßzimmer am Tisch. An einer Wand habe ich die Größen aller Kinder angemalt. Plötzlich war Lisa da und sagte: ‹Mama, sieh mal, wie groß ich inzwischen bin!› Ich sagte: ‹Lisa, ich kann dich nicht einmal sehen, wie soll ich dann sehen, wie groß du bist?› Ich schaute Polly an, die ihre Hand mit dem Sandwich auf halbem Weg zum Mund anhielt, und ich erklärte ihr, Lisa sei gerade dagewesen. Sie sagte: ‹Ich weiß.› Die

Kinder haben ihre Gegenwart oft gespürt. Im Laufe der Jahre verblaßte sie allmählich.

In meinem Leben ist vieles geschehen. Lisas Stimme noch einmal zu hören war wunderbar, und dann war sie eines Abends da, und ich sagte in die Leere um mich herum: ‹Es tut mir so leid, Lisa, ich habe so viel vergessen. Ich kann mich daran erinnern, wie es ist, deine Brüder und Schwestern in den Arm zu nehmen, aber ich kann mich nicht mehr daran erinnern, wie du dich anfühlst.› Unmittelbar danach spürte ich eine liebevolle Umarmung und sagte: ‹Danke, Lisa, jetzt weiß ich es wieder.› Es hat alles wieder bestätigt. Es gibt Leben auf der anderen Seite. Wir gehen nicht in ein Nichts.

Nach einer Gehirnblutung mußte ich den Dienst in der Ambulanz quittieren, und als ich mich davon erholte, schloß ich mich dem Roten Kreuz an. Ich arbeite jetzt in der Notaufnahme in unserem Ortskrankenhaus. Eines Tages erwähnte die Schwester ein Sterbehospiz – ich wußte vor zwei Jahren nicht einmal, was ein Hospiz war –, und sie sagte: ‹Gehen Sie doch einfach mal hin und schauen es sich an.› Ich stellte fest, daß es ein Ort ist, an den die Menschen sich zum Sterben zurückziehen, und ich sagte: ‹Nein, nein, nein. Ich will da nicht hin.› Und sie sagte: ‹Es ist wirklich schön.› Und ich dachte: ‹O ja, das denken Sie, Verehrteste.›

Nachdem ein paar Monate ins Land gezogen waren, kam ich eines Tages zum Roten Kreuz, und es war, als würde mich eine große, unsichtbare Hand herumdrehen und vorwärts schieben. Ich sagte: ‹Entschuldigen Sie bitte, gibt es bei Ihnen eine Ausbildung für die Arbeit im Hospiz, denn ich würde mich gern eintragen.›

Heute arbeite ich in einem Sterbehospiz, und es gefällt mir. Es ist eine unglaubliche Atmosphäre. Ich bin jetzt seit ungefähr zwei Monaten dort. Während meines Einstellungsgesprächs rutschte es mir so heraus, daß ich ein Nahtod-Erlebnis hatte, und ich dachte: ‹Damit habe ich es bestimmt kaputtgemacht, sie werden mich rauswerfen›, aber ich glaube eigentlich, daß ich gerade deshalb angenommen wurde.

Ich hatte immer Angst vor dem Tod, so wie alle Menschen. Wissen Sie, die große schwarze Leere und das alles. Aber heute habe ich wie alle, die ein Nahtod-Erlebnis hatten, keine Angst mehr vor dem Tod, kein bißchen. Ich würde gern nicht im Chaos sterben, aber das können wir nicht beeinflussen.

Ich freue mich für alle, die sterben. Zuweilen muß ich bei Beerdigungen sogar kichern, aber dann muß ich mich zusammenreißen, wissen Sie; nicht jeder versteht das.

Lisas Beerdigung war schön. Aber auch das wiederum hat uns Freunde gekostet. Ich hatte nicht mehr viele Freunde danach, das kann ich Ihnen sagen. (Lacht) Lukes Vater hat den Gottesdienst zusammen mit einem Geistlichen von der Heilsarmee gehalten. Lukes Vater hatte Lisa ein paarmal getroffen, und er sagte unter anderem: ‹Lisa wurde als Lisa geboren, aber Lisa war kein kleines Mädchen. Lisa war ein Wildfang.› Ich mußte lachen, weshalb meine Tante dachte, ich würde hysterisch.

Natürlich habe ich über ihren Tod getrauert, aber er hatte auch etwas Schönes. Viele hielten die Art und Weise, wie ich Lisas Tod annahm, für sehr, sehr merkwürdig, aber nach dem Gefühl und dem Kontakt mit dem Lichtwesen an dem Tag, an dem sie starb, wußte ich, daß sie etwas hatte, was uns fehlte, etwas, das viel, viel besser war. Was soll ich sagen? Es hat meinen Verstand gerettet. Es hat mir bestätigt, daß wir uns nach dem Tod vor nichts fürchten müssen. Man ist von bedingungsloser Liebe und Schönheit umgeben. Die ganze Atmosphäre dort ist Liebe und Schönheit.

Die Luft als solche. Das Lichtwesen – das Licht, das es ausstrahlt, ist Liebe, wenn das einen Sinn ergibt. Nur so kann ich es beschreiben. Es ist ein Licht, aber es ist Liebe. Es ist ein sehr strahlendes Licht, aber ein Licht, in das man so lange schauen kann, wie man darf. Es war eine wirklich schöne Beerdigung. Und es war ein schöner Tag. ‹Lisa-Tage› nenne ich solche Tage oft.»

Glenda und Grant

Glenda lernte bei den Compassionate Friends Maggie kennen und über Maggie dann meine Arbeiten. Kurz darauf schrieb sie mir von vielen Erlebnissen, die sie nach dem Tod ihres sechsundzwanzigjährigen Sohnes Grant hatte. Er war beim Fußballspielen einem Herzinfarkt erlegen. Ein paar Monate danach traf ich sie in Perth, und wir sprachen ausführlich über Grant, über ihre Erlebnisse und darüber, wie sich ihr Leben nach seinem Tod verändert hatte. Bereits 1993 hatte Glenda festgestellt, daß sie die Gabe des Heilens besaß.

Glenda ist eine außerordentlich freundliche und entgegenkommende Frau Mitte Fünfzig. Zu Beginn berichtete sie von Ereignissen, die sie, rückblickend gesehen, auf Grants Tod vorbereitet hatten.

«Etwa sechs Monate vor Grants Tod geschahen aus heiterem Himmel alle möglichen merkwürdigen Dinge. Meine Freundin und ich hatten vor, zu einer Art Messe für esoterische Fragen zu gehen. Ich mußte absagen, weil Grant genau an dem Tag in die Stadt kommen wollte – da habe ich meinen Sohn zum letzten Mal lebend gesehen. Ich bat meine Freundin, für mich einen Termin bei einem übersinnlich veranlagten Künstler und bei einer Kabbalistin zu arrangieren. Der Tag mit meinem Sohn war wunderschön, obwohl er mir sehr still vorkam. Vielleicht ging es ihm nicht so gut, denn wir stellten später fest, daß er bereits zwei leichtere Herzinfarkte gehabt hatte, die nie aufgefallen waren. Der dritte sollte ihn das Leben kosten. Jedenfalls verbrachten wir einen herrlichen Nachmittag zusammen. Wir hatten uns viel zu erzählen. Am Montag fuhr er mit seiner Freundin wieder nach Hause.

Eine Woche später suchte ich die Kabbalistin auf. Während unseres Gesprächs fragte sie mich, ob ich Krankenschwester sei. ‹Nein, erwiderte ich, ich mag weder Blut noch Krankenhäuser. Mir wird beim Anblick von Blut ganz komisch.› Sie meinte, daß ich einmal Heilerin werden würde. Das nahm ich nicht ernst. Als sie mich dann fragte, was ich mit dem Rest meines Lebens anfangen wolle, antwortete ich: ‹Ich werde mich zur Ruhe setzen, Patchwork-Decken nähen und viel Spaß an meinen Enkeln haben!› – ‹O nein, das werden Sie nicht!› – ‹Warum nicht?› – ‹Nun ja, Sie werden noch eine Menge zu tun bekommen, und Ihre Arbeit hat gerade erst angefangen. Es ist Ihnen bestimmt, viele ganz andere Dinge zu tun als das.› Da dachte ich: ‹Rede du nur.› Das war alles.

Ein paar Tage später traf ich den Künstler mit übersinnlichen Fähigkeiten. Er malte eine wunderschöne Zeichnung und erzählte mir etwas über mich: ‹Sie haben eine ganz blaue Aura. Sie werden Heilerin.› Ich sagte: ‹Das höre ich in dieser Woche schon zum zweiten Mal.› ‹Ja, für Sie ist es jetzt an der Zeit, Ihre eigene Arbeit zu tun.› Er malte, wie gesagt, ein wunderschönes Bild und sagte: ‹Das ist Augustine, der Engel, der über Sie wacht, und er führt Sie auf den Weg einer Heilerin.› – ‹Na klar›, dachte ich, nahm das Bild, verabschiedete mich und ging zur Bushaltestelle. Ich weiß nicht, warum ich auf einmal meine Hand anschaute, aber ich sah meinen Ring an und stellte fest, daß mein schöner Amethyst nicht mehr in der Fassung war. Er war herausgefallen. Ich erschrak mich sehr und wußte nicht, wie ich meinem Mann beibringen sollte, daß ich den

Stein verloren hatte. Ich überlegte, gar nichts zu sagen und einfach einen anderen zu kaufen. Plötzlich hörte ich die Stimme. Ich schaute mich um und konnte niemanden sonst entdecken. Aber ich hörte diese schöne Stimme: ‹Erschrick nicht. Es ist alles in Ordnung. Bitte schau in deine Handtasche, an der rechten Seite wirst du den Stein finden.› Ich öffnete daraufhin meine Tasche, suchte auf der rechten Seite und hatte den Stein in der Hand! Ich dachte noch: ‹Ach du lieber Himmel! Jetzt drehe ich durch!› Meinem Mann habe ich nichts davon gesagt. Aber als ich an jenem Abend nach Hause kam, war ich innerlich ganz schön aufgewühlt.

Auf der Messe hatten verschiedene Gastredner aus dem In- und Ausland gesprochen. Im Programm war angekündigt, daß eine von ihnen in zwei Wochen einen Workshop abhalten würde. Als ich die Anzeige las, wußte ich nicht, wer oder was diese Frau war, aber mir war sonnenklar, daß ich an diesem Workshop teilnehmen mußte, ich war wie hypnotisiert.

Am ersten Abend waren wir dreißig Teilnehmer. Wir saßen im Kreis, und die Leiterin erklärte uns, was sie tun würde. Am nächsten Tag sagte sie: ‹Sechs von Ihnen werden als Heiler ausgewählt, ich werde persönlich herumgehen und sie aussuchen. Dann möchte ich, daß Sie sich in die Mitte des Raumes setzen.› Sie ging herum und suchte diese Leute aus; natürlich gehörte ich auch dazu. Dann forderte sie auf: ‹Jetzt möchte ich, daß sich jemand, dem es nicht so gut geht, hier auf den Stuhl mitten im Raum setzt.› Marilyn, ein junges Mädchen, stellte sich zur Verfügung. ‹Mir geht es nicht so gut. Ich habe Schmerzen in der Brust, und als ich aufwachte, fühlte ich mich sehr elend.› Sie setzte sich auf den Stuhl. Ich dachte: Na, ein bißchen verrückt ist das Ganze schon!

Dann bat uns die Leiterin: ‹Ich möchte, daß Sie Marilyn Liebe und Heilung schenken.› Da saßen wir nun, und plötzlich war mir, als ergieße sich in mir vom Kopf aus über den ganzen Körper ein Eimer voll Energie, die dann über den Boden floß. Ich sah, daß es goldenes Licht war. Ob ich die Augen offen oder geschlossen hielt, ich sah goldenes Licht zu diesem Mädchen hinfließen. Es war ein ausgesprochen merkwürdiges Gefühl. Nach ungefähr fünf Minuten stand das Mädchen auf und sagte, es gehe ihr schon viel besser. Es war wirklich seltsam.

Viele andere merkwürdige Dinge passierten an jenem Wochenende, und das blieb auch noch einige Zeit nach diesem Ereignis so.»

Noch im selben Jahr fuhr Glenda mit ihrem Mann nach Queensland, um seine Tochter zu besuchen.

«Es war am Sonntagabend, bevor wir nach Hause fahren wollten. Ich stand am Spülbecken und wusch das Geschirr ab, die Kinder wurden gerade zu Bett gebracht, und mein Mann stand mit meinem Schwiegersohn vor der Tür und rauchte. Während ich spülte, spürte ich plötzlich so eine Bewegung hinten am linken Fußgelenk und dachte: Oh, die kleine Katze ist reingekommen und spielt mit meinem Fuß. Aber da war nichts. Ich fuhr daher mit dem Abwasch fort. Dann spürte ich dieselbe Bewegung noch einmal, es passierte zweimal. Ich dachte: Das ist ja komisch. Da wußte ich plötzlich, daß jemand hinter mir stand. Ich kann nicht erklären wieso, aber ich wußte einfach, daß jemand da war. Es war ein bißchen lästig. Ich schaute immer wieder auf und suchte, aber da war nichts. Andererseits wußte ich, daß irgendein Wesen da war. Dann war es vorüber, und ich ging zu Bett.

Gegen zwölf Uhr nachts klingelte das Telefon, und mein Schwiegersohn kam herunter und sagte: ‹Es ist für dich, Glenda.› Ich dachte: Ach, das wird Vater sein. Es ist ihm etwas zugestoßen. Schließlich ruft niemand um Mitternacht an, wenn es sich nicht um eine schlechte Nachricht handelt. Als ich ans Telefon kam, war es meine Tochter, in Tränen aufgelöst. Als ich sie fragte, was denn los sei, antwortete sie: ‹Es geht um Grant, Mama, Grant.› ‹Ist er krank? Was ist los?› – ‹Er ist tot, Mama.› Ich kann mich noch genau an ihre Worte erinnern: ‹Er ist tot.› Das war so, als hätte jemand einen Pfeil abgeschossen und mich mitten ins Herz getroffen. Und da steckt er immer noch! Es war ein furchtbares Gefühl. Ich habe später erfahren, daß man ‹Herzstränge› hat, über die man mit der Familie oder geliebten Personen in Verbindung steht. Diese Herzstränge werden durchtrennt, wenn der oder die Betroffene stirbt oder die Beziehung zu Ende ist. Genau das verursacht die Schmerzen im Herz. Es war überwältigend. Da stand ich nun am Ende der Telefonleitung, vom Schock verstummt. Mein Schwiegersohn mußte ans Telefon kommen. Meine Tochter konnte kaum sprechen.

Er hat mir gesagt, was passiert war. Es ging an mir vorbei, ohne wirklich einzudringen.

Auf dem Heimweg weinte ich die ganze Zeit. Es war furchtbar. Mein Vater schlug vor, ich sollte ein Flugzeug nehmen, aber ich sagte: ‹Nein, ich glaube, wenn ich es auf der Heimfahrt herauslassen kann, geht es mir bei der Beerdigung besser.› Und natürlich machten wir es so.

Vor der Beerdigung mußte ich ihn noch einmal sehen. Ich mußte mich mit eigenen Augen davon überzeugen, daß er tot war, weil ich zwanzig Jahre zuvor schon einmal ein Kind verloren hatte – ein zwei Tage altes Mädchen. Ich hatte sie nie im Arm gehabt, weder lebendig noch tot.

Diesmal wußte ich, daß ich den Trauerprozeß richtig durchlaufen mußte, sonst würde ich verrückt.

Im Oktober besuchte ich mit meiner Freundin noch einen Workshop, der aber nichts mit übersinnlichen Dingen zu tun hatte. Nach einer Pause am Vormittag kamen wir wieder in den Raum, und gerade als wir uns setzten, trat eine Frau auf mich zu und sagte: ‹Hinter Ihnen steht ein junger Mann.› Ich war überrascht. ‹Ach, das wird mein Sohn sein!› Sie sagte: ‹Ja. Er sagt mir gerade, er sei Ihr Sohn. Aber Sie müssen ihn loslassen. Sie halten ihn fest.› Ich hatte schon gehört, daß so etwas vorkam, aber ich war doch ziemlich überrascht, als diese Frau mir das sagte, denn ich dachte, ich hätte ihn losgelassen, obwohl ich noch immer um ihn trauerte. Sie fuhr fort: ‹Sie müssen ihn mit einer kleinen Zeremonie loslassen.› Sie nahm mich beiseite und riet mir, an ein Symbol zu denken, das meinen Sohn darstellte. Ich sagte: ‹Ja, ich halte ihn wie eine weiße Taube in Händen.› – ‹Gut. Das ist sehr schön. Stellen Sie sich vor, sie tragen ihn an ein Fenster und sagen ihm, daß Sie ihn loslassen, und dann lassen Sie ihn fliegen.› Ich folgte ihrem Rat, und sie meinte: ‹Gut. Jetzt ist er viel glücklicher. Sie haben ihn losgelassen, und er wird zurückkommen und Sie besuchen.› Ich dachte: Naja ... Damals war ich noch der Ansicht, man könnte vielleicht durch andere Menschen eine Botschaft senden, wenn man einmal tot ist, aber ich konnte mich nicht erinnern, jemals gehört zu haben, daß Tote physisch zu Besuch kommen. Jedenfalls habe ich den Vorfall vergessen, und die Zeit verging.

Dann eines Sonntags sagte mein Mann: ‹Ich glaube, wir müssen den Kühlschrank mal wieder abtauen, er ist vereist.› Ich schlug vor, es sofort zu tun. Er schaltete den Kühlschrank aus und ging hinaus. Ich nähte. Etwa eine Stunde später kam mein Mann herein und fragte: ‹Warum zum

Teufel hast du den Kühlschrank wieder eingeschaltet?› – ‹Ich habe ihn nicht einmal angefaßt. Ich war die ganze Zeit hier und habe genäht.› – ‹Er läuft aber wieder!› Er hat sich furchtbar aufgeregt und schaltete noch mal ab. Als er wieder nach draußen gegangen war, ging ich in die Küche und probierte den Schalter, stellte aber fest, daß er in Ordnung war. Ich dachte: ‹Wenn ich den Kühlschrank nicht wieder eingeschaltet habe und er auch nicht, wer hat ihn dann eingeschaltet? Du liebe Zeit, es kann doch nicht Grant gewesen sein? Nein, das ist unmöglich.› Ich habe den Gedanken dann fallenlassen.

An jenem Abend saß ich im Wohnzimmer und las, mein Mann war hinten im Garten. Nachdem ich dieselbe Zeile fünfundzwanzigmal gelesen hatte, dachte ich: Ich schlafe gleich ein, wenn ich nicht aufstehe und mir einen Tee koche. Dann weiß ich nur noch, daß ich einen Ruck verspürte. Ich richtete mich auf und schaute mich um, aber es war niemand da. Dann dachte ich: Oh, das muß Grant sein. Gleich zweimal an einem Tag! Na gut, Schatz, ich weiß, daß du hier bist. Es ist total schön, und ich bin so aufgeregt. Laut sagte ich: ‹Danke, daß du dir die Mühe gemacht hast, herzukommen und mich zu besuchen. Es ist einfach toll.› Wissen Sie, ich war begeistert. Ich wußte, daß ich es meinem Mann nicht sagen konnte, weil er es nicht verstehen würde, aber ich konnte am nächsten Tag nicht schnell genug zur Arbeit kommen, um mit meinen Kolleginnen darüber zu reden. Sie dachten genauso wie ich. Eines Tages kam er sogar auch in den Betrieb, glaube ich. Ich redete gerade mit einer Kollegin, die sich nach meinem Befinden erkundigte. Ich sagte: ‹Na ja, manchmal habe ich gute Tage, dann wieder breche ich in Tränen aus und weine den ganzen Tag.› Sie antwortete: ‹Eines Tages bist du wieder du selbst. Hoppla, gerade hat mich etwas am Kopf getroffen!

Ich glaube, Grant ist hier. Er versucht, dir etwas zu sagen.› Sie bekam zwei spürbare Hiebe an den Kopf.

Als sich sein Todestag zum ersten Mal jährte, beschloß ich, zu einem Medium zu gehen. Es war sehr interessant. Grant nahm sofort Kontakt auf. Er muß gewußt haben, daß ich zu ihr gehen würde. Sie übermittelte mir folgende Botschaft: ‹Ja. Er war bei seiner Beerdigung, und er mochte die Atmosphäre. Es war wie in einer Kirche. Er war total begeistert über die vielen Menschen, die gekommen waren. Alle seine Freunde waren anwesend, und er fand es wunderbar.› Auf meine Frage, ob er wisse, was wir in den Sarg gelegt hatten, antwortete sie: ‹Einen Augenblick. Oh, ja, ich kann seinen Sarg sehen. Eine rote Rose und eine rote Nelke liegen darin.› – ‹Stimmt genau! Richtig, ich habe die rote Rose hineingelegt, und seine Freundin die Nelke. Können Sie auch einen Fußball darin entdecken?› Mein Bruder hatte nämlich einen hineingelegt. Sie sagte: ‹Nein, aber die Blumen kann ich gut erkennen.›

Sie fuhr fort: ‹Als er starb, ging er dem Licht entgegen. Er sah ein großes, massives Licht . . .› Dann fragte sie ihn: ‹Was trägst du? Ich kann nur das Licht sehen. Es sieht aus, als wäre er in einen Schal gehüllt. Mehr kann ich nicht erkennen.› Und nach einer kurzen Pause: ‹Er trägt eine Sporthose und Sandalen. Sie müssen nur daran denken, was sie gern hätten, und schon haben sie es. Auf der Stelle. Deshalb kommen manchmal kleine Kinder auf die Welt und wollen alles haben. Weil sie nämlich auf der anderen Seite alles hatten. Und wenn sie Gestalt annehmen, setzen sie es noch immer voraus.› Ich dachte: Das ist ja ein interessanter Aspekt! Es gab so viele Dinge, von denen ich noch nie gehört hatte.

Dann suchte ich eine andere Dame zu einer Sitzung auf,

und sie hat mir dasselbe gesagt. Ehe ich zu ihr ging, dachte ich: Meine Güte, so viele, die mir nahestanden, sind gestorben: meine Großmutter, meine Mutter, mein Sohn, meine neugeborene Tochter; wo mögen sie wohl alle sein? Da draußen irgendwo? Noch in derselben Sitzung fragte sie mich: ‹Haben Sie an alle Menschen gedacht, die gestorben sind?› – ‹Ja, das stimmt.› – ‹Ihr Sohn läßt Ihnen ausrichten, daß Sie sich keine Sorgen machen sollen, er wird erst wieder in diese Welt geboren, wenn Sie dorthin gekommen sind. Sie werden ihn wiedersehen, aber das dauert noch sehr lange. Sie werden noch lange nicht sterben. Aber er wird auf Sie warten, wenn Sie sterben. Sie müssen sich also keine Gedanken machen, er könnte einfach so ohne weiteres auf die Erde zurückkehren.› Ich sagte: ‹Das ist gut zu wissen.› Dann empfing sie das Wort ‹Tartan›. Sie fragte: ‹Haben Sie einen Tartanläufer oder etwas Ähnliches? Ich empfange das Wort 'Tartan'.› Ich antwortete: ‹Nein, nicht daß ich wüßte.› – ‹Nein, es heißt nicht 'Tartan', sondern 'Tardin'.› – ‹Oh, ja, Tardin ist ein Ort im Hinterland von Geraldton, wo wir gewohnt haben.› – ‹Er sagt mir gerade, daß er den Frieden, der ihm jetzt zuteil wird, immer gespürt hat, wenn er zum Arbeiten nach Tardin kam, weil es da draußen so ruhig und friedlich war. Es ist nicht so, daß er vorher keinen Frieden hatte, aber er hat ihn jetzt, weil er weiß, daß Sie Ihren Frieden haben und wissen, wo er ist.› – ‹Ja, das ist sehr schön.› – ‹Er hat viel Frieden gefunden, und er sagt: 'Wenn meine Mutter nicht so denken würde, wäre sie nicht fähig gewesen, meinen Tod zu akzeptieren, und nur weil sie das alles in den Monaten nach meinem Tod gelernt hat, versteht sie alles über den Tod und das Sterben.' Er ist sehr zufrieden damit. Geben Sie Atemunterricht?› ‹Na ja, ich gebe Meditationskurse.› – ‹Ja, Ihr Großvater ist mit Ihrem Sohn hier. Sie halten Menschen vorn und hinten an der Brust fest. Auf diese Weise wollen sie mir erzählen, daß sie bei Ihnen sind, wenn Sie Meditation unterrichten. Sie werden den Menschen beim Atmen und Entspannen helfen.› – ‹Das ist ja phantastisch.›

Seitdem habe ich herausgefunden, daß mein Großvater einer meiner wichtigsten Führer ist. Er ist bei mir, wenn ich heile. Zu seinen Lebzeiten bekleidete er eine leitende Stellung bei den Johannitern. Das Medium sagte zu mir: ‹Ich kann da einen Mann in Uniform sehen – es ist keine militärische und keine Polizei-Uniform.› – ‹Oh, das muß mein Großvater sein, er trägt wahrscheinlich seine Johanniter-Uniform.› – ‹Ja, das könnte sein. Er sagt mir, er habe zu Lebzeiten nicht so heilen können, wie er wollte.› – ‹Stimmt, er wollte immer Arzt werden, aber die Familie war zu arm, um ihm eine medizinische Ausbildung zu ermöglichen. Deshalb hat er das Nächstbeste genommen und ist zu den Johannitern gegangen.› – ‹Ja, das stimmt, er bestätigt das gerade.› Das fand ich ganz wunderbar.

Einmal hatte ich eine Vision, und als sie zu Ende war, passierte etwas höchst Merkwürdiges. Ich wußte, daß dieses Wesen wieder hinter mir stand, aber ich spürte auch so wunderschöne Liebe, daß ich es nicht erklären kann. Sie wissen, wie das ist, wenn man jemanden liebt und spürt, wie die Liebe zu ihm übergeht. Diesmal fühlte ich direkt körperlich, wie diese Liebe zu mir zurückkam. Sie regnete mir auf den Kopf, das Gesicht und die Schultern herab. Ich stand einfach da und sagte: ‹Vielen, vielen Dank, das war wunderschön.› Das Gefühl hielt etwa zwei oder drei Minuten an.

Ich glaube wirklich, so muß es sein, wenn man stirbt. Die ganze Familie wartet auf dich, deine Führer und alle anderen, die mit dir verbunden waren. Ich habe wirklich das

Gefühl, daß man diesen wunderbaren Frieden, die Ruhe und auch die Liebe spürt, wenn man stirbt. Soweit mein Sohn mir erzählt hat, ist es dort wirklich wunderschön.

Dann jährte sich sein Todestag zum zweiten Mal. An dem Tag goß es in Strömen, denn es war Juni, mitten im Winter also. Ich hatte vor, auf den Friedhof zu gehen. Doch dann fiel mir ein, was das Medium mir gesagt hatte: ‹Sie brauchen nicht auf den Friedhof zu gehen, denn er weiß, wann Sie ihn bei sich haben wollen. Er will nicht, daß Sie dort hingehen und ihn beweinen. Er sagt: 'Du mußt nicht gehen, Gladdy.'› Als sie mir das erzählte, wußte ich, daß mein Sohn zu mir sprach, denn mein erster Mann hat immer Gladdy zu mir gesagt. Ich konnte es nicht ertragen, und Grant gebrauchte den Namen im Scherz. Er sagte: ‹Komm nie mehr, um mich zu betrauern, Gladdy, weil ich eigentlich nicht da bin, das weißt du doch.› – ‹Ja, ich weiß.›

Ich ging an jenem Tag also nicht auf den Friedhof. Statt dessen holte ich das Fotoalbum aus seiner ersten Kinderzeit hervor und schaute mir alle Fotos an. Er war ein sehr guter Fußballer, und ich betrachtete das Bild, auf dem er in seinem Fußballtrikot zu sehen ist, besonders lange. Auf dem Trikot stand eine Eins und eine Fünf. Es war seine Lieblingszahl, er versuchte immer, das Fünfzehner-Trikot zu bekommen, wenn er Fußball spielte. An jenem Tag spürte ich etwas ganz Starkes. Ich hatte das Gefühl, als wäre er bei mir. Das war nach dem Erlebnis mit der Berührung das erste Mal.

Eine Woche später entschloß ich mich zu einer zweiten Sitzung bei dem Medium. Als ich zu ihr kam, fragte sie: ‹Hat sich vor kurzem sein Todestag gejährt?› – ‹Ja.› – ‹Ihr Sohn war an dem Tag bei Ihnen im Haus.› – ‹Ja, ich habe ihn gespürt. Ich dachte mir, daß er es sein könnte.› – ‹Ja, er hält so etwas wie eine Marineuniform hoch, und ich sehe eine Eins und noch etwas darauf, das ich nicht richtig erkennen kann.› – ‹Kann es sein, daß es eine Fünf ist?› – ‹Ja, natürlich, es ist eine Fünfzehn.› – ‹Das war die Nummer auf seinem Fußball-Trikot. Ich habe mir an dem Tag die Fotos angeschaut.› – ‹Haben Sie neuerdings eine Katze?› – ‹Oh, ja, und an ihrem ersten Abend bei uns drehte sie fast durch. Sie kam einfach nicht zur Ruhe.› – ‹Ihr Sohn hat seinen Schabernack mit ihr getrieben, deshalb.› (Lacht) ‹Oh, das könnte schon sein. Ja, sie flitzte rein und raus, und auf einmal fegte sie raus und kam mit gesträubtem Fell wieder rein.› – ‹Ja, das war Ihr Sohn!› – ‹Er hat die Leute immer zum Narren gehalten.› Sein Sinn für Humor kam eben immer wieder durch. Sogar das Medium bemerkte es.

Dann erzählte sie mir etwas über die Freunde meines Sohnes. Die meisten kannte ich nicht einmal. Einer von ihnen, John, steckte in Schwierigkeiten, wie sie sagte. Ich kannte John, denn er spielt hier Fußball, und er war tatsächlich in Schwierigkeiten geraten. Sie sagte: ‹Ihr Sohn geht mit John am Strand entlang, aber er hört nicht auf die Botschaften, die Ihr Sohn ihm vermitteln will.› – ‹Ach, er versteht es nicht. Vielleicht hört er es einfach nicht.›

Dann erhielt ich durch sie eine wunderschöne Botschaft. Die Sitzung war diesmal nicht so lang, und der Kontakt war nicht so intensiv. Bevor ich ging, sagte ich ihr, es zöge mich an den Ort, an dem er gestorben sei, und ich wolle dorthin gehen.

Ich fuhr mit dem Bus. Da habe ich meinen Sohn ganz sicher gesehen. Als ich zum ersten Mal bei dem Medium war, hatte sie gesagt: ‹Ihr Sohn wird sich körperlich manifestieren, und Ihre Töchter werden ihn auch sehen.› Damals dachte ich noch: ‹Wie ist das möglich?› Ich sagte es meinen Töchtern, und sie haben sich zu Tode erschrocken.

Doch dann dachte ich: ‹Wieso soll ich Angst haben?› Denn er war mein Sohn, er war ein Teil meiner selbst. Ich hatte ihn so lieb. Ich wußte, daß ich keine Angst haben sollte, aber wissen Sie, man hat einfach Angst vor dem Unbekannten.

Ich war an einem Freitagabend dort. Nach Grants Tod hatte seine Freundin einen anderen Mann, Dave, kennengelernt, der seine Freundin verloren hatte, und sie haben sich zusammengetan. Daves Freundin starb ungefähr zehn Tage nach meinem Sohn. Jetzt werden Sue und Dave sich verloben. Sie waren also zum Tanzen ausgegangen. Es war der vierte Juli. In Exmouth waren Amerikaner stationiert, und es wurde viel gefeiert. Sie waren auf einem Ball, und ich ging die Treppe hinauf und löschte alle Lichter. Nur die Lampe über der Veranda ließ ich brennen. Da ich wußte, daß sie spät nach Hause kommen würden, wäre es Energieverschwendung, das Licht überall brennen zu lassen. Ich ging zu Bett. Gegen drei Uhr morgens stand ich auf, weil ich unten ins Bad mußte. Ich machte die Schlafzimmertür auf und sah, daß unten in der Küche Licht brannte, denn es war eine offene Treppe, und das Licht leuchtete bis in die erste Etage. Ich hörte ein Geräusch, als würde gekocht. Es war, als würde jemand Kartoffeln in einer Pfanne braten. Ich dachte: O je, ich will nicht, daß Dave mich da unten im Nachthemd sieht, denn ich hatte meinen Morgenrock nicht übergezogen. Deshalb beschloß ich zu warten, bis sie ins Bett gingen. Ich bin wohl wieder eingeschlafen. Gegen vier Uhr mußte ich einfach runtergehen. Das Licht brannte noch immer, und jetzt war auch das Licht in ihrem Schlafzimmer auf dieser Seite an. Ich dachte: Sie sind noch nicht zu Bett gegangen! Aber jetzt werde ich trotzdem runtergehen.

Am Fuß der Treppe schaute ich nach links. Das Zimmer

ist relativ groß, auf dem Stuhl saß ganz bestimmt ein Mann. Er trug Arbeitsstiefel und eine grüne, kurze Hose, und ich glaube ein grünes Hemd, und ich dachte noch, komisch, Dave trug seinen Abendanzug, als er fortging. Warum ist er nach Hause gekommen und hat seine Arbeitskleidung angezogen? Er hätte ebensogut gleich zu Bett gehen können. Vielleicht hat er ein paar Bier getrunken und wußte nicht mehr, was er tat. Sie haben ihn sitzenlassen und sind wieder auf den Ball gegangen. Ich schlich also ins Bad, und als ich wieder rauskam, war niemand mehr da. Ich dachte: Ich habe doch niemanden die Treppe hinaufsteigen hören, denn sie knarrte bei jedem Schritt. Komisch, ich habe nicht gehört, daß eine Tür auf- oder zugemacht wurde.

Wahrscheinlich habe ich geträumt. Nein, ich habe nicht geträumt, denn woher sollte ich sonst wissen, daß er Arbeitskleidung trug? Ich ging wieder die Treppe hinauf und dachte, vielleicht ist er im Schlafzimmer? Ich warf einen Blick ins Schlafzimmer, aber niemand war da. Ich ging also wieder zu Bett, und ungefähr anderthalb Stunden später hörte ich die Kinder nach Hause kommen. Ich war wach geworden, dann aber wieder eingeschlafen.

Gegen halb acht dachte ich, sie könnten inzwischen aufgestanden sein, und ging die Treppe hinunter. Die Kinder waren wach. Sie fragten: ‹Hast du uns kommen hören?› ‹Ja, ich habe euch gehört, habe mir aber keine Sorgen gemacht. Ihr seid nicht zufällig vorher auch schon mal hier gewesen?› Sue antwortete: ‹Nein, wir waren die ganze Nacht auf dem Ball.›

Ich hielt es für angebracht, ihnen nicht zu sagen, daß jemand im Haus war, weil Sue sich vielleicht ängstigen würde. Ich dachte: Du liebe Zeit, ich glaube, es war Grant. Ich glaube wirklich, daß es mein Sohn war. Ich konnte sein Gesicht nicht sehen, weil er sich nach vorn gebeugt hatte, aber ich wußte, daß er immer genau diese Arbeitsstiefel und eine grüne Hose trug. Ich fragte Sue: ‹Grant hat doch immer eine kurze Hose getragen, wenn er zur Arbeit ging, oder?› – ‹Ja, er hat immer die grüne angehabt.› – ‹Und er hat immer die dicken braunen Stiefel angezogen?› – ‹Ja, warum fragst du?› – ‹Ach, nichts. Es ist nichts. Brannte eigentlich auf der Veranda Licht, als ihr nach Hause gekommen seid?› – ‹Nein. Aber alle anderen Lampen waren an.› Ich ging auf die Veranda und knipste das Licht an. Es war in Ordnung. Ich dachte: Wer hat überall das Licht angemacht? Denn ich hatte alle Lampen gelöscht!

Einmal war ich gerade nach Hause gekommen, nachdem ich meinen zweiten Grad in Reiki, Heilen durch Handauflegen, erlangt hatte. Ich muß sehr empfänglich für Erfahrungen gewesen sein, denn ich kam total euphorisch nach Hause. Ich ging ins Wohnzimmer, und obwohl ich meinen Sohn nicht sah, wußte ich, daß er da war. Es war höchst sonderbar. Im Fernsehen lief ein alter Western mit John Wayne, und er hatte John Wayne immer gemocht. Ich wußte, daß er vor dem Fernseher lag und sich den Film anschaute und seine helle Freude daran hatte. Mein Mann saß drüben am Eßtisch, und ich dachte: Himmel, was soll ich nur tun? Was mache ich jetzt? Ich wußte es nicht. Ich war so aufgeregt, daß Grant da war, konnte es meinem Mann aber nicht sagen, weil er es nicht verstehen würde. Ich machte mir einen Kaffee und versuchte, so ruhig wie möglich zu bleiben. Ich setzte mich neben meinen Mann und fragte ihn: ‹Willst du auch einen Kaffee?› – ‹Ja.› Ich machte ihm einen, und das Herz schlug mir bis zum Hals. Ich dachte: So beruhige dich doch, du alberne Gans! Ich setzte mich und schickte meinem Sohn Botschaften: ‹Ich weiß, daß du hier bist, mein Schatz.› – ‹Ja, und ich genieße es, Mama.› Das war mehr oder weniger das erste Mal, daß ich unmittelbar von ihm eine Botschaft erhielt. Ich war so aufgeregt!

Dann ging ich ins Wohnzimmer. Es war an dem Abend so gegen sieben Uhr richtig kalt. Ich setzte mich vor die Heizung und genoß die Wärme. Plötzlich wurde mir ein bißchen kalt. Als ich mich umdrehte, sah ich, daß die Gasflamme abgedreht worden war. Ich dachte: Na warte! Er treibt wieder seine alten Späße. Laut sagte ich: ‹Wo du auch bist, mir ist kalt!› Ich wußte, daß er da war. Ich spürte seine Gegenwart ganz intensiv. Es war schön. Ich war begeistert!

Ein Zimmer im Haus habe ich eigens für Massage eingerichtet. Eines Tages bat mich meine Tochter Kerry, ihr die Schultern zu massieren. Sie war stark verspannt. Meine Freundin war auch da und half mit. Plötzlich sagte ich: ‹Grant ist hier.› – ‹Dasselbe wollte ich auch gerade sagen, Mama. Ich weiß, daß er hier ist.› – ‹Ja.› Ich schloß die Augen, und er hat irgendwie durch mich gesprochen. Ich redete und übermittelte Kerry Botschaften. Er sagte: ‹Alle sind hier und senden euch alles Liebe, ihr fehlt uns sehr›, oder so ähnlich. Meine Oma und mein Vater und meine Mutter und mein Neugeborenes und Grant schickten uns alles Gute. Er fuhr fort: ‹Wir wissen, daß euch bekannt ist, wo wir sind. Das alles ist schön. Und jetzt geht mir das Geld aus, Mama, ich muß gehen.› (Lacht) Das sagte er immer. Er war schon schlimm, wenn er mich anrief, hat er mich zurückrufen lassen, obwohl er wahrscheinlich doppelt so viel verdient hat wie ich. Er hat immer um einen Rückruf gebeten, sogar am Muttertag! Aber ich habe mich immer gefreut, von ihm zu hören. Jedenfalls sagte er: ‹Ich muß jetzt gehen, Mama, das Geld geht aus.› Und das fand ich so schön. Das alles habe ich während der Behandlung meiner Tochter wiedergegeben. Das war so ein Fall, bei dem ich seine Gegenwart gespürt habe.

Einmal habe ich alle meine Lieblingsmusikstücke auf ein großes Tonband aufgenommen, damit ich Musik am Stück für meine Massagen hatte. Ein ganz bestimmtes Stück konnte ich nicht finden. Ich ging deshalb hinaus, um es zu holen. Als ich über den Flur ging, berührte mich etwas an der Schulter. Ich dachte: Nein, das habe ich nicht gespürt, und ging weiter. Ich trat in mein Behandlungszimmer und legte das Band ein, das ich haben wollte, aber das Ding funktionierte nicht. Ich schaltete den Apparat noch einmal ein, doch es kam kein Ton heraus. Ich dachte, er sei kaputt, und fummelte daran herum, schaute mir den Apparat genau an und sah, daß ein Knopf, der vorher draußen war, jetzt heruntergedrückt war. Ich wußte, daß ich es nicht getan haben konnte, denn ich war mitten in der Aufnahme. Dann setzte ich mich und fragte: ‹Schatz, bist du hier?› Und er antwortete: ‹Ja, Mama.› – ‹Du hast den Knopf gedrückt, stimmt's?› – ‹Ja.›

Viele andere Kleinigkeiten sind passiert. Ich habe seine Gegenwart häufig gespürt, auch wenn er nichts getan hat, wußte ich, daß er da war. Aber ich glaube, das war in diesem Jahr das letzte Mal, daß ich seine Gegenwart körperlich gespürt habe. Seither nicht mehr. Aber er ist jetzt seit drei Jahren tot. Vielleicht ist er ja jetzt auf einer anderen Ebene und kann mich nicht mehr so oft besuchen wie bisher . . .

Es hat mir viel geholfen, Kontakt zu haben. Ich hätte den Trauerprozeß nicht so gut bewältigen können, wenn ich nicht gewußt hätte, was ich heute weiß. Es hat mir geholfen, die Trauer um meinen Sohn zu überstehen. Es war nicht annähernd so schmerzhaft wie damals, als ich mein erstes Kind verlor. Das war schrecklich.

Etwa sechs Wochen vor ihrer Geburt löste sich die Nabelschnur von der Plazenta. Ihr Gehirn bekam nicht die notwendige Menge Sauerstoff, so daß sie behindert gewesen wäre, wenn sie überlebt hätte. Sie starb aber nach zwei Tagen. Im Mai dieses Jahres ist es zweiundzwanzig Jahre her. Ich war wie betäubt. Ich habe die Kleine nicht ein einziges Mal angelegt. Ich habe sie erst gesehen, als man mich hinunter ans Wärmebett führte, und da konnte ich sie auch nur ansehen.

Meine besorgte Mutter dachte, es wäre das Beste für mich, wenn sie das Neugeborene fortbringen und beerdigen ließ. Aber rückblickend habe ich erkannt, daß es das Schlimmste war.

Ich hatte einen Schock davongetragen. Kurz darauf ließ ich mir die Eileiter abbinden, weil ich den Gedanken, ich könnte noch ein Kind verlieren, nicht ertrug.

Ich habe mindestens fünf Jahre sehr intensiv um das Kind getrauert. Auch heute noch habe ich das Gefühl, das Kind noch immer nicht genug betrauert zu haben. In mir sitzt noch so viel Schmerz, den ich durchmachen und bewältigen muß. Ich habe die Trauer um sie nie erledigt, weil sie verdrängt wurde. Es ging alles so schnell. Ich war nicht bei ihrer Beerdigung, ich habe nicht gesehen, wie sie ins Grab gelegt wurde. Ich habe sie nie in den Armen gehalten, nicht ein einziges Mal berührt. Ich habe kein einziges Bild, ich hatte nie etwas von dem Kind. Ich hatte vorher die ganzen Gefühle durchlaufen, aber ich hatte am Ende nichts vorzuweisen.

Mir ging es so schlecht, daß ich ohne meine Mutter nicht einkaufen gehen konnte, weil ich Angst hatte, ich könnte ein Kind aus einem Kinderwagen stehlen und mit nach

Hause nehmen. Ich spürte es im Herzen, daß ich das Kind anderer Leute an mich nehmen würde. Das war sehr schmerzhaft für mich.

Es ist merkwürdig, der Tod dieser beiden Kinder. Es sind zwei völlig verschiedene Angelegenheiten. Bei Grant war es ein anderes Gefühl, als er starb, weil ich den Kontakt zu ihm hatte, nachdem er gestorben war, und darüber bin ich sehr froh. Die Gegenwart des ersten Kindes jedoch habe ich nie gespürt, auch wenn man mir gesagt hat, daß sie mich besucht. Ich habe sie nie gespürt. Wie gesagt, die beiden Trauerprozesse sind völlig verschieden.

Heute habe ich überhaupt keine Angst mehr vor dem Tod. Ich weiß, daß es danach etwas gibt, wenn wir das hier alles hinter uns haben. Ich habe keine Angst mehr vor dem Sterben. Und wie ich gewachsen bin, seitdem mein Sohn mir alles erzählt hat, was er auf der anderen Seite macht! Er hat mir geholfen, so zu wachsen, daß ich jetzt sogar fast weiß, warum wir hier sind, nämlich um Erfahrungen zu sammeln. Die Erde ist eigentlich nur eine Schule, in die wir gehen, um etwas zu lernen, danach gehen wir in eine andere Dimension über. Ich glaube nicht, daß wir jemals aufhören zu lernen. Es ist wunderschön.

Ich habe so viel gelernt, nachdem Grant gestorben ist, daß ich beinahe das Gefühl habe – ich weiß nicht, wie ich es sagen soll –, als habe er sich irgendwie geopfert, damit ich wachse. Ich habe auf geistigem Weg so große Fortschritte gemacht, seitdem Grant gestorben ist. Mein geistiges Wachstum hat in den vergangenen vier Jahren vieles von mir genommen.

Ich glaube wirklich, daß man entweder in die eine Richtung geht und gar nichts mehr glaubt oder in die andere Richtung und sich geistig weiterentwickelt, wenn so etwas passiert. Nachdem ich einmal angefangen hatte, mich mit der geistigen Welt zu beschäftigen, habe ich sie für mich angenommen, und sie hat mir über Grants Tod hinweggeholfen. Es begann sechs Monate vor Grants Tod. Ich glaube, ich war auf Grants Tod ebenso vorbereitet wie auf das, was ich tun sollte. Ja, manchmal denke ich sogar, daß er mit dem Sterben gewartet hat, damit ich mich auf seinen Tod vorbereiten konnte. Die Zeit war tatsächlich nicht so traumatisch für mich. Aber wenn ich diese Phase der geistigen Erkenntnis nicht gehabt hätte, dann wäre ich mit seinem Tod nicht fertig geworden, wie er mir sagte. Mein Leben hat sich dadurch vollkommen verändert.»

Gary, Lesley und Jaimee

Ich war gerade von einer Geschäftsreise nach Neuseeland zurückgekehrt, als mich ein Brief von dort erreichte. Er kam von Lesley. Sie fragte an, ob mir Untersuchungen über die Erfahrungen bekannt seien, die Familien nach dem Tod eines Kindes gemacht haben. Sie berichtete, sie und ihr Mann Gary hätten eine Menge gelesen (darunter auch zwei meiner Bücher). Sie hätten sich nach dem Tod ihrer zweijährigen Tochter Jaimee vor sechs Monaten sehr für Nahtod-Erfahrungen interessiert. Sie erzählte, Jaimee habe sich «stranguliert», als sie aus ihrem Schlafzimmerfenster kletterte und mit ihrer Weste am Fenstergriff hängenblieb. «Das war das Schrecklichste, was einem Menschen überhaupt zustoßen kann.» Dann fuhr sie mit der Beschreibung einiger außergewöhnlicher Ereignisse fort, die ihrer Familie nach Jaimees Tod zugestoßen waren.

Ich nahm so schnell wie möglich Kontakt mit ihnen auf, und da es mir damals nicht möglich war, nach Neuseeland zurückzukehren, vereinbarte ich ein telefonisches Interview mit ihnen. Gary und Lesley sind beide Mitte Dreißig, und die kleine Jaimee war ihr fünftes Kind, eine andere Tochter, Cherish, war eine Totgeburt.

Ich redete zuerst mit Gary und bat ihn, mir von seiner Familie und besonders von Jaimee zu erzählen.

Gary: «Jaimee hatte zwei Wochen vor ihrem Tod ihren zweiten Geburtstag gefeiert. Wir haben noch vier andere

Kinder: Autumn, fast vier, Sarah ist knapp neun, der elfjährige Karl, und Riki ist fünfzehn.

Jaimee war ein bezauberndes Mädchen. Sie fuhr gern mit mir auf dem Motorrad zur Arbeit auf der Farm, und sie war sehr gern draußen. Sie ging sehr zartfühlend mit allem um, ganz gleich, was es war, aber Schmetterlinge mochte sie besonders. Sie hat sie nie berührt. Sie kroch ganz nah an sie heran, und sie konnte ewig dasitzen und sie beobachten. Sie war fasziniert von allem, was draußen kreuchte und fleuchte.

Abends vor dem Zubettgehen kam sie immer und setzte sich zu uns auf den Schoß. Oft kletterte sie auf meine Knie, wenn ich gerade fernsah. Dann schaute sie mich unentwegt an, legte mir beide Hände auf die Wangen und rieb mir ganz sanft das Gesicht. Autumn stand sie besonders nah. Da die beiden fast gleichaltrig waren, machten sie alles zusammen, und für Autumn war es sehr schwer. Sie konnte nicht verstehen, warum Jaimee nie wiederkommen würde. Wir mußten ihr sagen: ‹Sie ist bei Jesus.› Jaimee sagte zu Autumn immer ‹Aum›, was im spirituellen Sinne sehr bezeichnend ist, nicht wahr? Sie sagte einfach ‹Aum, Aum›, wenn sie nach ihrer Schwester rief, denn sie konnte Autumn nicht aussprechen.

Nach Jaimees Tod fuhr ich eines Tages zur Farm hinaus. Autumn saß auf dem Motorrad vor mir auf dem Tank. Plötzlich wurde sie sehr still, und dann fing sie nach kurzer Zeit an zu brabbeln und sagte genau wie Jaimee: ‹Aum, Aum.› Es klang nicht wie Autumns Stimme, es hörte sich genau wie Jaimee an. Es war unglaublich, und ich erschrak so sehr, daß ich anhalten mußte. Ich fragte: ‹Ist alles in Ordnung?› Und sie sagte: ‹Ja›, nach einer Pause: ‹Das sagt Jaimee, nicht?› Dann begann sie so zu kauderwelschen, wie Jaimee es immer gemacht hatte.

Jaimee hatte noch nie versucht, aus einem Fenster zu steigen. Unsere Fenster drückt man am unteren Rahmen nach außen auf, und die Griffe sind einfach nur Haken. An dem Tag waren wir aus dem Haus gegangen, um unseren alten Wagen wieder in Gang zu bekommen. Wir ließen Karl und Sarah drinnen bei Jaimee, und in der Zeit kletterte Jaimee aus ihrem Schlafzimmerfenster, das ungefähr anderthalb Meter über dem Boden liegt. Sie kletterte hinaus, aber ihre Weste blieb am Haken hängen und strangulierte sie. Wir waren keine fünf Minuten fort.

Lesley betrat kurz vor mir das Haus. Sie konnte Jaimee nirgendwo sehen, und Karl wußte auch nicht, wo sie war, so daß sie ihn bat, Jaimee zu suchen.

Als ich in die Diele trat, kam er gerade zur Tür herein und trug sie auf den Armen, er rannte förmlich. Zuerst dachte ich, sie spielten, weil ich den Ausdruck auf seinem Gesicht nicht richtig erkennen konnte. Aber als ich ins Wohnzimmer trat und er durch die andere Tür hereinkam, wußte ich es sofort. Ich wußte, daß es zu spät war, als ich sie sah.

Riki und ich versuchten es mit Mund-zu-Mund-Beatmung, während Lesley sofort ans Telefon lief und den Hubschrauber vom Rettungdienst anrief. Wir hörten nicht auf. Wir wohnen eine Stunde außerhalb der Stadt. Als sie ankamen, schlossen sie Jaimee an alle möglichen Sachen an, aber es war zu spät.

Ihr Tod wurde noch hier zu Hause festgestellt. Die Polizei kam. Zuerst kam der Hubschrauber und dann die Polizei. Es dauerte eine Ewigkeit. Dann war da die Sache mit den vielen Fünfen, die wie zufällig erschien: Sie starb am 5. Mai '95. Um fünf vor fünf wurde ihr Tod festgestellt. Sie starb am fünften Wochentag. Sie war im fünften Monat geboren, und sie war unser fünftes Kind. Das waren für mich furchtbar viele Fünfen.

Die Polizei nahm sie mit, und wir mußten auf den Leichenbeschauer warten – sie mußte freigegeben werden, ehe wir sie sehen durften. Darüber haben wir uns ziemlich geärgert. Man sagte uns, wir sollten am nächsten Tag gegen Mittag kommen, aber gesehen haben wir sie erst gegen sieben Uhr am nächsten Abend. Sie können sich vorstellen, wie angespannt wir alle waren. Man teilte uns mit, sie sei erstickt.

Sie war etwas Besonderes. Sie ging mit allem so zärtlich um. Alle fühlten sich spontan zu Jaimee hingezogen. Sie war gern unter Menschen, und sie liebte die Natur, sie war gern draußen. Sie konnte stundenlang dasitzen und kleine Insekten im Gras beobachten. Besonders Schmetterlinge hatten es ihr angetan. Sie liebte sie über alles. Und sie beobachtete gern Vögel.

Am Tag der Beisetzung sollte alles für Jaimee sein, wir haben wirklich alles mögliche gemacht, das ihr gefallen hätte. Alles war nur für sie. Wir zogen die Sachen an, die wir immer anziehen sollten, wenn wir mit ihr in die Stadt gingen. Ich habe sogar ein Motorrad bekommen, ein Vierrad, und statt sie vom Leichenwagen zum Grab zu tragen, habe ich sie auf das Motorrad gelegt und gefahren. Denn sie mochte das Motorrad. Es war ihre letzte Fahrt.

Die Beerdigung fand in der Zitadelle statt, und ungefähr zweihundert Menschen waren dabei. Wir ließen den Sarg offen, und jeder bekam an der Tür eine Blume, eine einzelne Rose. Während seiner Predigt sagte der Geistliche: ‹Wer Jaimee eine Blume bringen möchte, soll dies jetzt bitte tun.› Ein paar Leute standen auf und gingen nach vorn, und die anderen folgten. Am Ende war der Sarg voller Blumen.

Während der Andacht saßen Lesley und ich zu beiden Seiten des Sarges. Plötzlich schauten wir uns genau gleichzeitig an und sagten: ‹Jetzt will sie, daß wir sie loslassen.› Die Worte kamen einfach so heraus, als hätte sie uns gesagt: ‹Jetzt ist es an der Zeit, daß ihr mich loslaßt.›

Es war höchstens ein paar Tage nach der Beerdigung, als wir es zum ersten Mal rochen. Ich glaube, beim ersten Mal saßen wir alle zusammen im Auto. Alle Kinder wußten noch, wie sie im Sarg gerochen hatte, mit der Balsamierungsflüssigkeit und allem. Das gibt so einen besonderen Geruch, wir alle haben ihn im Auto wahrgenommen. Jetzt war er auf einmal da, und alle haben es gleichzeitig gerochen. Er kam so schnell, wie er wieder ging. Es dauerte nur ein paar Sekunden. Für zwei oder drei Sekunden war es vielleicht da, und alle wußten, was es war, und sagten ‹Jaimee›, und dann war er fort.

Später habe ich ihn hier im Haus erlebt. Ich kam eines Mittags nach Hause und ging ins Schlafzimmer, um etwas zu holen. Ich stand gerade mitten im Zimmer, und am Fußende des Bettes war er direkt vor mir. Ich ging geradewegs in den Geruch hinein. Er war da, dann war er wieder verschwunden.

Es geschahen aber auch noch andere merkwürdige Dinge. Es war ungefähr eine Woche nach der Beerdigung, noch ziemlich früh am Morgen. Ich hatte einen jungen Hund, mit dem etwas nicht in Ordnung war, und ich war im Begriff, ihn demjenigen zurückzubringen, von dem ich ihn bekommen hatte. Wenn Hunde etwas spüren oder Angst bekommen, vor allem junge Hunde, ziehen sie die Lefzen hoch und fangen an zu knurren und schauen sich um. Dieser Hund nun war gutmütig und hatte so etwas noch nie getan. Aber an diesem Morgen, als ich ihn freiließ, damit er Auslauf hatte, ehe ich ihn in den Zwinger gab, verhielt er sich so. Er schaute hinüber zum Holzschuppen und nahm offenbar etwas wahr. Ich wußte, daß er etwas sah. Es war, als hätte jemand nur den Kopf um die Ecke des Schuppens gestreckt und der Hund hätte es gesehen und hätte sich irgendwie erschrocken. Er zog die Lefzen hoch und knurrte und wollte schon anfangen zu bellen. Das hat er zweimal gemacht. Ich glaube deshalb, daß der Hund etwas gesehen hat, ganz bestimmt, ob es nun Jaimee war, weiß ich nicht, aber der Hund hat etwas gesehen, und er hat wirklich Angst gehabt.

Nicht lange nach ihrem Tod wachte ich eines Morgens auf, und da saß Jaimee auf unserem Bett. Wahrhaftig auf unserem Bett. Ich bin sicher, daß sie da war. Ein anderes Mal ging ich ziemlich früh zu Bett und dachte, ich würde Jaimee gern noch einmal sehen. Ich hatte mich gerade aufs Bett gelegt und die Augen geschlossen, als sie mir erschien. Sie hatte drei oder vier andere Kinder bei sich. Ich streckte die Hände nach ihr aus, und sie kam zu mir. Sie kam direkt auf mich zu, und es war, als wollte sie mich küssen oder mein Gesicht berühren. Es war so, als wäre sie wirklich da, sie hat mich umarmt. Ich spürte es im ganzen Körper. Es hat mir angst gemacht, so überwältigend war es. Es ist schwer zu beschreiben. Es war wie das Gefühl, das man hat, wenn man ein bißchen nervös ist, das Gefühl von Schmetterlingen im Bauch. So war es, und es ging mir durch und durch. Es war wirklich, es war bestimmt da. Sie war da.

Das nächste passierte im Busch. Ich mußte einmal für ein paar Tage von der Farm weg. Es war drei Wochen nach ihrem Tod. Ich gehe oft auf die Jagd und beschloß daher, einen Freund mitzunehmen. An besagtem Tag war ich draußen im Busch gewesen und hatte nichts geschossen, ein Pechtag. Am Nachmittag hatte es angefangen zu regnen, und wir waren ziemlich naß geworden. Ich hatte wirklich nicht an Jaimee gedacht, sondern nur an die Jagd und alles mögliche.

Wir hatten ein kleines Zelt zum Schlafen dabei. Wir wollten am Morgen früh aufstehen, um uns ein Spiel im Rugby-Weltcup anzuhören, deshalb beschlossen wir gegen acht Uhr abends, es wäre wohl Zeit, uns schlafen zu legen. Wir rollten uns in die Schlafsäcke und löschten die kleine Gaslaterne. Kaum hatte ich die Augen geschlossen, schon surrte ich durch den Busch. Es war taghell. Ich hatte eine unglaubliche Geschwindigkeit drauf, ich lag wie auf einem Surfbrett mit dem Kopf vornweg und schoß mit unglaublicher Geschwindigkeit durch die Baumwipfel. Zuweilen dachte ich, ich würde gegen die Bäume stoßen, aber das passierte nicht. Ich war einfach nur schnell. Dann hielt ich ganz plötzlich an, und es war, als ginge ich zu Fuß. Dann sah ich auf einmal Menschen, niemanden, den ich kannte, und sie hatten so einen Glanz um den Körper. Einige sahen wie Menschen im normalen Leben aus, in Farbe und Kleidung, andere waren wie graue Gestalten. Diese grauen Gestalten gingen oder standen, sie schauten mich an, drehten sich um und gingen fort. Einige verschwanden plötzlich.

Unterdessen hörte ich meinen Freund neben mir, wie er in seinem Schlafsack rumorte, um eine bequeme Haltung zu finden, und im nächsten Augenblick fragte er mich: ‹Gary, bist du wach?› Schon war ich wieder bei ihm. Er sagte: ‹Ach, verflixt, ich kann nicht einschlafen. Sollen wir uns noch einen Kaffee kochen und eine Zigarette rauchen?› Wir zündeten die Gaslaterne wieder an und tranken noch einen Kaffee, rauchten eine Zigarette und unterhielten uns noch eine Weile, dann sagte er: ‹Ich glaube, wir versuchen lieber noch einmal, zu schlafen, in ein paar Stunden müssen wir aufstehen.› Wir löschten die Gaslaterne, ich drehte mich auf die Seite und schloß die Augen.

Kurz darauf war ich wieder wach – genau dasselbe: Fortbewegung mit hoher Geschwindigkeit –, dann Stillstand und das Licht. Es war so hell! Es war weit weg von mir – es war so klein wie ein Stecknadelkopf. Ich schaute es an und dachte: Ja, ich habe schon von diesem Licht gehört. Vielleicht ist es das Licht, von dem immer die Rede ist. Es war gleißend hell. Ich war wie hypnotisiert, ich konnte meine Augen einfach nicht davon abwenden. Und ich dachte: Ich will versuchen, ob ich nicht ein bißchen näher herankomme. Ich ging nur ungefähr vier oder fünf Schritte näher heran, und es wurde allmählich größer, aber dann konnte ich einfach nicht weiter.

Danach begann ich zu wandern. Es war, als liefe ich durch den Busch. Im nächsten Augenblick war so eine Gestalt da – es war Jesus. Er trug ein langes Gewand, ganz in Weiß. Er war von einem Glanz umgeben, der viel größer war als bei den anderen. Er trug ein Kind. Ich konnte nicht erkennen, wer das Kind war, aber ich nahm an, daß Jaimee auf seinen Armen lag. Er kam tatsächlich auf mich zu und blieb dann stehen. Im nächsten Augenblick war er wieder verschwunden.

So wohl habe ich mich noch nie gefühlt! Mir ging es einfach wunderbar! Während das alles geschah, hatte ich so ein Gefühl, das ich einfach nicht beschreiben kann. Ich konnte es kaum erwarten, nach Hause zu kommen und Lesley davon zu berichten. Ich war sehr aufgeregt.

Ich hätte nie gedacht, daß ich aussprechen könnte, was ich jetzt sage, aber ich glaube, daß Jaimee an einem besseren Ort ist, als wir ihn ihr jemals hätten bieten können. Ich habe sie seither ein paarmal gesehen.

Kurz nachdem ich Jesus mit ihr gesehen habe, sah ich sie noch einmal, da lag sie zurückgelehnt in einem kleinen Ruderboot. Diesmal war sie vollständig angezogen, mit einem kleinen blauen Pulli und einem Baumwoll-Overall darüber. Sie war so glücklich in diesem Boot, wie man es sich nicht vorstellen kann. Es war direkt in Ufernähe eines kleinen Sees.

Eines Abends hörte ich, wie der Türgriff sich bewegte. Im Winter schiebe ich immer einen kleinen Keil unter die Tür, die vom Wohnzimmer in die Diele führt, damit die Kinder sie nicht benutzen, weil sonst die warme Luft hinausströmt. Keines der Kinder hat sie jemals benutzt, nur Jaimee, als sie noch hier war. An besagtem Abend saß Lesley mit den Kindern vor dem Feuer, und sie spielten. Ich ging hinunter in mein Büro. Als ich zurückkam und gerade über die Diele ging, bewegte sich der Türgriff. Ich hörte ihn ein paarmal, er ist sehr laut. Auf dem Weg zum Schlafzimmer drehte ich mich um und sagte: ‹Laßt die Tür in Ruhe, Kinder.› Und zu Lesley gewandt: ‹Die Kinder sollen die Tür nicht aufmachen.› Sie antwortete: ‹Keiner hat die Tür berührt. Sie waren die ganze Zeit bei mir und haben mit mir gespielt.› Selbst Autumn war nicht aufgestanden.

Seitdem das alles geschehen ist, habe ich inzwischen die Fähigkeit, daß ich mich hinlege, und dann kann ich überall hinreisen, selbst an Orte, an denen ich noch nie zuvor war, ich kann dort Dinge sehen und in allen Einzelheiten beschreiben. Was da mit mir geschieht, weiß ich nicht.

Ich bin sicher, daß es viele Menschen gibt, die Erlebnisse hatten, über die sie nicht reden, aber es gibt auch sehr viele Menschen, die einfach gleichgültig mit den Schultern zukken und einen für verrückt halten. Man muß so vorsichtig sein, wenn man über solche Sachen redet.

Ich glaube fest daran, daß das Erlebnis im Busch mir zu einem bestimmten Zweck widerfahren ist: mir zu zeigen und meiner Familie zu helfen, das durchzustehen, was wir durchstehen mußten. Danach ging es mir sehr gut! Das Gefühl war einfach unglaublich. Als ich es Lesley erzählte, fand sie es wunderbar. Sie hat mich beneidet.»

Lesley: «Ich habe nur ein paar Sachen erlebt. Ich habe weniger Glück als Grant. Das erste passierte kurz nach Jaimees Tod. Natürlich sind alle traurig und aufgebracht, und ich wollte nur noch sterben. Der Verstand ist wirklich mächtig, wenn man also darum bittet zu sterben, passiert es einfach. Ich wurde ziemlich krank. Ich habe Asthma, und bevor Jaimee starb, hatte ich beschlossen, das Rauchen aufzugeben, aber nachdem sie tot war, begann ich wieder zu rauchen, und mein Asthma verschlimmerte sich zusehends, wurde unkontrollierbar. Ich bekam einen Zwerchfellbruch, und mein Blutdruck sank immer mehr. Die Nächte wurden unerträglich. Zum Schluß hat Gary mich zum Arzt gebracht. Ich sollte ins Krankenhaus, weil mein Asthma sich so verschlechtert hatte.

Als ich wieder nach Hause kam, rief ich meine Ärztin an, die mir vorschlug, am Abend zu einer höheren Macht zu beten. Sie sagte: ‹Wenn Sie sterben sollen, gut, dann ist das so, aber wenn nicht, dann bitten Sie um Heilung.›

Das hat mich ziemlich aufgewühlt, denn ich wollte wirklich sterben. Sie ahnen ja gar nicht, wie sehr ich es mir wünschte. Ich habe also getan, was sie mir geraten hatte, und dann habe ich zum ersten Mal wieder durchgeschlafen. Ich wurde morgens wach und hatte kein Asthma, der Zwerchfellbruch war weg, und ich fühlte mich wie ein ganz normaler, gesunder Mensch. Seitdem habe ich kein Asthma mehr.

Später passierte etwas Unglaubliches. Ich träumte, und es war unglaublich echt. Autumn war bei mir, und wir gingen einen Pfad entlang. Vor mir und neben mir waren Menschen. Ich konnte sie nicht sehen, aber ich wußte, daß sie da waren, und sie sagten, wir seien unterwegs, um Jaimee zu treffen. Wir waren ziemlich aufgeregt. Wir gingen in ein Haus, nur Autumn und ich. Der Raum aus reinstem Weiß, die Wände bestanden aus Ziegeln, aber sie waren weiß und absolut sauber. Es war unglaublich. In einer Ecke stand ein runder silberner Tisch. Wir setzten uns an den Tisch – Autumn setzte sich auf meinen Schoß –, mit dem Rücken zur Wand. Die Menschen sagten: ‹Am besten schicken Sie Autumn jetzt los, um Jaimee zu holen.› Ich sagte daher: ‹Schnell, Autumn, geh und versuche Jaimee zu finden.› Sie sprang von meinem Schoß und ging geradewegs durch die Wand links von mir. Ich erschrak, hatte aber keine Zeit, weiter darüber nachzudenken, weil sie Jaimee kurz darauf bereits gefunden hatte. Sie kamen Hand in Hand zurück durch die Wand. Ich hob Jaimee hoch, nahm sie in den Arm und küßte sie, aber es war nicht so wie eine irdische Emotion. Wenn ich sie hier gesehen hätte, hätte ich geweint, aber dies war eher ein genießerisches Gefühl.

Sie war glücklich, sie trug ein weißes Hemd, hatte ein schmutziges Gesicht, und die Haare standen ihr wirr vom Kopf. Sie sah eben wie ein zweijähriges, schmutziges Kind aus. Sie war nur kurz da und saß auf meinem Schoß. Sie hat einfach mein Gesicht berührt und gelächelt, sie war ziemlich froh. Dann rutschte sie vom Schoß und ging auf die Wand zu. Sie drehte sich um, hob eine Hand und sagte: ‹Tschüs›, so wie sie es immer getan hatte. Dann ging sie wieder durch die Wand und war verschwunden.

Die Menschen sagten zu mir: ‹Kommen Sie, wir müssen gehen. Jetzt haben Sie sie gesehen, es ist Zeit zu gehen.› Da begann ich einen Tanz aufzuführen: ‹Ich will nicht gehen! Ich will hier bleiben! Ich will sie wiedersehen! Ich gehe nicht eher, bis ich sie noch einmal gesehen habe! Schnell, Autumn, lauf, so schnell du kannst, und hol Jaimee wieder zu mir. Ich gehe erst, wenn wir sie noch einmal gesehen haben.› Natürlich tat Autumn das. Sie ging direkt auf die Wand zu, aber diesmal war sie viel länger fort. Ich berührte die Wand, konnte aber meine Hand nicht hindurchstrekken, es war eben eine Ziegelwand.

Sie brachte Jaimee tatsächlich noch einmal zurück. Ich hob sie auf meinen Schoß, sagte ihr, wie sehr ich sie liebte und daß ich eines Tages zurückkommen und sie besuchen werde. Sie schien alles zu verstehen, was ich sagte, aber sie hat mir nicht geantwortet. Dann hüpfte sie wieder herunter und ging. Und wir gingen auch.

An dem Punkt wurde ich wach. Es war ziemlich früh am Morgen, und Gary war schon aufgestanden und in die Küche gegangen. Der Traum war so wirklich gewesen, daß ich mich ärgerte, hier zu sein und nicht dort. Ich ging in die Küche und erzählte Gary von meinem Traum. Kurz darauf wurde Autumn wach und kam in die Küche gelaufen: ‹Mama, Mama, ich will auf den Arm.› Ich fragte sie: ‹Was ist denn?› – ‹Ach, ich will nicht, daß du stirbst. Als wir letzte Nacht Jaimee besucht haben und ich sie aus der Wand geholt habe, da hättest du nicht zurückkommen dürfen, wenn du durch die Wand gegangen wärst!› Wir bekamen einen gehörigen Schreck.

Dann sagte Gary: ‹Was war denn auf der anderen Seite der Wand?› – ‹Da waren Jaimees Freunde. Sie hat viele Freunde, ich habe mit ihren Freunden gespielt.› Sie begann, die Namen der Leute auf der anderen Seite der Wand aufzuzählen. Ich hatte noch nie von diesen Menschen gehört! Offensichtlich hat sie mit diesen Menschen auf der anderen Seite der Wand gespielt. Sie hat uns erzählt, wie sie aussahen, dann hat sie all ihre Puppen nach ihnen benannt.

Sie scheint Jaimee ziemlich oft zu sehen. Sie küßt sie. Sie gerät irgendwie in Trance. Dann erwacht sie wieder und lacht und sagt: ‹Jaimee hat mich gerade in den Arm genommen.›

Karl hat auch von Jaimee geträumt. In seinem Traum ging Jaimee um eine Ecke unseres Hauses, und Karl hat sie einfach an die Hand genommen und gesagt: ‹Komm, Jaimee, ich zeige dir meine neuen Kaninchen.› Sie sahen sich die Kaninchen an. Dann sagte er: ‹Komm, ich bringe dich zurück und zeige Mama, daß du zu Hause bist, daß du wieder da bist.› Er sagte, er habe ihre heiße kleine Hand gespürt. Und dann sei sie einfach verschwunden, und sie war fort, ehe er zurückkam.

Mehr ist mir nicht passiert. (Lacht) Aber der Traum war so wirklich. Ich konnte sie riechen, sie berühren und spüren, und ich wußte, daß es Wirklichkeit war. Als dann auch noch Autumn morgens hereinkam und davon redete, daß sie durch die Wand gegangen sei! Sie wußte, daß wir über einen Pfad gegangen waren, und sie hat die anderen Menschen gesehen, die ich nicht gesehen habe!

Viele Kleinigkeiten sind noch passiert. Jamie hatte ein weißes Kaninchen. Es war nur ein kleines Stofftier, aber sie hat es sehr gemocht. Eines Tages habe ich dieses Kaninchen hervorgeholt und in eine kleine Puppenwiege gelegt, in der Autumn ihre Puppen hatte. Wir wollten in die Stadt, deshalb haben wir das Kaninchen in den Puppenwagen gelegt, das Haus abgeschlossen und sind in die Stadt gegangen. Als wir wieder nach Hause kamen, lag das Kaninchen nicht mehr in der Wiege.

Außerdem haben wir ein Kaninchen zum Aufziehen, das im Schlafzimmer lag. Ich hatte es auf die Kommode gestellt, und als ich zurückkam, lag es auf dem Boden. Wissen Sie, so kleine Gegenstände haben sich irgendwie bewegt.

Bei Cherish war es anders. Sie war eine Frühgeburt und kam tot auf die Welt. Ich habe um sie getrauert, war aber irgendwie verstört, weil ich sie nie gesehen hatte. Ich wußte nicht, wie sie aussah. Ich konnte kein Gesicht mit ihr verbinden. Damals glaubte ich noch, tot ist tot. Ich glaubte einfach, sie sei in einem Loch, und das war alles. Das ist jetzt völlig anders.

Bevor Jaimee starb, hatte ich immer große Angst vor dem Tod, sehr große, aber die habe ich jetzt nicht mehr. Heute habe ich überhaupt keine Angst mehr vor dem Sterben.

Ein paar Leute halten uns für verrückt, für durchgeknallt. (Lacht) Einige glauben, wir würden uns das alles nur einbilden. Aber das stimmt nicht. Meine Schwester in Neuseeland war ganz wunderbar. Sie glaubt von ganzem Herzen alles, was ich ihr erzählt habe. Aber ich habe noch eine Schwester in Australien, die den Zeugen Jehovas angehört. Als ich ihr davon erzählte, hat sie gesagt, es sei schlecht. Sie sagte, es sei das Böse gewesen, Satan sei gekommen und habe unser Leben in die Hand genommen, und wenn wir uns nicht von ihm reinigten und in die Kirche gingen, dann wären wir verdammt und kämen in die Hölle.

Wir sagten: ‹Wenn du glaubst, daß mit dem Tod alles aufhört, bis man wieder aufersteht, dann tu das.› Ich weiß, wo Jaimees Körper bestattet ist, aber ich glaube nicht, daß sie selber dort ist.

Ich persönlich glaube hundertprozentig, daß es ein Leben nach dem Tod gibt, und ich glaube nicht, daß sie physisch hier ist, sondern daß sie auf geistiger Ebene hin und wieder vorbeischaut und daß sie in einer anderen Welt lebt.

Ich würde alles, was wir gesehen und erfahren haben, aufgeben, um sie wieder bei mir zu haben, aber das ist unmöglich, wir bekommen sie nicht wieder. Aber ich weiß, daß sie da sein wird, wenn unsere Zeit gekommen ist und wir sterben und den letzten Atemzug getan haben. Für uns hat das wirklich eine besondere Bedeutung. Wie viele

Menschen haben jemanden, der ihnen sehr nahesteht, der auf sie wartet und mit hinübernimmt?

Sie hat uns in diesen sechs Monaten eine ganze Menge gezeigt und beigebracht. Sie ist ja erst ein halbes Jahr tot. Es ist einfach erstaunlich, was wir von ihr gelernt haben. Sie ist ein kluges kleines Mädchen! Ich glaube, daß sie lebt. Aber ich weiß, daß sie nicht hier ist. Sie lebt, nur in einer anderen Welt. Und ich werde sie wiedersehen. Das weiß ich.»

Nachwort

Während meiner Recherchen haben mich in den vergangenen Jahren Geschichten wie die, die Sie gerade gelesen haben, immer wieder tief berührt. Viele meinen, mit dem Tod eines Kindes werde der natürliche Lauf der Dinge auf den Kopf gestellt, Kinder dürften nicht vor ihren Eltern sterben. Aber im Alltag erleben wir häufig, daß die Natur es anders bestimmt und fortwährend in anscheinend ungeordneter Weise nicht nur ihre Freuden, sondern auch ihre Verheerungen und Anfechtungen vor uns enthüllt.

Trauernde Eltern, die vor der Tatsache stehen, daß ihre größte Furcht Wirklichkeit geworden ist, werden auf einer Art «Heldenfahrt» an den Rand des eigenen Todes geführt, tatsächlich oder metaphorisch. Eine Phase, in der Dunkelheit und Verwirrung herrschen, ist die unweigerliche Folge, eine Phase, in der sie an einen Punkt geführt werden, wo sie sich dafür entscheiden müssen, zu akzeptieren und zu überleben. Sie tauchen aus dem Schatten des Todes wieder auf, durch das Leid von Grund auf verändert. In gewissem Sinn werden sie wie ihre Kinder wiedergeboren. Der Unterschied besteht darin, daß sie in den Alltag zurückkehren, statt in die andere Welt einzugehen, aber sie sind durch die Heimsuchung gestärkt, durch Erfahrung bereichert und mit Einsichten versehen, die ihnen selbst und anderen nur zugute kommen können.

Wir alle können aus den Geschichten der Eltern viel lernen – über die Fortdauer der Liebe und ein Leben nach dem Tod, über Mut und Mitleid. Joseph Campbell sagt:[1]

«Indem wir bis in den Abgrund hinuntergehen, entdekken wir die Schätze des Lebens.»

Letztendlich jedoch muß sich jeder von uns im Alltag entscheiden, sie zu respektieren. Und die Reise beginnt von neuem . . .

Danksagung

Mein Dank gilt den vielen Menschen, die mir ihre Sorgen und tiefgreifende persönliche Erlebnisse in den letzten Jahren so freimütig erzählt haben. Ohne sie hätte dieses Buch nicht entstehen können. Im vorliegenden Text wurde ihre Anonymität durch die Verwendung von Pseudonymen für die Eltern und anderen Familienmitglieder durchweg gewahrt. Auf Bitten der meisten Eltern sind die Namen der verstorbenen Kinder jedoch erhalten geblieben.

Die Geschichten im zweiten Teil des Buches wurden redaktionell bearbeitet, um Wiederholungen zu vermeiden und den Lesefluß zu gewährleisten, ohne jedoch vom Aussagekern der Berichte abzuweichen. Sie gelangten auf unterschiedlichsten Wegen zu mir – durch Briefwechsel, per Telefon, durch persönliche, auf Tonband mitgeschnittene Gespräche oder offizielle Interviews.

Mein Dank gilt auch:

meiner Agentin Jill Hickson,

Fler und Andrea Beaumont, die so freundlich waren, ihre Bücher zur Parapsychologie nach denkwürdigen Beiträgen über Kinder, die als Geist erschienen, durchzusehen.

Schließlich dem Mitarbeiterteam von Transworld: hier vor allem meiner Lektorin Katie Stackhouse und der Leiterin der Abteilung für Öffentlichkeitsarbeit und Werbung, Maggie Hamilton.

Anmerkungen

Einleitung

1 Kübler-Ross, Kinder und Tod
2 Manning, Comforting Those Who Grieve
3 Guggenheim, Trost aus dem Jenseits
4 Wilson in: Barrett, Death-Bed Visions
5 ebd.
6 Stevenson, Research into the evidence of man's survival after death
7 Osis, Deathbed Observations by Physicians and Nurses
8 ebd.
9 Ebon, The Evidence for Life After Death
10 Stevenson, Research into the evidence of man's survival after death
11 Moody & Perry, Blick hinter den Spiegel
12 ebd.
13 ebd.
14 Campbell in: Osbon, A Joseph Campbell Companion: Reflections on the Art of Living

Kapitel 1

1 Kübler-Ross, Kinder und Tod
2 Kübler-Ross in: Papadatou & Papadatos, Children and Death
3 Eason, Psychic Power of Children
4 Morse & Perry, Blick hinter den Spiegel
5 Kübler-Ross, Kinder und Tod
6 Callanan & Kelley, Mit Würde aus dem Leben gehen
7 Kübler-Ross, Kinder und Tod
8 Eason, Families are Forever
9 Kübler-Ross, Kinder und Tod
10 Barrett, Death-Bed Visions
11 ebd.

12 Eason, Psychic Power of Children
13 Barrett, Death-Bed Visions
14 ebd.
15 ebd.
16 ebd.
17 Callanan & Kelley, Mit Würde aus dem Leben gehen
18 Morse & Perry, Blick hinter den Spiegel
19 Flammarion, The Unknown
20 Crookall, Case-Book of Astral Projections
21 Bayless, Apparitions and Survival of Death
22 Crookall, Case-Book of Astral Projections
23 Bayless, Apparitions and Survival of Death
24 Crookall, Out-of-the-Body Experiences

Kapitel 2

1 Kübler-Ross, Kinder und Tod
2 ebd.
3 Guggenheim, Trost aus dem Jenseits
4 Kübler-Ross, Kinder und Tod
5 Eason, Psychic Power of Children
6 Guggenheim, Trost aus dem Jenseits
7 ebd.
8 ebd.

Kapitel 3

1 Klass, Parental Grief: Solace and Resolution
2 Tatelbaum, The Courage to Grieve
3 ebd.
4 Zur Einstellung von Menschen mit Nahtod-Erfahrungen zum Selbstmord siehe Sutherland, Transformed by the Light: Life After Near-Death Experiences. Der weiteren Vertiefung dienen drei Fallstudien über Menschen, die ihr Nahtod-Erlebnis bei einem Selbstmordversuch hatten, in: Sutherland, Within the Light
5 Anderson in: Martin & Romanowski, Our Children Forever
6 Tatelbaum, The Courage to Grieve

Kapitel 4

1 Meares in: Nicol, Loss of a Baby: Understandig Maternal Grief
2 Marias Erfahrung und die Geschichte, von der sie las, in: Sutherland, Children of the Light: The Near-Death Experiences of Children
3 Crookall, More Astral Projections
4 Matson, The Waiting World
5 Moody & Perry, Blick hinter den Spiegel
6 Ebon, The Evidence for Life After Death
7 Sutherland, Children of the Light: The Near-Death Experiences of Children
8 Steiger, Astral Projection
9 Sutherland, Within the Light
10 Altea, The Eagle and the Rose
11 ebd.
12 Martin & Romanowski, Our Children Forever
13 Remmers, The Great Reality
14 Tatelbaum, The Courage to Grieve
15 Martin & Romanowski, Our Children Forever
16 Guggenheim, Trost aus dem Jenseits
17 Rogo, An Experience of Phantoms
18 MacKenzie, The Seen and the Unseen
19 Barrett, Death-Bed Visions

Kapitel 5

1 Mein Nahtod-Erlebnis, das ich bei der Geburt meines jüngsten Sohnes hatte, ist im Vorwort zu meinem ersten Buch *Transformed by the Light* enthalten.
2 Guggenheim, Trost aus dem Jenseits
3 Eason, Families are Forever
4 ebd.
5 Crookall, More Astral Projections
6 Moody & Perry, Blick hinter den Spiegel
7 Eason, Psychic Power of Children
8 Rogo, Beyond Reality
9 Eason, Families are Forever
10 Remmers, The Great Reality

11 Guggenheim, Trost aus dem Jenseits
12 Remmers, The Great Reality
13 ebd.
14 ebd.
15 Guggenheim, Trost aus dem Jenseits
16 Moody & Perry, Blick hinter den Spiegel
17 Guggenheim, Trost aus dem Jenseits
18 ebd.
19 ebd.
20 Eason, Families are Forever
21 Barrett, Death-Bed Visions
22 Eason, Families are Forever
23 Kübler-Ross, Kinder und Tod
24 Eason, Psychic Power of Children
25 Anderson in: Martin & Romanowski, Our Children Forever
26 Guggenheim, Trost aus dem Jenseits
27 McLean, The Vision that connects – building the future we choose
28 Guggenheim, Trost aus dem Jenseits

Die Erfahrungsberichte

1 Rodegast & Stanton, Emanuels Buch
2 ebd.

Nachwort

1 Campbell in: Osbon, A Joseph Campbell Companion: Reflections on the Art of Living

Bibliographie

Altea, R., The Eagle and the Rose, Sydney 1995

Barrett, W., Death-Bed Visions, Wellingborough/Northamptonshire 1986

Bayless, R., Apparitions and Survival of Death, New York 1973

Callanan, M. & Kelley, P., Mit Würde aus dem Leben gehen, München 1993

Crookall, R., More Astral Projections, London 1964

Crookall, R., Case-Book of Astral Projections 545–746, Secaucus NJ 1972

Crookall, R., Out-of-the-Body Experiences, Secaucus NJ 1980

Eason, C., Families are Forever, London 1993

Eason, C., Psychic Power of Children, London 1994

Ebon, M., The Evidence for Life After Death, New York 1977

Flammarion C., The Unknown, London & New York 1990

Guggenheim, B. & Guggenheim, J., Trost aus dem Jenseits, Bern 1996

Klass, D., Parental Grief: Solace and Resolution, New York 1988

Kübler-Ross, E., Kinder und Tod, Zürich 1996

Kübler-Ross, E., The Dying Child in: Papadatou, D. & Papadatos, C., Children and Death, S. 147–160, New York 1991

McLean, C. & D., The Vision that connects – building the future we choose, The 23rd James Backhouse Lecture 1987

MacKenzie, A., The Seen and the Unseen, London 1987

Manning, D., Comforting Those Who Grieve, San Francisco 1985

Martin, J. & Romanowski, P., Our Children Forever, New York 1994

Matson, A., The Waiting World, London 1975

Moody, R.A., Leben nach dem Tod, Reinbek 1977

Moody, R. & Perry, P., Blick hinter den Spiegel, München 1994

Morse, M. & Perry, P., Parting Visions, London 1995

Nicol, M., Loss of a Baby: Understanding Maternal Grief, Sydney 1990

Osbon, D.K., A Joseph Campbell Companion: Reflections on the Art of Living, New York 1991
Osis, K., Deathbed Observations by Physicians and Nurses, New York 1982
Osis, K. & Haraldsson, E., Der Tod, ein neuer Anfang – Visionen und Erfahrungen an der Schwelle des Seins, Freiburg 1994
Papadatou, D. & Papadatos C., Children and Death, New York 1991
Remmers, J.H. The Great Reality, London 1967
Rodegast & Stanton, Emanuels Buch, München 1992
Rogo, D.S., An Experience of Phantoms, New York 1976
Rogo, D.S., Beyond Reality, Wellingborough/Northamptonshire 1990
Steiger, B., Astral Projection, Para Research Inc., Rockport, Massachusetts 1982
Stevenson, I., Research into the Evidence of Man's Survival After Death, in: Journal of Nervous and Mental Disease, Vol. 165. 3, S. 152–170, 1977
Sutherland, C., Transformed by the Light: Life After Near-Death Experiences, Sydney 1992
Sutherland, C., Within the Light, Sydney 1993
Sutherland, C., Children of the Light: The Near-Death Experiences of Children, Sydney 1995
Tatelbaum, J., The Courage to Grieve, London 1986